北里大学農医連携学術叢書　第6号

食の安全と予防医学

陽　捷 行 編著

養 賢 堂

目　次

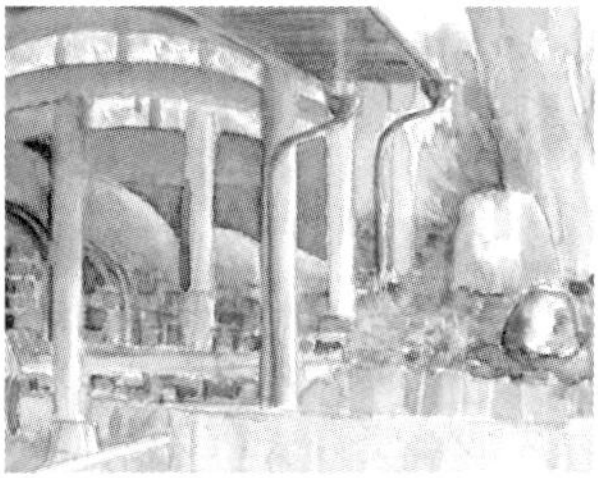

『食の安全と予防医学』発刊にあたって

柴　忠義
北里大学学長

病気の予防，健康の増進，安全な食品，環境を保全する農業，癒しの農などのため，すなわち21世紀に生きる人びとの健康と安全のために，農医連携の科学や教育の必要性は強調されてもされすぎることはないであろう．

北里大学では，これまで三年にわたって農医連携の必要性を強調し，北里大学農医連携叢書として5冊の冊子を養賢堂から刊行してきた．その内容は，「現代社会における食・環境・健康」，「代替農業と代替医療の連携を求めて」，「鳥インフルエンザ—農と環境と医療の視点から—」，「農と環境と健康に及ぼすカドミウムとヒ素の影響」，「地球温暖化：農と環境と健康に及ぼす影響評価とその対策・適応技術」で，いずれも環境を通した農と医療の連携の必要性を説いたものである．

今回は，生命科学を探求している北里大学の教授らだけによる「食の安全と予防医学」と題した農医連携にかかわる冊子を刊行した．

食のグローバル化，大腸菌O157や異常プリオンタンパク質など新たな危害要因の出現，遺伝子組換え技術といった新技術開発，中国食品に代表される中毒事件など，食生活と予防医学を取り巻く状況が大きく変化し，食品の安全性や予防医学における科学情報が，われわれの日常生活に深く入り込む時代になって久しい．

このため，食卓では絶えず科学を意識せざるを得ない潮流が生まれてきた．ポリフェノールがもつ赤ワインの抗酸化作用が強調され，アルコール摂取量の増加という健康の問題は棚上げされる．焼き鳥ひとつ食べるのにも，鳥インフルエンザウイルスを意識する．また，ギョウザの包装を見るにつけ，製造元が気になる．

ひとつの食品をとって，その部分の効果や影響だけを強調し，総合化したらどうなるかという問題には触れない風潮も生まれた．知と知の分離である．

食品はもともと，炭水化物，脂肪，タンパク質，ミネラル，ビタミンなど数多くの成分が集まってできたものであるから，利点も欠点もある．われわれは昔から食品をおいしくバランスよく摂るため，味と保存方法に多くの関心を寄せてきた．食品は添加物がないと，腐敗し食中毒のリスクが上昇することも周知の事実であった．

ヒトは長い歴史の中で，様々な食品をバランスよく食する知恵を身につけてきた．科学技術に支えられる現代の食品と予防医学は，このヒトの歴史・習慣・常識を忘れ去らせようとしているのではないか．

最新の食品の安全と予防医学は，最新の科学技術を駆使して維持されている．このような食の安全と予防医学について農学と医学の立場から，両者がどのように連携できるかをこの冊子でも考えていきたい．

この冊子が，今後の農医連携の科学に少しでも貢献できることを願っている．

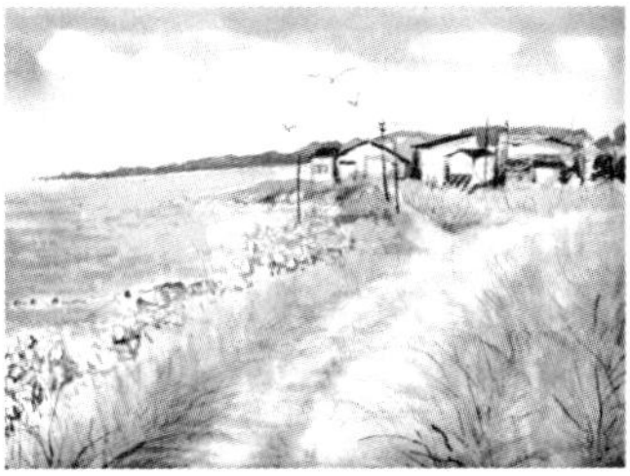

第1章
食品安全委員会のこれまでの活動と今後の課題

見上　彪
食品安全委員会委員長

1．はじめに

平成15年7月に「食品の安全性を科学に基づき客観的かつ中立公正に評価する機関」として，内閣府に食品安全委員会が設置され，平成20年7月で5周年を迎えた．食品安全委員会設置後の5年間の取組を振り返るとともに，今後の課題について整理した．

2．食品安全委員会の設置

私たちの食生活は，経済の発展とともに豊かになった．その一方で，わが国は海外から非常に多くの食料を輸入するようになり，それらの食品に対する不安が増している．また，BSE（牛海綿状脳症）や腸管出血性大腸菌O157

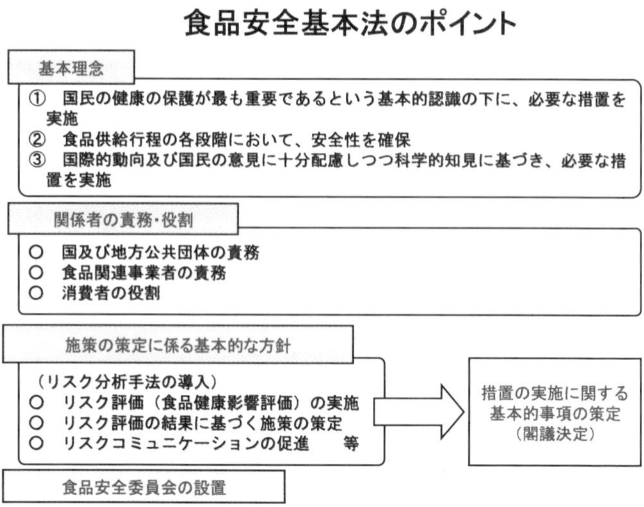

図 1.1　食品安全基本法のポイント

といった新たな危害要因が現れるなど，食生活を取り巻く状況も大きく変化し，食品の安全性に対する国民の信頼が揺らいでいる．そのような中で，平成13年にわが国初のBSE検査陽性牛が見つかった．この問題をめぐる行政の対応に対して，国民から厳しい批判があり，その検証と今後の食品安全行政のあり方を検討するため，農林水産大臣と厚生労働大臣の私的諮問機関である「BSE問題に関する調査検討委員会」において，議論が行われた．この検討の結果，これまでの行政が，生産者・事業者サイドに偏った運営がされてきたこと，リスク評価とリスク管理が渾然一体となって行われてきたこと，施策の決定過程が不透明であることなどとともに，消費者をはじめとする関係者への正確な情報開示が行われていなかったことなどについて厳しい反省が求められた．このような情勢の変化に応えるとともに，従来の食品安全行政に対する反省の上に立って，平成15年7月に食品安全基本法が施行され，食品安全委員会が内閣府に設置された．

3．新しい食品安全行政の枠組み

食品安全基本法は「食品の安全性の確保に関するあらゆる措置は，国民の

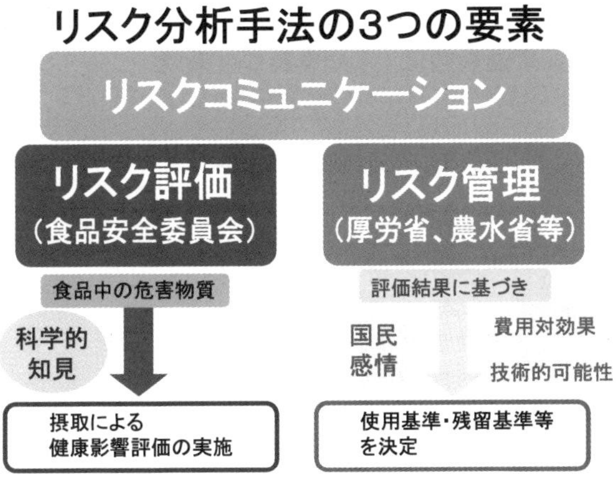

図 1.2　リスク分析手法の 3 つの要素

健康の保護が最も重要であるという基本的認識の下に講じられるべきである」という基本理念に基づく．さらに，国際的なスタンダードになっている「リスク分析」という考え方を導入し，食品の安全性には「絶対」はなく，どのような食品にもリスクがあるということを前提としつつ科学的知見に基づいて安全性を確保していくこととなった．この「リスク分析」には，図1.2に示されるように主要な三要素がある．食品安全委員会は科学に基づき中立公正にリスク評価を行う機関として，厚生労働省や農林水産省などのリスク管理機関から独立して内閣府に設置された．また，消費者を含めた関係者とのリスクコミュニケーションについては，リスク評価機関である食品安全委員会がリスク管理機関と調整を行い，連携して推進することとなった．このように，食品安全委員会が科学に基づくリスク評価機関として独立し，「リスク分析」が有効に機能することにより，食品の安全性が確保され，また，わが国の食品安全行政は国際的評価を得られるものと考えている．

4．食品安全委員会の役割

食品安全委員会は，食の安全に関し深い識見を有する7名の委員から構成され，その下に企画専門調査会，リスクコミュニケーション専門調査会および

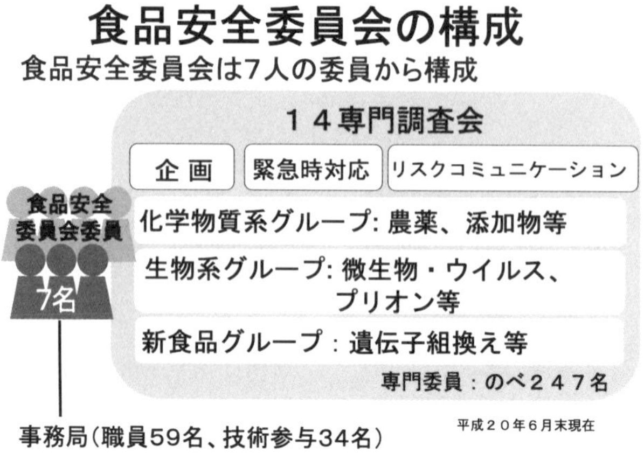

図1.3　食品安全委員会の構成

緊急時対応専門調査会のほか，添加物，農薬といった危害要因ごとに専門事項を調査・審議する専門調査会が設置されている．また，食品安全委員会と専門調査会の運営のために事務局が設置されている（図1.3）．

食品安全委員会の最も重要な役割は，食品の安全性を脅かす可能性のある病原菌，添加物，農薬などの危害要因が，人の健康に与える影響を科学的に調べ評価すること，すなわちリスク評価を行うことである．また，食品の安全性について，消費者，食品の生産から販売までの事業者などの関係者相互間における情報および意見の交換（リスクコミュニケーション），大規模な食中毒が発生した場合等の緊急の事態への対応などを行っている．

5．食品安全委員会のこれまでの活動実績

食品安全委員会は，平成15年7月1日に第1回食品安全委員会を開催し，食品安全委員会運営規程を決定し，公開による審議を原則として，活動を開始した．また，8月には初めての専門調査会が開催された．現在まで（平成20年6月末）に，食品安全委員会は244回，専門調査会は704回の開催実績を数えている．これらの食品安全委員会等における審議過程や審議に用いたデータなどは原則公開されており，政策形成プロセスの透明性が大きく向上した．

以下，食品安全委員会のこれまでの活動を，主要な分野ごとに振り返って

表 1.1　食品健康影響評価の審議状況（平成20年6月30日現在）

区分	要請件数	うち20年度分	自ら評価	合計	評価終了	うち20年度分	意見募集中	審議中
添加物	85	2	0	85	68	1	4	13
農薬	426	14	0	426	168	14	11	247
うちポジティブリスト関係	164	4	0	164	55	7	5	104
うち清涼飲料水	93	0	0	93	11	2	0	82
動物用医薬品	278	9	0	278	187	22	10	81
うちポジティブリスト関係	78	0	0	78	27	4	2	49
化学物質・汚染物質	53	2	1	54	20	9	1	33
うち清涼飲料水	48	0	0	48	16	7	0	32
器具・容器包装	4	0	0	4	4	0	0	0
微生物・ウイルス	3	0	1	4	3	0	0	1
プリオン	11	0	2	13	11	0	0	2
かび毒・自然毒等	3	0	0	3	3	0	0	0
遺伝子組み換え食品等	74	5	0	74	61	1	1	12
新開発食品	67	1	0	67	54	0	0	13
肥料・飼料等	28	0	0	28	24	5	0	4
うちポジティブリスト関係	7	0	0	7	3	1	0	4
動薬・肥飼料・微生物合同	2	0	0	2	1	0	0	1
新開発・添加物合同	1	0	0	1	0	0	0	1
合計	1035	33	4	1039	604	52	27	408

（注）1審議中欄には，審議継続の案件のほか，今後検討を開始するものを含む．
　2リスク管理機関から，評価要請後に取り下げ申請があった場合には，その分を要請件数から減じている．
　3意見募集中欄には，意見情報の募集を締め切った後に検討中のものも含む．

みる．

1）リスク評価の実施

食品安全委員会は，科学的知見に基づき客観的かつ中立公正に食品健康影響評価（リスク評価）を行い，この5年間で604件の評価結果を通知した．

(1) リスク管理機関からの評価要請に基づく案件について

a) BSEにかかわるリスク評価

この5年間を通じ取り組んできたBSEにかかわるリスク評価は，食品安全委員会の真価を問われる重要な評価と考えている．BSEについては科学的に良く分らない部分もある中で，広く国内外から情報・データの収集に努め，科学的な議論を重ね，慎重な審議を行ってきた．

【BSEにかかわる主なリスク評価】

○「日本における牛海綿状脳症（BSE）対策について（中間とりまとめ）」
（平成16年9月評価終了：食品安全委員会審議2回，専門調査会審議8回）
http://www.fsc.go.jp/sonota/chukan_torimatome_bse160913.pdf

○「わが国における牛海綿状脳症（BSE）対策に係る食品健康影響評価」
（平成17年5月評価終了：食品安全委員会審議2回，専門調査会審議8回）
http://www.fsc.go.jp/bse_hyouka_kekka_170609.pdf

○「米国・カナダの輸出プログラムにより管理された牛肉・内臓を摂取する場合と，わが国の牛に由来する牛肉・内臓を摂取する場合のリスクの同等性」に係る食品健康影響評価について
（平成17年12月評価終了：食品安全委員会審議2回，専門調査会審議10回）http://www.fsc.go.jp/sonota/bse_hyouka_kekka_171208.pdf

【BSEに関するリスク評価の詳細】http://www.fsc.go.jp/hyouka/hy_prion.html

また，BSEの国内対策については，評価を行ってから既に3年以上が経過していること等から，平成20年7月に食品安全委員会委員長談話を公表し，「わが国における牛海綿状脳症（BSE）の現状について」を取りまとめた．

【わが国における牛海綿状脳症（BSE）の現状に関する食品安全委員会委員長談話について】http://www.fsc.go.jp/sonota/bse_iinchodanwa_200731.html

b）食品に残留する農薬等に関するポジティブリスト制度にかかわるリスク評価

この5年間における大きな動きとしては，平成18年5月の「食品に残留する農薬等に関するポジティブリスト制度」の導入が挙げられる．それまでの食品衛生法の規制では，残留基準が設定されていない農薬，動物用医薬品，飼料添加物が食品から検出されても，その食品を販売禁止にすることは困難であった．これに対し，ポジティブリスト制度の下では，国内に流通する食品に残留する可能性があるすべての農薬等に残留基準または一律基準が設定され，これらの基準を超える農薬等を含む食品の販売等が禁止された．この制度の導入に伴い，厚生労働省では，制度導入後，5年間にわたり，758物質の農薬等の評価を食品安全委員会に要請することとなった．このため，食品安

全委員会では，農薬専門調査会などの専門委員の増員，調査審議体制の改編や，事務局職員の増員などによる体制の強化を行い，円滑な調査審議に努めている．これまで食品安全委員会には，ポジティブリスト制度に関係して233物質の評価要請がなされ，このうち77物質について評価結果を通知した（平成20年6月末現在）．

c）リスク管理機関と連携した迅速なリスク評価

食品安全委員会は，国民の健康の保護が最も重要であるとの基本的認識の下で，リスク管理機関と連携して，健康被害が発生するおそれが高い食品等について迅速なリスク評価に努めている．例えば，いわゆる健康食品のひとつの「アマメシバ」がある．平成15年8月に乾燥粉末状にした加工食品の長期摂取によるものと疑われる重度の健康被害事例（閉塞性細気管支炎）が報告されたことから，同月29日に厚生労働省から食品安全委員会にリスク評価の要請があった．このため，9月4日の食品安全委員会で審議し，評価結果の取りまとめを行い，厚生労働省に通知した．このほかにも，「コンフリーおよびこれを含む食品（自然毒を含むいわゆる健康食品等）」，「アカネ色素（添加物）」および「メタミドホス（農薬）」なども，リスク管理機関との連携に下に迅速なリスク評価を行った．

【リスク評価結果の詳細】

○アマメシバ等 http://www.fsc.go.jp/hyouka/hy_sonota.html

○自然毒（コンフリー等）http://www.fsc.go.jp/hyouka/hy_prion.html

○食品添加物（アカネ色素等）http://www.fsc.go.jp/hyouka/hy_tenkabutu.html

○農薬（メタミドホス等）http://www.fsc.go.jp/hyouka/hy_nouyaku.html

d）他のリスク評価事例

この5年間に，食品安全委員会においては，次のようなリスク評価を実施している．特に，下記のカドミウムにかかわるリスク評価は，調査審議に丸5年の歳月を費やし，食品安全委員会の歩みを象徴する代表案件と言える．

○「魚介類等に含まれるメチル水銀」についての食品健康影響評価（平成16年7月厚生労働省から評価要請：平成17年8月評価終了）
http://www.fsc.go.jp/hyouka/hy_kagakubusshitu.html

○「大豆イソフラボンを含む特定保健用食品」についての食品健康影響評価（平成16年1月および5月厚生労働省から評価要請：平成18年5月評価終了）
http://www.fsc.go.jp/hyouka/hy_shinkaihatu_tokuho.html

○「食品からのカドミウム摂取の現状に係る安全性確保について」に係る食品健康影響評価（平成15年７月厚生労働省から評価要請：平成20年７月評価終了）
http://www.fsc.go.jp/hyouka/hy_kagakubusshitu.html

その他にも，添加物（68件），遺伝子組換え食品等（61件）などについてもリスク評価を終えている．

e）ガイドラインの策定

食品安全委員会においては，危害要因ごとに，リスク評価の方針，提出を求める資料，評価の手順などを示すガイドラインの策定を進めてきた．平成16年１月に「遺伝子組換え食品（種子植物）の安全性評価基準」を初めて策定したのを皮切りに，これまでに11 種類のガイドライン等を策定し，リスク評価の透明性の確保と審議の円滑化に努めている．

【策定したガイドライン】http://www.fsc.go.jp/hyouka/index.html

（2）自ら評価について

食品安全委員会は，農林水産省，厚生労働省等のリスク管理機関から要請がない場合でも，人の健康に悪影響が及ぶおそれがあるものについては，自らの判断によりリスク評価を行っている．この「自ら評価」は，国内外の関係機関やマスメディアからの情報，食の安全ダイヤルや食品安全モニター報告などを通じて寄せられた国民からの情報をもとに評価対象の候補案件を検討し，企画専門調査会における審議を経て，食品安全委員会で評価を行う案件を決定している．

自ら評価案件は，（ア）国民の健康への影響が大きいと考えられるもの，（イ）危害要因等の把握の必要性が高いもの，（ウ）評価ニーズが高いと判断されるもの等を選定してきており，これまでに以下の自ら評価を実施（実施中を含む）した．

①日本における牛海綿状脳症（BSE）対策について―中間とりまとめ―（平成

16年9月評価終了）

②食中毒原因微生物の食品健康影響評価

平成16年12月：食品安全委員会で自ら評価案件に決定

平成18年6月：食品安全委員会で「食品により媒介される微生物に関する食品健康影響評価指針（案）」を決定・公表

平成19年7月：食品安全委員会で「鶏肉を主とする畜産物中のカンピロバクター・ジェジュニ／コリ」から評価を進めることを決定

平成19年10月～：微生物・ウイルス専門調査会にWGを設置し，現在，調査審議中

③わが国に輸入される牛肉および牛内臓に係る食品健康影響評価

平成19年5月：食品安全委員会で自ら評価案件に決定

平成19年7月：外交ルートを通じて，評価対象国14カ国に質問書を発出

現在：9カ国から回答があり，順次プリオン専門調査会で調査審議を実施中

④食品（器具・容器包装を含む）中の鉛に関する食品健康影響評価

平成20年4月：食品安全委員会で自ら評価案件に決定

現在：化学物質・汚染物質専門調査会で審議中

また，自ら評価案件の選定に合わせて，食品安全委員会では，候補案件として検討されたもののうちファクトシートやQ＆Aを作成し情報の公開を行う必要があるもの，引き続き情報収集を継続する必要があるもの等の決定も行っている．

平成19年度においては，食品（器具・容器包装を含む）中の鉛を自ら評価案件とする決定に合わせて，「こんにゃく入りゼリー」，「体細胞クローン牛」，「ヘテロサイクリックアミン」，「多肥栽培による葉物野菜中の硝酸塩」，「食器などのプラスチック製品に含まれるビスフェノールA」，「ポリスチレン容器から溶出するスチレントリマー」，「複数添加物の複合的な影響」，「食品添加物パラオキシ安息香酸エステル類」および「有機ヒ素化合物（ジメチルアルシン酸）」に係る案件について，情報収集や情報提供（Q＆Aやファクトシートの作成）を行うことが決定された．

【平成19年度自ら評価に合わせて作成されたQ＆A等】
Q & A:http://www.fsc.go.jp/sonota/sonota_qa/sonota_qa.html
ファクトシートについて :http://www.fsc.go.jp/sonota/factsheets.html
食の安全ダイヤルに寄せられた質問等 :http://www.fsc.go.jp/koukan/qa1508.html

(3) リスク評価を支える調査・研究事業

食品安全委員会は，リスク管理機関から独立したリスク評価機関として，「自ら評価」に代表されるように，主体的にリスク評価に取り組んでいくことが期待されている．このような取組を支えるのが調査・研究事業である．平成15年度から「食品安全確保総合調査」を実施し，食品中の様々な危害要因に関するデータの収集・解析などを行っている．また，平成17年度からは「食品健康影響評価技術研究」により，リスク評価の信頼性を高めるための手法，ガイドライン作成などに資する学術研究も行っている．

a) 食品安全確保総合調査

食品安全委員会では，リスク評価を的確に実施するため，食品に係る様々な危害要因に関するデータの収集・解析などを行う「食品安全確保総合調査」を平成15年度から実施している．この調査課題の選定や技術提案の審査については，食品安全確保総合調査選定会議を設置し，厳正に行っている．

【調査事業実施実績】
○平成15年度23調査
○平成16年度17調査
○平成17年度21調査
○平成18年度18調査
○平成19年度15調査

b) 食品健康影響評価技術研究

食品安全委員会では，リスク評価の信頼性を高める手法，リスク評価ガイドラインの策定などに役立つ研究を行う「食品健康影響評価技術研究」を平成17年度から実施している．これは，必要となる研究領域を設定し具体的な課題を公募する「研究領域設定型」の競争的研究資金制度で，研究期間は原則3カ年である．

この研究課題の選定，中間評価および事後評価の審査については，食品健康影響評価技術研究運営委員会を設置し，厳正に行っている.

【研究事業採択実績】

○平成17年度8課題

○平成18年度8課題

○平成19年度9課題

2）多様な手段を通じた情報提供

(1) 委員長談話など

食品安全委員会においては，科学に基づくリスク評価機関としての特性を活かし，国民が過度の不安を抱いたり，社会的混乱がおこらないよう，食品摂取による健康被害に関係する重大な事柄について，適時適切に委員長談話等を公表してきた.

平成16年3月には，国内の鶏等に鳥インフルエンザが数例発生したことを受けて，リスク管理機関とともに，「鳥インフルエンザウイルスの人への感染の可能性や自宅で飼っている鳥が死んでしまった場合の対処方法」などについて，「国民の皆様へ」と題した談話を厚生労働省，農林水産省，環境省と連名で公表した.

また，平成20年7月には，BSEの国内対策に関する評価から3年間が経過したことなどを踏まえ，BSEの発生状況等も含めて現状のとりまとめを行うとともに，委員長談話を公表した.

【これまでに公表した委員長談話など】

○「国民の皆様へ（鶏インフルエンザについて）」（厚生労働省，農林水産省，環境省と連名）（平成16年3月）

○「日本初のvCJD症例が確定したことについての食品安全委員会委員長談話」（平成17年2月）

○「鳥インフルエンザの発生に関する食品安全委員会委員長談話」（平成17年6月）

○「米国から到着したせき柱を含む子牛肉の確認について食品安全担当大臣

談話」(平成18年1月)

○「鳥インフルエンザの発生に関する食品安全委員会委員長談話」(平成19年1月)

○「わが国における牛海綿状脳症(BSE)の現状に関する食品安全委員会委員長談話」(平成20年7月)

(2) ファクトシートによる情報提供

食品安全委員会では，食品の安全性に関する科学的知見を広く国民に分かりやすく提供するための新たな情報提供の手段として，平成16年度から「ファクトシート」を作成し，公表を開始した．ファクトシートは，対象となる危害要因のその時点における最新の情報を分かりやすく整理し簡潔にまとめた資料のことで，これまでに次のものを公表し，逐次更新している．

○「加工食品中のアクリルアミド」(平成16年9月)

○「Q熱」,「トランス脂肪酸」及び「妊婦のアルコール飲料の摂取による胎児への影響」(平成16年12月)

○「ビタミンAの過剰摂取による影響」(平成18年9月)

○「臭素酸カリウム」,「牛の成長促進を目的として使用されるホルモン剤」(平成19年8月)

【ファクトシートについて】http://www.fsc.go.jp/sonota/factsheets.html

(3) 食品安全総合情報システムの整備

食品安全委員会は，国の内外における食品の安全性の確保に関する情報を，リスク管理機関と連携しつつ一元的に収集し，それらの情報について整理・分析しており，平成17年度以降「食品安全総合情報システム」においてデータベース化している．食品安全総合情報システムにおいては，以下の情報がデータベース化され，リスク管理機関と情報を共有するとともに，個人情報や知的財産権の保護に配慮しつつ広く国民に提供している．

【情報の内容】

○食品安全委員会が収集する，国内外の食品の安全性の確保に関する情報

○食品安全委員会，専門調査会において使用された議事次第，配付資料，議事録等

○食品安全委員会が行った研究や調査に関する情報
○食品安全委員会が作成したファクトシートなど
○食の安全ダイヤルへの問合せや食品安全モニターからの報告とそれらに対する関係機関のコメント
○食品安全に関する用語

(4) ホームページや広報誌による情報提供

食品安全委員会は，平成15年7月にホームページを開設し，食品安全委員会や専門調査会の資料や議事録を掲載するとともに，リスク評価結果の分かりやすい解説記事や各種危害要因にかかわるファクトシート，食品安全委員会に寄せられた質問等をもとに作成されたQ & A集，子供向け解説ページのキッズボックス等を掲載してきた．季刊誌「食品安全」は，平成16年6月に創刊号が発行された．これまで食品安全委員会が行ったリスク評価結果や国民の関心の高い事柄を題材に，リスク分析の考え方を分かりやすく解説しており，これまでの発行は16号を数えている．また，平成18年6月からメールマガジン（通称「食品安全委員会e-マガジン」）の配信を始めた．原則として，毎週金曜日に，食品安全委員会等の会議結果概要や開催案内などの新着情報，食品安全委員会委員のコラムなどを，約6,200名の会員に配信し，平成20年6月に100号を迎えた．そのほか，食品安全に関する普及啓発活動や食育に資するパンフレット，リーフレット，食品の安全性に関する用語集，リスク評価の内容を分かりやすく紹介したDVD等を作成している．

【これまでに作成したDVD】
○平成17年度作成：「気になるメチル水銀」
○平成18年度作成：「21世紀の食の安全〈リスク分析手法の導入〉」，「遺伝子組換え食品って何だろう—そのしくみと安全性～」*，「気になる農薬～安心して食べられる？～」*
○平成19年度作成：「何を食べたら良いか？考えるためのヒント～一緒に考えよう！食の安全～」*，「気になる食品添加物」*

* 映像をネットで配信しているもの：http://www.fsc.go.jp/osirase/dvd-ichiran.html

3）食品の安全性の確保に関する施策の実施状況の監視等

(1) リスク評価の結果に基づく施策の実施状況の監視

食品安全委員会は，リスク評価の結果が食品の安全性の確保のためのリスク管理機関の施策に反映されているかどうかを監視し（モニタリング），必要があると認めるときは，内閣総理大臣を通じて関係各大臣に勧告することとなっている．この規定に基づき，平成16年度に第1回目のモニタリングが行われた．その後，同年3月までの間にリスク評価の結果を通知した63 品目について，その評価結果が食品の安全性の確保に関する施策に反映されているか把握するため，厚生労働省および農林水産省に対し調査を行った．このモニタリングは，半年ごとにこれまで8回実施され，その結果，勧告の必要性は認められなかった．

(2) 食品の安全性の確保のため講ずべき施策についての建議

食品安全委員会は，食品の安全性の確保に関する施策を適切に推進するために必要があると認めるときは，関係行政機関の長に意見を述べる．平成17年4月には，この規定に基づき，「食品に残留する農薬等に関するポジティブリスト制度の導入について（意見）」を厚生労働大臣に通知した．具体的には，暫定基準を設定すべき物質について再検討を行うこと，リスク評価計画を策定し，食品安全委員会の了承を得ること等，農薬等に関するポジティブリスト制度の導入に際し留意すべき事項を意見として述べている．また，平成18年3月には，「飼料中の残留農薬基準の設定について（意見）」を農林水産大臣に意見として述べている．

(3) 食品安全モニターの活動

食品安全モニターは，食品安全委員会が行ったリスク評価結果や，それに基づいたリスク管理機関の施策，個別の食品の安全性などについて，消費者の方々に日常の生活を通じて意見・情報をいただき，食品安全委員会の活動の参考とする制度である．平成15年度から年度ごとに，全国各地の470名の方に「食品安全モニター」になっていただいている．食品安全モニターの方々には，以下の活動をお願いしており，寄せられた意見等についてはコメントを付して食品安全委員会に報告した上で，ホームページに掲載している．モニターの方々から寄せられた意見等は，これまで2,837件にのぼる（平成20年6月末現在）．

【活動内容】

○食品安全行政などに関する意見の提出（随時報告）

○食品の安全性に関する調査についての報告（課題報告）

○食品の安全性に関する危害情報を入手した場合の情報提供

○地域で開催する食品安全モニター会議出席

○地域への日常生活を通じた情報提供

(4) 食の安全ダイヤル

「食の安全ダイヤル」は，広く消費者の方々から食品の安全性についての情報提供やご意見，ご質問をいただくとともに，食品の安全性に関する知識と理解を深めていただけるよう，食品安全委員会事務局内に設置された情報窓口である．平成15年8月に設置され，これまでに4,025件の問合せ・意見等が寄せられた．寄せられた問合せ等のうち，多く寄せられるものについては，Q & Aとして整理し，毎月，食品安全委員会に報告した上で，ホームページに掲載している．

【食の安全ダイヤルに寄せられた質問等】http://www.fsc.go.jp/koukan/qa1508.html

4）リスクコミュニケーションの実施

リスクコミュニケーションとは，「食品の安全性について消費者を含む関係者との間で情報の共有や意見を双方向的に交換すること」であり，リスク分析の主要な三要素のひとつである．関係省庁・地方公共団体，生産者，事業者，研究者，そして消費者（国民）等が関係者に含まれる．リスクコミュニケーションの目的は，社会全体でリスクに対して適切な対応をとれるようにすることである．これは，誤った情報が一人歩きしたり，一方的な意見・主張が横行したりすることを防ぐためにも役立つ．食品安全委員会では，各地で開催する意見交換会をはじめ，インターネット等での情報公開，印刷物や各種メディアによる情報発信・伝達など，あらゆる機会とコミュニケーション手段を用いて，リスクコミュニケーションの推進に努めている．また，リスクコミュニケーション専門調査会において，リスクコミュニケーションの推進のあり方について検討を進め，「食の安全に関するリスクコミュニケーションの改善に向けて（報告書）」（平成18年11月）を取りまとめた．この報告書に基づいて，現在，リスクコミュニケーションに関する事業を進めているほか，同報告書で提起された課題について同専門調査会で検討を進めている．

(1) 意見交換会等の開催

食品安全委員会では，これまでにリスク管理機関や地方公共団体と連携して，324回にのぼる意見交換会を開催しました（表1.2）．主なテーマとして，「わが国のBSE対策」，「魚介類等に含まれるメチル水銀」，「遺伝子組換え食品」，「薬剤耐性菌」，「鳥インフルエンザ」，「食中毒原因微生物」，「大豆イソフラボンを含む特定保健用食品」，「食育」などを取り上げた．このうちBSEを例にとると，これまでに食品安全委員会主催または食品安全委員会，厚生労働省および農林水産省の共催で，「わが国のBSE国内対策」，「米国産牛肉輸入問題」，「海外のBSE研究」などをテーマに159回の意見交換会を開催した．これらの意見交換会には消費者，農家，食肉加工・流通業者，行政関係者など延べ約21,000人が参加している．特に，平成16年10月15日に厚生労働省および農林水産省から諮問された「わが国における牛海綿状脳症（BSE）対策の見直し」に関しては，プリオン専門調査会における議論の参考とするため，平成16年11月から平成17年1月にかけて全国47都道府県・50会場で意見交換会を開催した．参加者総数は約5,600人にのぼり，様々な立場の方々から，飼料規制，SRM除去，検査などについて多岐にわたる意見が出された．この時の意見交換会参加者に対するアンケート結果では，例えば「日本におけるBSEの発生状況」について，60％の人が「理解が深まった」，32％の人が「変化なし」，1％の人が「わからなくなった」との回答が得られた（7％の人が「無回答」）．このほか，平成19年度には，食の安全を理解する上での食育の役割を踏まえ，小学生に楽しみながら食の安全について理解を深めてもらうために，「ジュニア食品安全委員会」を開催した．初めての試みであったが，参加

表 1.2　意見交換会の実績
意見交換会の主なテーマ別・年度別実績

	15年度	16年度	17年度	18年度	19年度	20年度(8月1日現在)	合計
BSE	5	79	29	33	13		159
農薬	2	5	15	23	3		48
化学物質・汚染物質	2	5	9		2	2	20
食品安全・リスク分析全般	4	14	2	4	1		25
リスク管理	12	1	3	2			18
(輸入食品の監視，食品衛生法など)				2	2	1	
リスクコミュニケーション	4	1					10
その他	9	7	11	6	8	3	44
(添加物，遺伝子組換え，イソフラボンなど)							
計	38	112	69	70	29	6	324

した小学生から好評を博したところであり，今後とも充実を図ってゆきたいと考えている．

(2) リスクコミュニケーション推進事業

食品安全委員会は，平成18年度から，地域におけるリスクコミュニケーションを積極的に推進するため，地方公共団体と協力して，「食品の安全性に関する地域の指導者育成講座」を開催している．この事業は，行政職員，消費者団体，食品事業者など，地域の集まりで食の安全に関して話題提供を行う機会のある方を対象に，リスク分析の考え方や食品安全委員会の役割，リスクコミュニケーションなどについて理解を深めていただくことを目的として，コミュニケーション能力を高める演習等を行っている．これまでに，全国で25回開催し，計1,679人の方が参加した．また，平成19年度からは，「食品の安全に関するリスクコミュニケーター育成講座」も開催している．この事業は，「地域の指導者育成講座」の受講者等を対象に，地域でリスクコミュニケーションを実施する際に，様々な参加者（消費者，事業者など）の相互の意思疎通を円滑にする役割を担う「リスクコミュニケーター」を育成するためのものである．これまでに全国で11回開催し，計325人の方が，ファシリテーション（様々な関係者の立場や主張を理解し，意見や論点を明確にするなど，効果的に意見交換を進める手法）の基本的スキルなどについて理解を深めた．さらに，食品安全委員会では，これら2つの講座に加えて，食品安全に係る科学的知見に関する情報を分かりやすく提供できる能力の育成を目的として，平成20年度から，「科学的知見に関する情報を分かりやすく説明できるリスクコミュニケーター（インタープリター）の育成を目的とした講座」を開催することにしている．これらの講座の受講生の方々が地域のリスクコミュニケーションを円滑に進める推進役として活躍されることを期待しており，その活動の基盤となる各種情報の提供等に努めるなどの支援を行っている．

(3) リスク評価等に関する審議結果案についての意見・情報の募集

食品安全委員会では，リスク評価等に関する審議結果案について，審議結果への反映を図るため，個々の案件につき原則30日間，国民からの意見・情報の募集を行っている．これまでの実施回数は353回にのぼった．平成19年度においては，メタミドホス（農薬）などのポジティブリストに係る暫定基準等の評価結果案のほか，平成20年度食品安全委員会運営計画案などを加えた合計111案件について国民からの意見・情報の募集を行い，このうち23案件について，計41通にのぼる意見等が寄せられた．寄せられた意見等に対しては，原案の修正や意見に対する回答を作成し，食品安全委員会での審議を経て，公表している．

6．緊急事態等への対応

食品安全委員会の役割の大きな柱のひとつは，緊急事態への対応がある．例えば大規模，広域に発生した食中毒など，食品が原因となって国民に大きな被害が生じるおそれがある場合には，食品安全委員会とリスク管理機関を含め政府全体での早急な対応が必要となる．この中で，食品安全委員会は，被害の未然防止，拡大や再発の防止のため，国の内外から情報の収集・整理を行って事態を把握し，国民の皆様に分かりやすく情報を提供するほか，必要に応じてリスク評価を行うなどの役割を担っている．

このような緊急事態の発生に備えて，食品安全委員会およびリスク管理機関は，平成16年4月に，緊急時における国の対応の在り方等に関するマニュアルとして，「食品安全関係府省緊急時対応基本要綱」を申し合わせとして策定した．また，これに合わせて，食品安全委員会においては「食品安全委員会緊急時対応基本方針」を策定した．その後も必要なマニュアル等の整備を進め，平時から緊急事態の発生に備えた体制を整備するとともに，平成18年度からは，緊急時対応訓練を実施している．また，平成19年12月には，「緊急時対応訓練」の検証を行った．また，平成20年1月30日に明らかになった中国産冷凍ギョウザ問題に際しては，翌日の31日に開催された「食品による薬物中毒事案に関する関係閣僚による会合申合せ」に基づき，被害拡大防止，原因究明および再発防止策について，政府一丸となって取り組んだ．食品安全委員会においては，ホームページなどを通じて科学的知見などの情報提供を行うとともに，被害の原因とされた有機リン系殺虫剤のメタミドホスについてリスク評価を迅速に行った．

7．国際化への対応

食品安全委員会は，国際機関や諸外国の公的機関等との連携，海外の最新の科学的知見やリスクコミュニケーションに関する情報の収集，世界に向けた食品安全委員会の活動の積極的な情報発信などにより，国際的な調和にも努めている．リスク評価関係では，国際機関や外国政府機関との連携を深め，リスク評価結果やその根拠となった科学的データの相互提供，リスク評価手法やリスク評価に当たっての個別の課題についての意見交換を進めている．特に，欧州食品安全機関（EFSA）との間では，近く，「欧州食品安全機関と食品安全委員会との協力に関する覚書」を締結する見込みである．このほか，コーデックス委員会**，世界保健機関（WHO）／国連食料農業機関（FAO）の専門家会議，経済協力開発機構（OECD）などの海外で開催される食品安全に関する会合に食品安全委員会からも専門家を派遣することや，海外から専門家を招聘することなどにより，国際基準との調和を図るとともに国際的な最新の動きについて情報収集を行っている．また，食品安全委員会では，リスク評価結果（評価書）や評価指針などの英訳を進め，これを英語版のホームページに掲載して海外へ情報発信を行っている．

**Codex Alimentarius Commissionといい，消費者の健康の保護，食品の公正な貿易の確保等を目的として，1962年にFAOとWHOにより設置された国際的な政府間機関であり，国際食品規格の作成等を行っている.

8. 食品安全委員会の今後の課題

食品安全委員会は5周年という節目を迎え，5年間の実績を総括し，業務の見直しが必要な時期を迎えており，また，消費者庁の設置を巡る消費者行政推進会議等の議論でも，食品安全委員会の改革の必要性が指摘された.

食品安全委員会としては，関係者の様々な指摘や期待を踏まえ，委員会の機能・役割の一層の強化に向けて，今後，以下に掲げる諸課題に取り組むこととしている.

1) リスク評価

リスク評価については，審議案件の増大に対応し，従来から，審議体制や方法の見直し等の改善を行なってきたものの，多くの評価未了案件が残っている. 今後も，ポジティブリスト制度，新技術の開発等により多くの評価が見込まれるため，リスク評価審議のさらなる効果的かつ効率的な運営が必要である.

また，自ら評価については，「案件数が少ない」，「消費者の関心の高い案件を評価して欲しい」等の指摘がなされており，自ら評価の案件の選定プロセス等のあり方について検討が必要である. 併せて，自ら評価の充実のためには，評価に必要なデータや情報を収集し，解析するための体制の強化も必要である.

2) リスクコミュニケーション

リスクコミュニケーションについては，「評価結果の内容が分かりにくい」「情報・意見の双方向性が確保されていない」等の指摘がなされている. また，地方公共団体におけるリスクコミュニケーションの取組姿勢には温度差がみられ，地域におけるリスクコミュニケーションの担い手育成のための取組も緒についたばかりの状況である.

このような状況を踏まえ，リスクコミュニケーションに関しては，分かりやすい資料の作成，より一層の参加型の意見交換会等の運営，意見・情報の募集方法の改善等を行なうとともに，地方公共団体の主体的な取組を支援し，地方公共団体との連携を進めることが必要である.

3） 情報発信・情報提供

情報発信・情報提供に関しては，食品安全基本法により導入されたリスク分析の考え方や食品安全委員会の役割・活動等に対する理解が広く十分に浸透しているとは言い難い状況にある．また，食品に関する問題が発生する中，食品の安全性に関する国民の不安が解消されるような情報の発信・情報の提供が求められている.

このため，リスク分析の枠組みや食品安全委員会の役割等について多様な媒体・手段を積極的に活用したより分かりやすい情報提供が必要であり，さらに，国民が食品の安全性について不安を抱くような問題が発生した際には，委員長談話等のタイムリーな情報発信をいかに行なうかが課題である.

4） 食品安全委員会の活動の国際化と国際連携

食のグローバリゼーションが進む中，わが国として，国際基準作成へ積極的に参加するとともに，国際基準との整合性の確保を図っていくことが重要である．また，ポジティブリスト制度導入等に伴い，リスク評価に関して国際的動向の注視を要する案件が急増している.

このような状況の中で，海外におけるリスク評価結果や評価手法に関する情報の迅速な入手や国際的なリスク評価作業への協力が不可欠となっていることから，食品安全委員会としては，国際機関・外国機関との連携強化に取り組んで行く必要がある．特に，欧州食品安全機関（EFSA）とは，日常の情報交換・共有等を通じて連携を一層強化することとしている.

9. おわりに

食品安全委員会は，平成20年7月24日の第248回会合において，食品安全委員会の改善に向けた検討に着手することを決定した．今後，取り組むべき課題等を踏まえ，食品安全委員会において議論を重ね，平成20年度内に改善策の最終とりまとめを行なう予定であり，とりまとめの方向に即して，改善を進め，一層信頼される「リスク評価機関」になるよう努力していく．

引用文献

1）World Health Organization: Food safety risk analysis a guide for national food safety authorities—（2006）

2）食品安全委員会：食品安全委員会季刊誌「食品安全」2008特別編集号（平成20年9月発行）

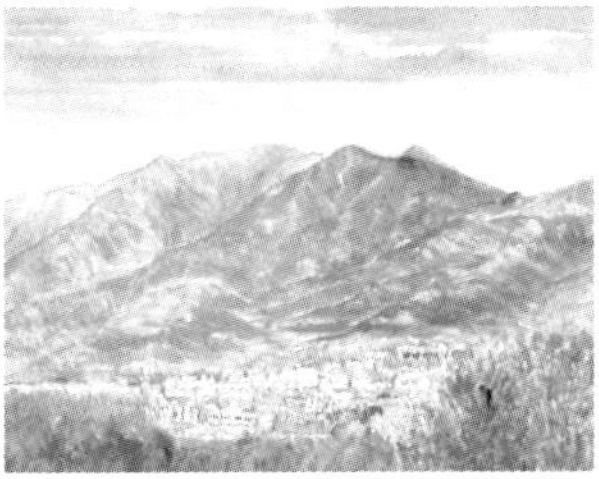

第２章
食生活の現状と課題
―健康維持・おいしさ・安全性の連携―

多賀昌樹・大村正史・旭　久美子
北里大学 保健衛生専門学院講師

1．食生活における管理栄養士の役割

1）はじめに

食物は，ヒトの生命維持に欠かせないものである．われわれは古来より，食材を調理し，みんなで食事をするという食習慣を持ち，健全な食習慣を営み，健康な生活をしたいと願っている．すなわち食物は健康の維持，QOL（Qulity of Life）の向上，疾病の予防・治療など，生活の基礎や医学的にも重要な役目を担っているのである．一方で，現在，食品の安全・機能性をめぐる様々な問題が発生しており，食材・食糧についての関心が非常に高くなっている．

食糧自給率がカロリーベースで40％を切る日本において輸入食品が食生活で大きな比重を占める中で，平成13年9月，千葉県で牛海綿状脳症（いわゆる狂牛病：Bovine Spongiform Encephalopathy = BSE）の牛が発見されて以来，食品偽装表示事件，中国食品のメタミホドホスやメラミン混入事件，汚染MA（ミニマム・アクセス）米の流通事件など，食品の安全・安心を脅かす出来事が数多く発生し，食に関する不安や不信感が増大し，食の安全・安心が問いただされるようになってきた．

近年，全国的に生活習慣病の医療費が増えていることを受けて，平成20年度より，これまで実施されていた基本健診に替わり，各健康保険が主体となって実施する「特定健診（特定健康診査）」が開始されることになった．特定健診とは，厚生労働省により，平成20年4月から実施が義務づけられた，内臓脂肪型肥満に着目した健康診査であり，実施の目的は，メタボリックシンドローム（内臓脂肪症候群）を対象に生活指導を行い，生活習慣病の予防をすることであり，その背景には，生活習慣病の中でも，糖尿病，高血圧症，脂質異常症等が肥満と密接な関係にあることから義務付けられた．食の安全・安心は，栽培・収穫→流通→調理加工→消費→身体といずれの段階においても深くかかわっている．このような中で，食の専門家として「管理栄養士」は，科学的な視点から「食の安全」についてリスク評価を用いて，一般の人びとに対して正確に分かりやすく「食」の情報を伝えることが，時代の要請となっている．

2）健康な食生活

われわれは，食材を調理し，共卓して健康を願い食生活を営んでいる．食生活は，ただ単に個々の食品がバラバラに組み合わせるのではなく，食事全体としてのバランス，文化，施行，また栄養学的配慮などを総合的に考慮する必要がある．すなわち食生活の機能には，①肉体的な健康の維持の機能，②精神的な健康の維持の機能，③社会的な健康の維持の機能，④食文化伝承の機能⑤教育的機能があり，食事をすることによりわれわれは，これらの機能により生命を維持してきた．戦後日本の食生活は，科学技術の発展，経済成長により，グルメ化・インスタント化・ヘルシー化へと変遷した．

日本の食生活は，米を主食として，魚，野菜，海藻，芋，大豆などが中心となり，昭和35年のエネルギーバランスは炭水化物76.4％，たんぱく質12.2％，脂質11.4％と極端に脂質の少ない食生活であったが，高度経済成長後，このエネルギー比率が昭和55年には，炭水化物61.5％，たんぱく質13.0％，脂質25.5％と正三角形を描く理想的な食生活へと変化し，世界一の長寿国へとなった．しかしながら，その後の食生活は，主食中心の伝統型食生活から，近代型食生活へ大きく移行し，インスタント食品，冷凍食品がいつでも手に入る食糧過剰の飽食の時代へと推移した．また食生活も欧米化が進み，平成13年には，エネルギーバランスは炭水化物58.0％，たんぱく質13.1％，脂質28.9％となり，脂肪の過剰摂取が問題視されている．

一方で，むしろ心配なのは若い女性の栄養不良である．平成19年度国民健康・栄養調査結果では，20代，30代の女性の栄養状態が想像以上に悪化しており，カルシウム，鉄などの栄養素の不足が深刻である．

これにより，糖尿病やメタボリックシンドローム，貧血，骨粗鬆症をはじめとする生活習慣病は増加傾向が続いており，超高齢化社会となった日本の食生活において，健康の維持・おいしさ・食の安全性の連携が非常に重要項目となっている．

3） 栄養士・管理栄養士制度

このような現在の食生活の中で，食材と疾病予防・治療を行う職業としての管理栄養士の専門性に期待がもたれるようになった．栄養学の創始者といわ

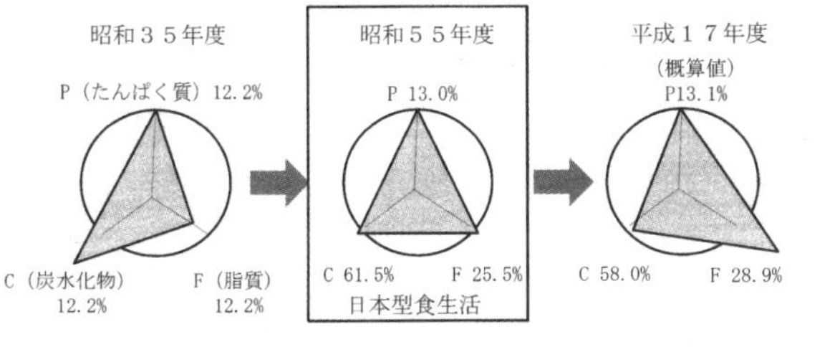

適正比率：P（たんぱく質）　13%，F比（脂質）27%，C（炭水化物）60%
食糧・農業・農村基本計画における平成22年度の目標値（供給ベース）
農林水産省「食糧需給表」参考
（内閣府：平成18年度版食育白書）

図 2.1　PFCエネルギー比率推移

表 2.1　1日当たり平均栄養素等摂取量

		総数	1-6歳	7-14歳	15-19歳
調査人数		4,721	245	403	192
エネルギー	kcal	1,708	1,270	1,871	1,873
たんぱく質	g	64.2	44.7	67.7	68.3
うち動物性	g	34.4	25.9	39.1	40.4
脂質	g	51.3	42.2	63.2	65.4
うち動物性	g	25.3	22.4	34.1	33.1
炭水化物	g	239.7	174.7	251.6	245.4
食塩（ナトリウム × 2.54 × 1,000）	g	9.9	5.9	9	9.5
カリウム	mg	2,225	1,455	2,145	2,052
カルシウム	mg	523	421	623	493
マグネシウム	mg	234	144	216	216
リン	mg	934	683	1,033	955
鉄	mg	7.6	4.5	6.6	7.2
亜鉛	mg	7.5	5.4	8.2	8.2
銅	mg	1.08	0.67	1.03	1.03
ビタミンA(レチノール当量)	μgRE	591	407	606	561
ビタミンD	μg	7.2	3.5	4.8	6.1
ビタミンE(α-トコフェロール量)	mg-α-TE	8.8	4.5	6.3	6.9
ビタミンK	μg	230	115	174	197
ビタミンB1	mg	1.5	0.58	1.19	0.95
ビタミンB2	mg	1.46	0.82	1.33	1.27
ナイアシン	mgNE	13.6	7.6	11.5	13.3
ビタミンB6	mg	1.69	0.67	1.12	1.16
ビタミンB12	μg	6.4	3.4	5.6	5.2
葉酸	μg	292	158	236	249
パントテン酸	mg	5.12	3.82	5.8	5.34
ビタミンC	mg	120	55	79	91
コレステロール	mg	299	234	334	382
食物繊維総量	g	13.7	8.1	12.4	12.1
脂肪エネルギー比率	%	26.5	29.2	30.2	30.8
炭水化物エネルギー比率	%	58.4	56.8	55.2	54.5
動物性たんぱく質比率	%	51.8	55.2	56.9	57.4

れる佐伯矩は，京都帝国大学で医化学を学び，内務省伝染病研究所において北里柴三郎の門下として細菌学を研究したのち，1914（大正3）年に営養（栄養）研究所を創設した．1920（大正9）年には，内務省の栄養研究所（現在の国立健康・栄養研究所）を設立し，佐伯は初代所長となり，1924（大正13）年には，私費を投じて栄養学校を設立した．翌年入学した第一期生は，1年間の学業を修め，佐伯によってつけられた「栄養士」と称して世に出た．当時，佐伯は『栄養問題は，私たち個人並び社会の基礎として先ず解決しなければならない重大事である．何となれば，保健，経済並び道徳を左右する基本義で

（女性）—性・年齢階級別—

20-29歳	30-39歳	40-49歳	50-59歳	60-69歳	70歳以上	（再掲）20歳以上
361	661	570	681	762	846	3.881
1,684	1,725	1,719	1,774	1,759	1,613	1,711
62.9	62.5	63.1	68.1	69.1	62.5	64.9
34.8	32.8	34	35.9	36	32	34.2
55.6	54.4	53.9	52.7	47.8	40.7	49.9
27.2	26.3	26.4	24.6	23.4	20	24.2
223.2	235.4	233.1	248.2	256.7	244.1	242.3
9.4	9.6	9.9	10.8	10.9	10.4	10.3
1,913	2,018	2,088	2,425	2,613	2,401	2,290
445	474	466	542	580	553	520
204	219	224	256	274	248	242
875	895	898	984	1,010	925	938
7.1	7.5	7.1	8.3	9	8.1	8
7.5	7.4	7.3	7.7	7.8	7.2	7.5
1	1.02	1.02	1.16	1.23	1.15	1.11
627	529	519	612	695	617	603
6.7	5.6	7.1	8.5	8.9	8.4	7.7
6.5	8.3	8.9	8.9	9.8	11.8	9.4
198	212	201	261	291	266	245
1.05	1.19	1.27	1.48	1.88	2.3	1.62
1.39	1.41	1.28	1.56	1.57	1.76	1.52
13.2	13.3	14.1	15.2	15.4	13.5	14.2
1.25	1.45	1.35	1.66	2.21	2.52	1.84
6.5	5.2	5.7	7.4	8	6.9	6.7
259	253	262	328	363	337	308
4.84	4.89	4.83	5.31	5.51	5.1	5.12
105	95	112	144	159	142	130
317	296	311	309	297	265	296
12.1	12.5	12.5	15.2	16.6	15.3	14.3
29.1	27.9	27.9	26.4	24.1	22.3	25.8
55.9	57.4	57.3	58.2	60.1	62.3	59
53	50.9	52.4	50.9	50.1	48.9	50.7

あるからである．何人とはいえども栄養を離れて立つことは出来ぬ．…中略…食糧に付帯する栄養ではなく，栄養を完成する食糧であるという考えを中心として飲食せねばならぬ．すなわち栄養は空論ではなくして科学と理想に基づいた実戦でなければならい』と，言っている．

1945年厚生省令第14号に栄養士規則が制定され，「栄養士」が誕生した．「管理栄養士」は，1962年栄養士法の一部改正により誕生し，栄養士にはできない複雑，困難な栄養指導を行う者として定義され，登録資格として定められた．1999年には厚生労働省に「21世紀の管理栄養士等の在り方検討会」が

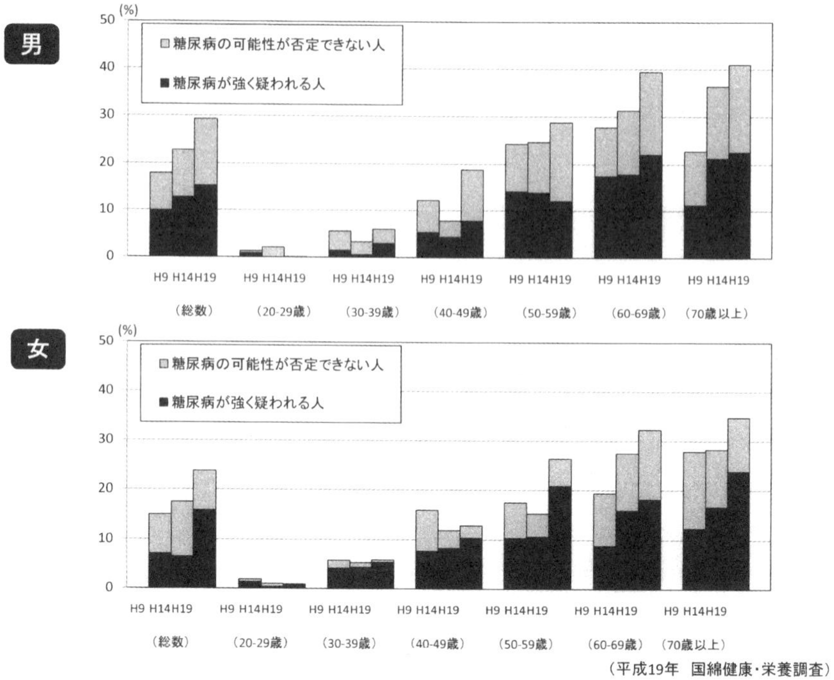

図 2.2 「糖尿病が強く疑われる人」と「糖尿病の可能性が否定できない人」の年次推移

設置され，その報告には，管理栄養士は従来のような食物栄養学中心ではなく人間栄養学に基づいた専門教育が必要であり，対人業務としてのマネジメントケアによる栄養状態の改善を目標とした栄養管理を行うべきと結論付けられた．その後2000年に栄養士法の改正が行われ，管理栄養士が登録制から免許制になり，管理栄養士は「厚生労働大臣の免許を受けて，管理栄養士の名称を用いて，傷病者に対する療養のため必要な栄養の指導，個人の身体の状況，栄養状態等に応じた高度の専門知識および技術を要する健康の保持増進のための栄養の指導並びに特定多数人に対して継続的に食事を供給する施設における利用者の身体の状況，栄養状態，利用の状況等に応じた特別の配慮を必要とする給食管理およびこれらの施設に対する栄養改善上必要な指導等を行うことを業とする者」と定義づけられ，従来からの業務である栄養の原則にもとづいた調理・献立は栄養士が，対象者の栄養状態の評価・判定に基

表 2.2　管理栄養士の専門性と活躍の場

- チーム医療
- 栄養・食事療法
- 福祉栄養―高齢者の栄養ケア
- スポーツ栄養
- 特定検診・特定保健指導
- 食育―食を通して子供たちの育ちを支える
- 健康・栄養政策
- フードサービス―給食サービス

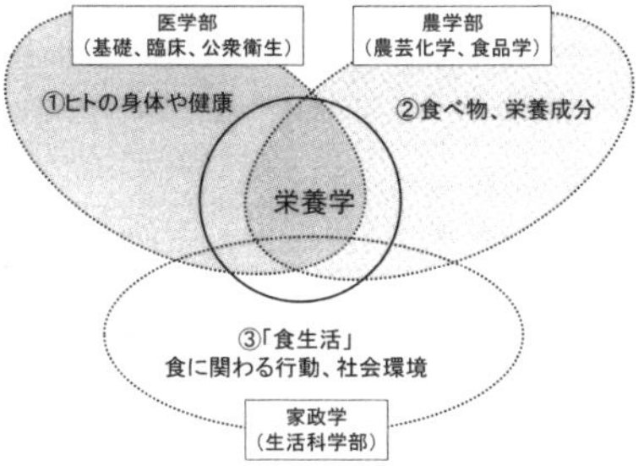

(吉池信男　これからの管理栄養士)

図 2.3　「栄養学」の領域と大学教育

づいた栄養管理・指導は管理栄養士が行うことになり，業務範囲が明確にされた．これにより管理栄養士の業務は，人を対象とした業務が中心となり，医療においては，入院栄養管理実施加算や栄養カウンセリングへの取組み，チーム医療・NSTへの参加，福祉では栄養ケア・マネジメントの実施，特定健診・保健指導などに参画するようになった．管理栄養士は，疾病の一次予防である保健，二次予防としての医療，三次予防としての福祉において対人業務中心の高度な知識や技術が必要とされる栄養問題に取り組むようになった．

管理栄養士の専門的・学問的基盤となる「栄養学」は人の身体や健康，食べ物，栄養成分，食にかかわる行動や，社会環境の3つの要素から成り立っている．

管理栄養士がかかわる教育研究領域は，食品に含まれる様々な成分の機能性に関する研究教育，食生活の改善による一次予防（食育），二次予防（メタボリックシンドロームに対する特定検診・特定保健指導など），三次予防としての福祉（高齢者施設），また，疾患治療におけるベッドサイドでの栄養管理（チーム医療における栄養サポートチームのメンバー）としての知識技術が教育されており，非常に多様な面から教育がなされている．人間の生活・文化に深くかかわり，食べ物と人の健康を幅広く網羅した教育を受けた管理栄養士の役割は，食と健康，安全，安心の架け橋を担う職種として位置付けられる．

4） 栄養政策の変遷

戦後，国民の栄養改善活動が強化され，その対策は，①栄養・食糧確保，②

結核対策における栄養改善，③母子保健栄養指導，④脳卒中予防における栄養改善，⑤野菜の計画栽培，⑥栄養強化食品制度の創設，⑦共同炊事の栄養管理と指導であった．すなわち，低栄養が大きな問題であった時代であり，医学部の教育・研究の中においても栄養学は重要な分野として取り上げられていた．

昭和50年代に入ると健康づくり対策に重点が置かれるようになり，昭和53年には，「第1次国民健康づくり対策」が始まり，それまでの予防活動からさらに積極的な健康増進が打ち出された時代となり，「栄養・運動・休養」を健康づくりの3つの柱として事業が展開された．この時代には，食生活は前述のように日本型食生活から欧米型食生活へと変化し始め，エネルギーや脂肪摂取の増加，加工食品への依存による栄養バランスの偏りなどの問題が生じ始め，医療機関の医師や管理栄養士などとの連携が強調されるようになった．昭和63年には，第2次国民健康づくり対策「アクティブ80ヘルスプラン」が打ち出され，運動習慣の普及に重点が置かれた．そして少子高齢化社会を踏まえ，健康寿命の延命と疾患予防，QOLの向上を目的に，平成12年「健康日本21」が第3次健康づくり対策としてスタートした．その後，平成17年には「食事バランスガイド」が策定され，同年「食育基本法」の公布，平成18年「食育推進基本計画」の策定と，食育を推進するための基盤が整えられ，健康課題に適切に対応していくために，これらにかかわる職種の連携体制の強化が望まれる．

5）健康食品・サプリメント・新しい食品成分による疾病予防

生活習慣病の予防またメタボリックシンドローム・糖尿病になってもできる限り薬を使わず食事や運動で自己管理を行い治療・予防をしていこうという考え方が広がっている．

医療費削減やセルフメディケーションの観点から，健康食品やサプリメントがますます注目を浴びるようになってきている．わが国における「健康食品」とは，国が認めている保健機能食品（特定保健用食品と栄養機能食品の総称）とそれ以外の「いわゆる健康食品」に大きく分類できる．特定保健用食品の市場規模は健康ブームの影響もあり年々増加している．特定保健用食品は，健康増進法第26条第1項の許可又は同法第29条第1項の承認を受けて，食生活において特定の保健の目的で摂取をする者に対し，その摂取により当該保健の目的が期待できる旨の表示をする食品であり，からだの生理学的機能などに影響を与える保健機能成分を含む食品で，血圧，血中のコレステロールなどを正常に保つことを助けたり，おなかの調子を整えるのに役立つなどの特定の保健の用途に資する旨が表示されている．一方栄養機能食品は栄養補給・補充を目的としており，ビタミン12種類（ビタミンK以外）とミネラル5種類（鉄，カルシウム，銅，亜鉛，マグネシウム）について定められた栄養機能の表示ができる食品として認められている．いわゆる健康食品による健康被害については，ダイエットや，肥満防止のために，消費者はこうした健康食品を，個人輸入やインターネットなどで入手可能な場合もあり，ダイエット用食品や強壮用食品などと称するものの中に，薬事法で規定されている医薬品成分を含んでいるものが時々見受けられ，健康被害が多く報告されている．健康食品を利用する理由として，栄養成分の補給を挙げる人が多く見られるが，実際には普段の食事から身体に必要な栄養成分を摂取することは十分可能であり，普段の食生活において本当に補給する必要がある栄養成分があるか，相談できる窓口として，今後管理栄養士の役目はますます重要になってくるであろう．

栄養以外の何らかの生理作用をあらわす機能をもつ食品として，わが国では認められていないが，欧米諸国では「機能性食品（functional food）」として位置づけられている．難消化性オリゴ糖などは，近年，プレバイオティクス，プロバイオティクスという新しい概念で，またエイコサノイドや共役リノール酸など新しい生理機能をもつ食品成分について疾病と関連の研究などが進んでいる．安全な食品を安心して提供する場，栄養機能を利用し疾病を予防・治療する場，その食品の情報を正確に伝達する場，様々な場において，栄養の専門家として適切な働きかけを行うことで，人々の栄養状態の改善，疾病の予防，健康の増進，QOLの向上に管理栄養士は貢献できる職種である．

2. 食物繊維の食品応用と予防医学

1) はじめに

食物繊維はかつて，栄養の面からは価値のないものとされていたが，現在では大腸癌をはじめ生活習慣病の予防に対して有益な栄養素として，タンパク質・脂質・糖質・ビタミン・ミネラルとならんで「第6の栄養素」として注目されている．

食物繊維の存在自体の歴史は古いものの，研究の歴史はまだ浅く，解明されていない部分の多い分野でもある．しかし，食物繊維の持つ直接あるいは間接的な生理活性は，予防医学に対して大きな期待がもたれている．

今回，食物繊維の定義と分類，および食物繊維の持つ生理活性と健康とのかかわりについて最近の知見を報告するとともに，食物繊維の中でも特にユニークな働きを示すレジスタントスターチ（難消化性デンプン）に関してその可能性と食品応用について報告する．

2) 食物繊維の研究の歴史

食物繊維のもととなっている「Dietary fiber」という用語はHipsleyにより1953年に提案された[6]．食物繊維が，健康や疾病の予防に関して効果がある食品成分として注目されてきたのは，1970年代のBurkittらの「食物繊維仮説」[7]からであり，「食物繊維の少ない食事をすると便の容量が低下し，排便回数が少なくなり，便の移動速度が低下する．したがって，発がん物質と大腸粘膜の接触時間が長くなり，大腸がん発生の危険性が高くなる」というものであった．その後の研究においても，食物繊維は小腸で消化吸収を受けずに大腸へ移動した後，大腸内で様々な生理活性を示したり，腸内細菌による発酵に利用され，短鎖脂肪酸を生成し，腸内環境の改善や大腸上皮細胞のエネルギー源として利用されることなども明らかになっている．さらに，脂質代謝や糖質代謝へ影響することも明らかにされ，現在も盛んに研究が進められている．

3）食物繊維の定義と分類

Trowellらは，1972年に食物繊維を「植物細胞壁成分で，人間の消化酵素により加水分解されずに残るもの」と定義した[8]．その後，動物性由来の難消化性成分も食物繊維のひとつと位置づけられるようになり，より広い範囲で食物繊維を定義するようになった．現在でも食物繊維の定義は論争のさなかであるが，日本における食物繊維の定義としては，「ヒトの消化酵素で消化されない食物中の難消化性成分の総称」とされており[9]，「五訂日本食品標準成分表」や「日本人の食事摂取基準2005年度版」において用いられている．

食物繊維の分類としては，水溶性，不溶性，植物由来，動物由来，微生物由来，天然物，人工合成物，化学修飾物などに分類されており，代表的な分類を図2.4に示した．また，日本食物繊維学会では食物繊維を含め，難消化性，難吸収性で，消化管で何らかの生理作用を持つ物質の包括的用語として「ルミナコイド」という言葉を提唱している[10]．その定義は「ヒトの小腸内では消化，吸収されにくく，消化管を介して健康の維持に役立つ生理作用を発現する食物成分」としており，これにより食物繊維という用語が，狭義の「食

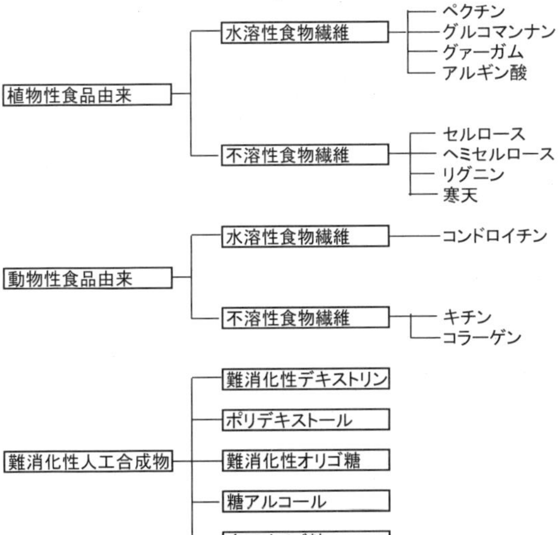

図2.4　食物繊維の分類

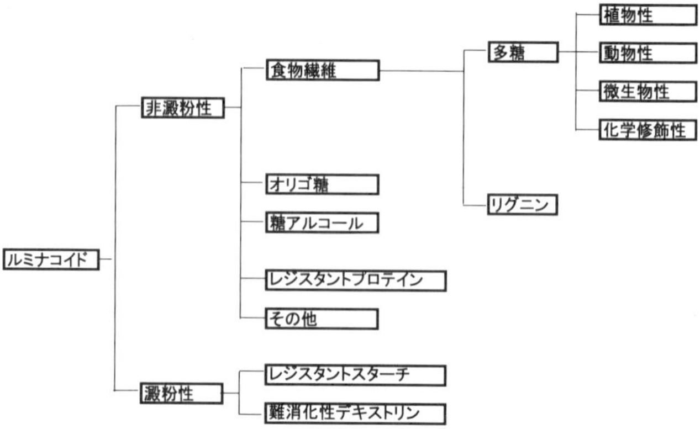

図2.5　ルミナコイドの分類

物繊維」と，機能成分の全てを含む用語としての「ルミナコイド」に整理されたこととなる（図2.5）.

4）食物繊維の持つ生理活性

現在までの実験的，臨床的，および疫学的な検証結果から，食物繊維は消化管内を通過する過程で多彩な生理作用を発現することが明らかとなっている．これらの生理作用は，食物繊維の物理化学的な性質，特に水溶性か不溶性かによって異なるものとなっている.

水溶性食物繊維は，糖質の胃から小腸への移行を遅延あるいは消化吸収を抑制し，血糖値の急激な上昇を抑制する．また，腸管からのコレステロールの吸収を抑制し，血中コレステロール濃度を低下させる作用を示すことも知られている．さらに水溶性食物繊維は，腸内細菌により発酵を受け，短鎖脂肪酸を生成すると共に，腸管内が酸性に傾くことにより，ビフィズス菌や乳酸菌などの有用菌が増殖しやすい環境となり，有害菌の増殖を抑制する．短鎖脂肪酸は大腸上皮細胞のエネルギー源となるだけでなく，大腸の蠕動運動を促進して排便を促し，有害菌の減少は，発癌物質や老化促進物質などの有害物質の生成を抑制する.

不溶性の食物繊維は腸内細菌による発酵は受けにくいが，便の大腸内通過時間を短縮させ，有害物質の大腸内滞留時間を減少させるとともに便重量を効果的に増加させる．これらの食物繊維の基本的な生理作用が直接的，間接的に慢性疾患の予防に関与していると考えられている．

5) レジスタントスターチ（難消化性デンプン）

(1) レジスタントスターチの定義と分類

レジスタントスターチ（難消化性デンプン：以下RS）は「健常人の小腸管腔内において消化吸収されることの無いデンプンおよびデンプンの部分水解物の総称」と定義されており[11] RS1～RS4までの4種類に分類されている（表2.3）．

RSはEnglystらが，食物繊維の定量法の検討中に膵アミラーゼの作用を受けにくいデンプン画分が存在することに気づき，これを分離しレジスタントスターチ（Resistant Starch：RS）と命名した[12]．当初Englystらが見いだしたRSはいわゆる老化デンプンであったが，その後の研究により，消化管内では老化デンプン以外にも種々の難消化性デンプンが存在し，小腸，および大腸で食物繊維と共通の作用を示すことが明らかとなった．

RSの特徴としては水溶性，不溶性食物繊維の両方の持つ生理活性作用を兼ねそろえ，便通改善，大腸疾患の改善，血中コレステロールの低下，血糖値の改善，ミネラル利用性の向上，腸内細菌による発酵作用を受けての短鎖脂肪酸の産生など，様々な効果をもたらすことが知られている[13]（表2.4）．

(2) RSの腸内環境改善効果

RSがもつ腸内環境の改善効果のひとつとして，RSは大腸内で腸内細菌により時間をかけて発酵され，有益菌が増殖し有害菌の割合が減少するなど，腸

表2.3　レジスタントスターチの分類

RS1	全粒穀類や精製度の低い穀類のように，穀粒外皮のために物理的にアミラーゼによる加水分解を受けにくいデンプン．
RS2	デンプン粒が結晶構造をとるため α-アミラーゼによってほとんど加水分解されないデンプン．⇒生の芋類，未熟バナナ，豆類，ハイアミロースコーン等に広く分布．
RS3	調理されて糊化したデンプンが冷却されることによって再結晶化し，α-アミラーゼによる分解を受けにくくなる老化デンプン．
RS4	化学的に合成された加工デンプン．エチル化やエステル化など化学的に修飾されているため，アミラーゼに対する抵抗性を有する．

表 2.4　各種食物繊維の生理作用

生理作用	不溶性食物繊維	水溶性食物繊維	レジスタントスターチ
発酵性	-	＋＋＋	＋＋＋
大腸 pH の低下	-	＋＋＋	＋＋＋
短鎖脂肪酸生成	＋	＋＋＋	＋＋＋
糞便量増加（乾燥物）	＋＋＋	＋	＋＋＋
糞便水分量増加	＋	＋＋	＋＋
大腸食物通過時間減少	＋＋＋	＋	＋＋
血清脂質低下	＋	＋＋＋	＋＋＋
血糖値低下	±	＋＋＋	＋＋＋

＋は生理活性の強さを示す.　　J. Jpn assoc Dietary Fiber Vol 3, No 2, 55-64

内菌叢が改善されることが知られている. 発酵の結果, 酢酸, プロピオン酸, 酪酸などの短鎖脂肪酸が産生されるが, RSは他の食物繊維に比べ, 酪酸をより多く産生することが明らかにされている[14]. 酪酸は大腸粘膜細胞のエネルギー源であると同時に, 大腸正常細胞の増殖を刺激する一方で, 癌細胞には抑制的に働くことが知られている. また, 酢酸, プロピオン酸には大腸粘膜の血流増加および大腸の蠕動運動を促進する作用が知られている. 短鎖脂肪酸は, 大腸上皮細胞によりエネルギー源として利用され, 蠕動運動を促進し, 便秘の改善に有効であると考えられている. また, 短鎖脂肪酸が大腸内容物や糞便の pH を低下させることにより, 有害菌の増殖が抑制される. さらに, 一次胆汁酸から有害性の強い二次胆汁酸への変換が抑制される傾向にあることも認められている[15]（表 2.5）.

表 2.5　レジスタントスターチの大腸への効果

	レジスタントスターチ	通常でんぷん
排便回数（日）	1.43 ± 0.58*	1.23 ± 0.47
便の pH	6.18 ± 0.39*	6.40 ± 0.56
胆汁酸濃度（mM fecal water）		
リトコール酸	0.006 ± 0.009	0.018 ± 0.04
デオキシコール酸	0.040 ± 0.030	0.068 ± 0.098
短鎖脂肪酸濃度（mM fecal water）		
酢酸	64.9 ± 9.9	59.7 ± 11.7
プロピオン酸	23.2 ± 3.8	20.8 ± 3.9
酪酸	31.2 ± 11.7**	20.1 ± 6.2

平均値 ± SE（n = 15）
*P < 0.05**　P < 0.0　　Noakes et al.: Am J. Clin Nutr 64 : 944-951（1996）

(3) RSと糖質代謝

血糖の急激な上昇は，インスリンの分泌を促進し，膵臓への負担を増すことから糖尿病の増加が憂慮され，いかにうまく血糖応答を調節するかと言うことは重要な問題である．血糖の応答を緩和する作用は可溶性食物繊維に見られる特性であるが，RSにも同様な効果が認められている．これは，RS自体の消化性が低いことに加え，RSの存在が可消化性デンプンへの酵素の作用を低減させ，消化速度が低下し，吸収されるグルコース量が低下あるいは遅延することを反映した結果と考えられている．RS含量の多い食品では可消化性デンプンの消化は完全に行われても，共存するRSの影響で消化速度が緩和されるため，血糖応答が緩やかになると考えられる．

また，RSはインスリン抵抗性の改善に対する効果も期待されており，RSを数週間摂取すると，食後のインスリン濃度の有意な低下が見られることも報告されている[16]．このように，RSは即効的にはデンプンの消化吸収を緩めることにより血糖応答を改善し，長期的にはインスリンの抵抗性の改善効果も期待できる食品素材である．

(4) RSと脂質代謝

RSの脂質代謝に及ぼす影響としては，摂取実験から血漿中や肝臓のコレステロールやトリグリセロールの値を低下させるという結果が数多く報告されている[17, 18]．RSの脂質代謝との関連としては，吸収の抑制，排泄の増加，生合成の制御が考えられているが，RSの有効性については，短鎖脂肪酸と関連付けて考えられている．特に動物実験の考察より，RS摂取により腸内で発酵されて産生されるプロピオン酸がHMG-CoA合成酵素を阻害するとともに，コレステロール合成の律速酵素であるHMG-CoA還元酵素の活性を低下することが作用メカニズムとして考えられている[13]（図2.6）．また，RSの脂質合成については，RSを含むデンプンの消化が緩やかになることにより，インスリンの分泌増加を抑え，脂肪合成を抑える効果が生ずるものと考えられている．

(5) RSの食品応用

RS2に分類されるレジスタントスターチは，市場に流通しているRS製品の

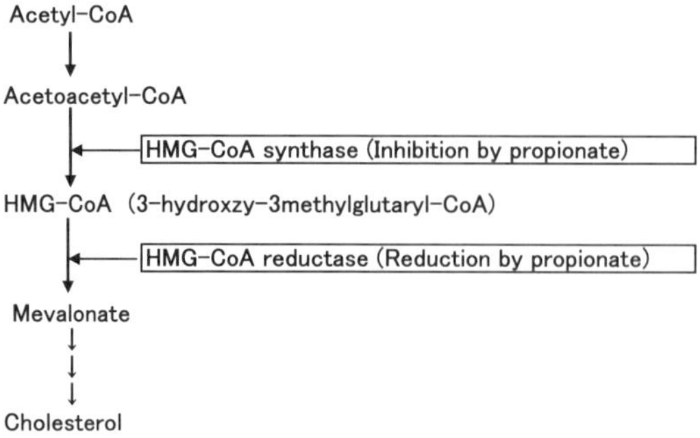

図 2.6　短鎖脂肪酸によるコレステロールの合成抑制

主流となっており，保水性が少なく，湿潤処理などの物理的処理で含量を増加することができる上，食品加工上の取り扱いにも優れている．例えばパンや麺類，ピザ等の主食であるデンプン製食品への添加が可能で，食感，味覚，香りを損なわず，加工食品に10～20％添加しても変化がなく，量的に多く添加できると言う特徴を持っている．また，1日100 gのRSを1週間摂取しても副作用は観察されないと言う報告もあり[19]，現在の食生活を変えることなく利用することができる．その他，菓子類への添加も可能で，ビスケット，クッキー，クラッカー，ケーキ，ハンバーガーのパン等，特に諸外国においては様々な食品に利用されている[20]．

このようにRSは継続的に毎日の食事から自然と摂取することが可能であり，RSを効果的に用いることにより，普段の食事から腸内環境の改善や生活習慣病の予防が可能になると考えられる．また，現代の食生活において著しく不足している食物繊維の摂取にも一翼を担うものと期待されている（表2.6）．

表 2.6　食物繊維の食事摂取基準

年齢	食物繊維（g／日）					
	男性			女性		
	目安量	現在の摂取量（中央値）	目標量	目安量	現在の摂取量（中央値）	目標量
18～29	27	11.3	20	21	12.2	17
30～49	26	12.7	20	20	12.8	17
50～69	24	16.1	20	19	15.9	18
70以上	19	14.5	17	15	14.7	15

2005年版「日本人の栄養摂取基準」より

7）おわりに

食物繊維は様々な生理活性を有することが知られているが，まだその解明は研究段階にある．今回紹介したレジスタントスターチは，不溶性と可溶性の食物繊維の特徴を兼ねそろえたユニークな食品素材として注目されている．レジスタントスターチは自然な形で不足分の食物繊維を摂取することが可能であるうえ，生活習慣病の予防にも期待できる．
現代の食生活において，食物繊維の不足は明らかであり，食事摂取基準で示された目標量（できれば目安量）を摂取するためには，多様な食物繊維を摂取することが大切である．そのための一助としてレジスタントスターチの普及と食品応用は欠かすことのできないテーマであると考えられる．

3．北里八雲牛肉を使用した栄養教育と治療食開発の取り組み

1）はじめに：国民の栄養状態（国民健康・栄養調査の結果より）

近年，生活習慣病や肥満などの増加から，栄養問題が注目されている．さらに2008年4月より，40歳以上の全国民を対象とした生活習慣病予防のための特定健康診査や特定保健指導が厚生労働省によって開始され，健康増進のための栄養が重要視されている．

平成18年国民健康・栄養調査結果[21)]を以下に示す．

図2.7は，「糖尿病が疑われる人」，「糖尿病の可能性が否定できない人」の平成18年と14年の推計比較である．平成18年の結果をみると「糖尿病が強く疑われる人」は約820万人，「糖尿病の可能性が否定できない人」を合わせると約1,870万人と推測される．図2.8に，平成18年のメタボリックシンドローム（内臓脂肪症候群）の状況を示した．一般に特定健康診査対象となる40～74歳でみると，男性の2人に1人，女性の5人に1人が「強く疑われる者」

または「予備群と考えられる者」という結果である．

図2.9は，肥満とやせの状況を示した．成人男性ではすべての年齢階級において，肥満者の割合が20年前（昭和61年），10年前（平成8年）に比べ増加している．とくに30～60歳の男性の約3割が肥満である．

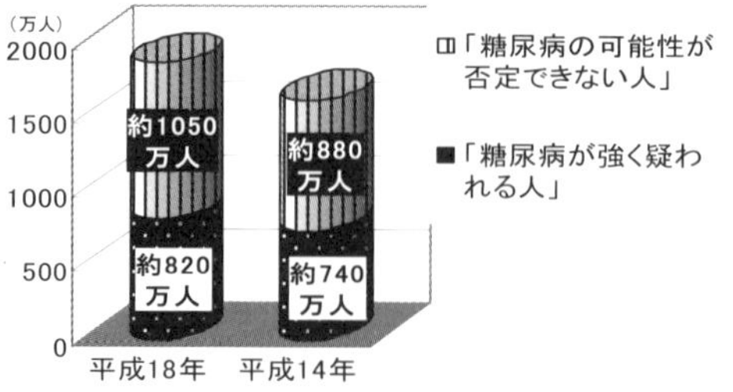

図2.7　平成18年・平成14年の「糖尿病が強く疑われる人」,「糖尿病の可能性が否定できない人」の推計比較
平成18年　国民健康・栄養調査結果の概要　健康局総務課生活習慣病対策室

栄養素摂取状況について，エネルギー摂取量の平均値の年次推移は男女共に漸減傾向である．とくに日本人の食事摂取基準（2005年版）[22]では，脂肪エネルギー比率は，18～29歳で20％以上30％未満，30～69歳で20％以上25％未満の目標量が策定されているが，平成18年は30％以上の者の割合が，20歳以上の男性で2割，女性で3割である．

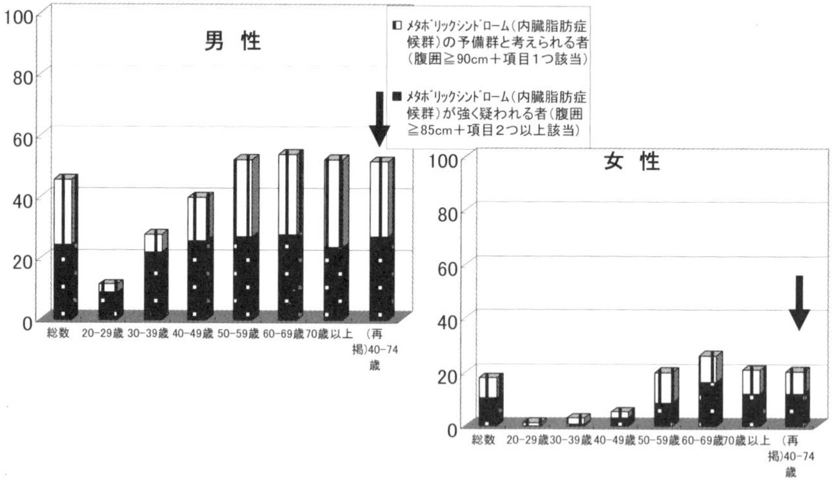

図2.8　男・女別メタボリックシンドロームの状況（20歳以上）
40～74歳でみると，男性の2人に1人，女性の5人に1人が，メタボリックシンドロームが強く疑われる者または予備群と考えられる者

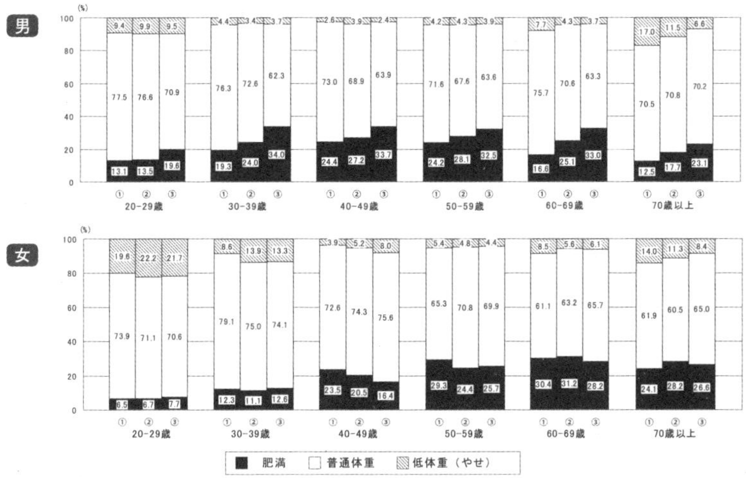

図 2.9　肥満とやせの状況の推移

男性では，すべての年齢階級においても，肥満者の割合が20年前，10年前と比べて増加

平成18年　国民健康・栄養調査結果の概要　健康局総務課生活習慣病対策室

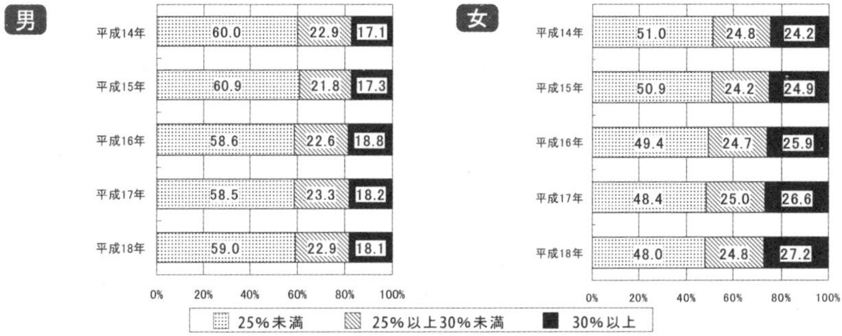

図 2.10　脂肪エネルギー比率の分布の年次推移（20歳以上）

脂肪エネルギー比率について近年の年次推移でみると，男女共に25％未満の者の比率が漸減し，30％以上の者の比率が漸増

平成18年　国民健康・栄養調査結果の概要　健康局総務課生活習慣病対策室

図2.10に，脂肪エネルギー比率の分布の年次推移を示した．近年，男女共に25％未満の者の比率が漸減し，30％以上の者の比率が漸増している．その他，主な特徴として飽和脂肪酸を多く含む動物性脂肪は，1946年のほぼ5倍

近くまで著しく増加し，1995年以降は横ばい傾向となっている．

また食生活状況は，朝食の欠食率が高くなり，夕食の開始時間は，男女共に20～60歳代において，午後9時以降に食べる者の割合が20年前（昭和61年），10年前（平成8年）に比べ増加している．とくに男性の30歳，40歳代においては，午後11時以降の者が7％以上である．

以上から，成人のメタボや肥満の増加は，「脂肪の過剰摂取や偏った脂肪酸バランス」，「不規則な食生活リズム」などが，原因のひとつとして考えられる．

2）北里八雲牛肉の栄養的特性

北里八雲牛は，化学肥料や農薬を一切使用していない牧草100％の牧場自給飼料で飼育されている，安全安心なヘルシアビーフである．栄養学的特徴は，慣行肥育牛に比べ抗がん作用や動脈硬化予防など第三次機能をもつ成分に優れている[23]．

図2.11に黒毛和種慣行肥育牛と北里八雲牛の多価不飽和脂肪酸（n-6系／n-3系）比率を示した[23]．北里八雲牛の脂肪酸組成は黒毛和種慣行肥育牛に比べn-6系／n-3が適正値の4程度に近い値を示す．特にn-3系脂肪酸は血中中性脂肪低下や血栓生成作用などいろいろな生理作用を介して生活習慣病

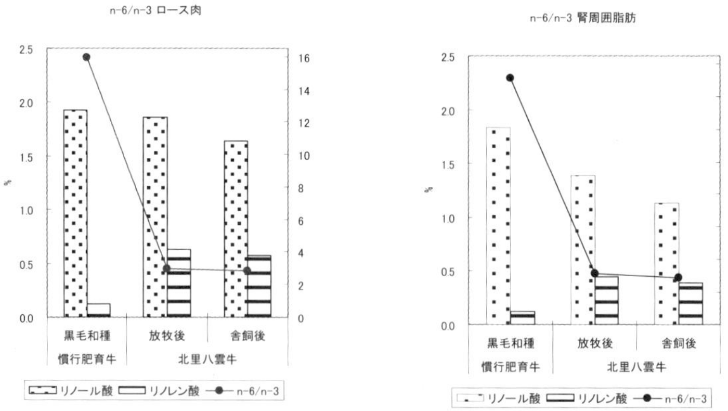

図2.11　多価不飽和脂肪酸（n-6系／n-3系）比率
多価不飽和脂肪酸（n-6系／n-3系）比率が適正値の4に近い

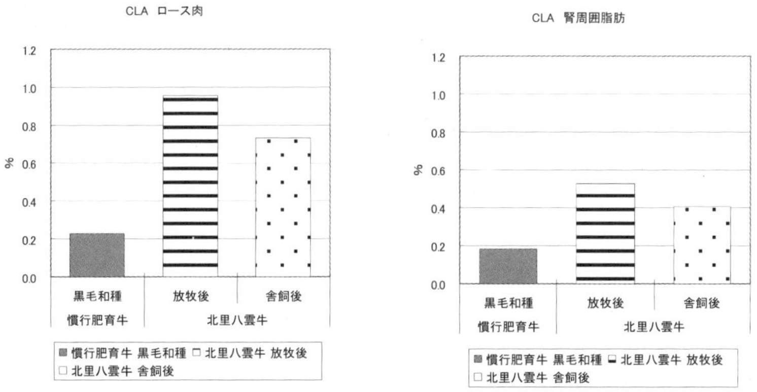

図2.12　共役リノール酸（CLA）量
八雲放牧牛放牧後は，CLAが約2倍と高値

予防効果を示す.

さらに，図2.12は共役リノール酸（CLA）量を示した[23]．八雲放牧牛放牧後は黒毛和種慣行肥育牛に比べ，CLAが約2倍と高値である．CLAは，抗肥満，脂質代謝改善作用，インスリン抵抗性の改善など様々な生理機能があることが報告されている[24~26]．さらに欠乏すると貧血を引き起こす鉄，味覚障害や免疫力低下を引き起こす亜鉛，エネルギー代謝に重要な役割をもつマグネシウムも多く含まれている．よって北里八雲牛肉は栄養学的に生活習慣病予防として適した食材といえる.

3）保健衛生専門学院管理栄養科の取り組み

平成20年度より保健衛生専門学院管理栄養科では，ヘルシアビーフの北里八雲牛を使用した加工食品や病院食レシピ開発プロジェクトを立ち上げた．図2.13に，八雲牛の現在の取り組みを示した．現在は，北里大学病院と北里研究所病院で，北里八雲牛の説明書きを添えてビーフシチューなどを治療食として提供している．さらに北里大学は，北里八雲牛を使用したビーフカレー，牛丼，ハンバーグ，ビーフジャーキー，コンビーフなどの北里大学オリジナル商品を開発し販売している.

本学院では，北里八雲牛肉を使用した栄養教育と治療食の開発を教育の一

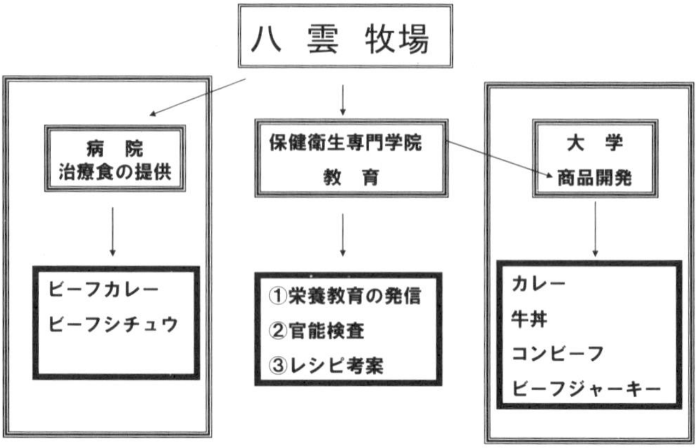

図2.13　現在の取り組み

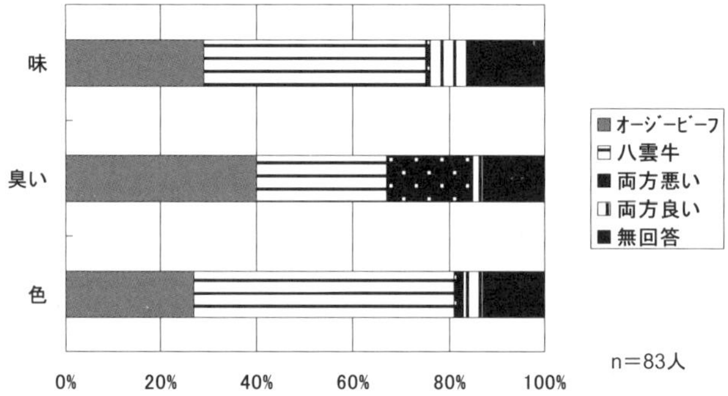

図2.14　北里八雲牛肉とオージービーフとの比較

環として取り組んでいる．具体的には，肉の栄養特性や食味を生かした料理の研究と開発を行っている．まず北里八雲牛肉の特性を知るため，管理栄養科学生3年生83名を対象に官能検査を行い，市販オージービーフ（ももスライス）と北里八雲牛（食用肉ももスライス）を比較した．結果は図2.14に示すように，見た目（色）や味は北里八雲牛のほうが優れているという評価が得られた．

図2.15は，本学院PPA総会昼食会で保護者へ提供したカレーのポスターを示した．提供したレシピは，スパイスの調合・使用部囲の検討など数回の試食会を行い開発した．図2.16は嗜好調査の結果である．総合評価や見た目は半

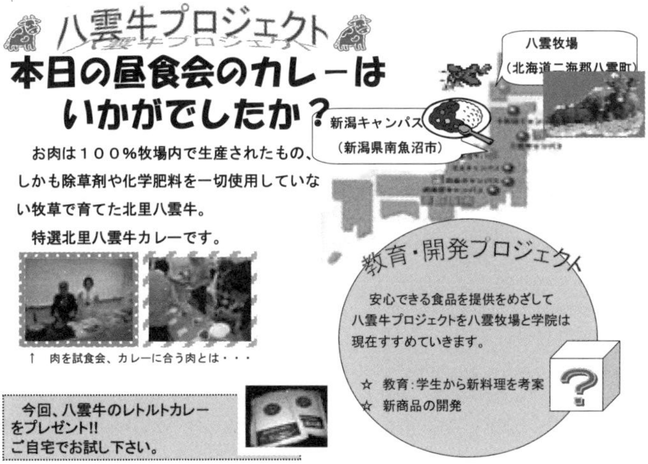

図 2.15　カレーのポスター

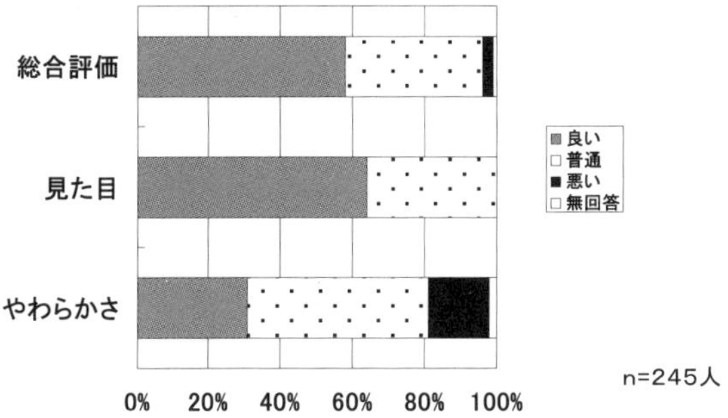

図 2.16　カレー中の北里八雲牛肉についての食味に関するアンケート結果

数以上が良いと答え，軟らかい，または普通と答えた者が全体の８割に達した．以上から昼食会では，味が良く調理法によっては軟らかくなる北里八雲牛肉の特徴を生かしたレシピの開発が実践できた．

今後は，さらなる研究と開発を進め，本学院で得られた情報を病院や大学と共有して，新メニューや新商品の開発を展開したいと思う．具体的には，北里大学獣医学部付属フィールドサイエンスセンター（FSC）と事業を連携して，生活習慣病予防の観点から，北里八雲牛肉を使用した加工食品や病院食の開発を教育の現場で実践していきたいと考えている．

参考文献

1）福田康子・小川宣子編：食生活［第3版］，朝倉書店（2007）

2）厚生省保健医療局健康増進栄養課監修：21世紀の栄養・食生活のあり方，中央法規（1998）

3）川端晶子ら：改訂食生活論，建帛社（2008）

4）吉池信男・石田裕美・政安静子編：これからの管理栄養士（からだの科学増刊），日本評論社（2008）

5）厚生労働省：平成19年国民健康・栄養調査（2008）

6）Hispsely: Dietary "fibre" and pregnancy toxaemia, Br. Med. J. 16（4833），420-422（1953）

7）Trowell and Burkitt: Concluding, considideration. Burkitt and Trowell ed. Refined carbohydrate food and disease, Academic Press, New York, NY, 333-345（1975）

8）Trowell: Crude fiber, dietary fiber and atherosclerosis. Atherosclerosis, 16, 138-140（1972）

9）桐山修八：食物センイの栄養学的評価，化学と生物，18，95-105（1980）

10）Kiriyama, S: Searching for the Definition, Terminology and Classification of Dietary Fiber and the New Proposal from Japan. J. Jpn. Assoc. Dietary Fiber Res. Vol. 10, No. 1, 11-24（2006）

11）Asp NG: Resistant starch, Proceedings from the second plenary meeting of EURESTA: European FlARIR Concerted Action NO. 11 on physiological implications of the consumption of resistant starch in man, Eur. J. Clin. Nutr. 1992 46 S1

12）Englyst, HN., Trowell, H., Southgate, DAT. and Cumming, JH: Dietary fiber and resistant starch. Am. J. Clin. Nutr. 46,: 873-874（1987）

13）早川享志・柘植治人：デンプンの摂取と健康―難消化性デンプンの生理機能，J. Jpn. Assoc. Dietary Fiber Res. Vol. 55-64, Vol. 3, No. 2（1999）

14）Warshaw, H.: Rediscovering Natural Resistant Starch-An Old Fiber With

Modern Health Benefits Nutrition Today, Vol 42, No 3, 123-128 (2007)

15) Noakes, M., Clifton, PM., Nestel, PJ., Le Leu, R. and McIntosh, G.: Effect of high-amylose starch and oat bran on metabolic variables and bowel function in subjects with hypertriglyceridemia. Am J Clin Nutr. 64 (6): 944-51 (1996)

16) Robertson, M. D., Alex, S., Bickerton, A., Dennis L., Vidal, H. and Frayn, K. N.: Insulin-sensitizing effects of dietary resistant starch and effects on skeletal muscle and adipose tissue metabolism, Am. J. Clin. Nutr., 82, 559-67 (2005)

17) Goda, T., Urakawa, T., Watanabe, M. and Takase, S.: Effect of high-amylose starch on carbohydrate digestive capability and lipogenesis in epididymal adipose tissue and liver of rats, J. Nutr. Biochem., Vol 5, 256-260 (1994)

18) Younes, H., Levrat, MA. and Demigne, C.: Resistant starch is more effective than cholestyramine as a lipid-lowering agent in the rat, Lipids, 30, 847-853 (1995)

19) Kendal, CWC., Jenkins, DJA. and Ewan, A.: Assessment of Resistant Starch-A Dose Response Study, Poster Presentation, 9th European Nutrition Conference, Rome Italy, October 1-4 (2003)

20) 四塚　勝：レジスタントスターチ（RS）について，ジャパンフードサイエンス，144, 46-51 (2005)

21) 健康・栄養情報研究会編：厚生労働省平成18年国民健康・栄養調査報告，第一出版，(2008)

22) 厚生労働省策定：日本人の食事摂取基準［2005年版］，第一出版 (2005)

23) 萬田富治：環境保全型畜産の生産から病棟まで，陽　捷行編著，代替医療と代替農業の連携を求めて，北里大学農医連携学術叢書第2号，1050-132 (2007)

24) 河原　聡・田丸静香・窄野昌信・福田恒博・池田郁男：共役リノール酸の食品中の含量と生理機能，栄養学雑誌，62, 1-7 (2004)

25) 池田郁男：共役リノール酸の機能と代謝，日本油化学会誌，48, 981-988 (1999)

26) 永尾晃治・柳田晃良：共役リノール酸の新規栄養生理機能，日本栄養・食料学会誌，57, 105-109 (2004)

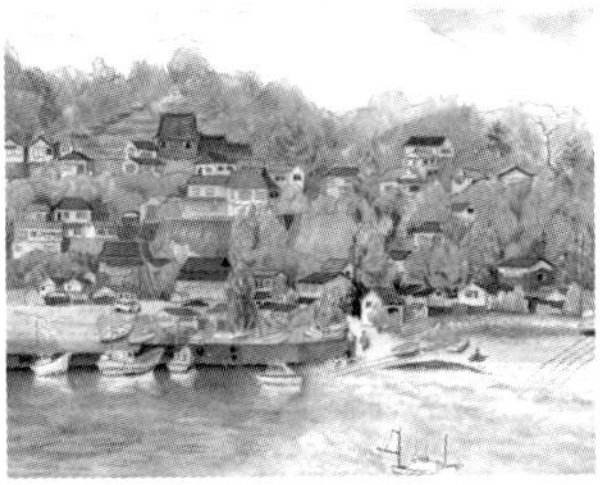

第３章
水産物の機能と安全性

神谷久男
北里大学水産学部 名誉教授

1. はじめに

地球表面の70％を占める海洋にはプランクトンのような微細生物から鯨類，海獣類のような脊椎動物まで多種多彩の生物が生息しており，その生物種は50万種とも500万種ともいわれる．これらのうち水産業がその対象としているものは数％にも満たない生物種に過ぎず，ほとんどの海洋生物は利用されることはない．漁具・漁法あるいは規模には様々な技術が凝らされているが，水産業とは基本的には釣り具，網などを用いて生育した野生生物を自然環境から採取（略奪）するのが主な生産形態である．海面や内水面における増養殖でも野生生物を対象としていることには変わりない．この点，長い時間をかけて品種改良した生物を人の管理下において陸上で育成しようする農業や畜産業などの生産形態とは異なる．また，水産業の対象となる魚貝類には組織の一部に強烈な毒性をもつ種類があったり，自然現象である生育環境の変化，例えば赤潮生物の増殖などによって毒化する種類があったりすることは陸上における食料生産の対象種にはみられない現象である．

縄文時代から海辺に住む人々にとって，魚貝類は比較的採捕しやすい貴重な食料であったことは日本各地に残る貝塚の様子から容易に推測できる．貝塚からは大量の貝殻とともにマグロ，カツオ，アジ，サメの骨が出土する．興味深いことはマフグ科魚類の骨も出てくることである．この事実だけでは縄文人がフグを食べていたかどうか，食中毒があったのかどうか知る由もないが，古代からフグのような有毒種もまた身近な存在であったことを示している．わが国ばかりでなく，中国，韓国はじめアジア諸国ではフグ類を食用にしてきた長い歴史がある．どこの国でもフグ食による食中毒は絶えることなく，中国のように国内でのフグ食を禁止してしまったところもある．日本でも室町時代から明治初頭にかけて，しばしばフグ食禁止令が出されたが，一般庶民どころか武士階級のフグ食をも止めることはできなかったようだ．フグの魅力は抑えきれず，現在では法で食べることを禁止するという方法からフグ調理師免許やフグ取扱い制度などによってフグの毒性に関する知識を関係者が共有してフグを安全に食べるという方法に変わってきた．今日，しかるべき料理店に行けば視覚的にも芸術と言えるほど見事に調理されたフグを安全に食べることができる．猛毒のある魚を相手にする“フグ料理”は水産物をこよなく愛する日本人が世界に誇る食文化なのかもしれない．

このように，日本人は海洋の恩恵である魚貝類を巧みに利用する“わざ”をみがき，伝えてきたが，21世紀の現在，水産業は生物資源の枯渇や沿岸水域の環境破壊，汚染，魚価の低迷あるいは後継者難など解決困難な問題に直面している．また，産業における“国際化”あるいは“国際分業化”への流れとも相まって，国内に流通する水産物の過半を海外で漁獲あるいは加工されたものに依存するようになった．2008年の「水産白書」によれば，日本の年間漁業・養殖業生産量は1984年の1,282万トンをピークに減少し続けており，2006年の年間生産量は573万（うち養殖業生産量122万トン）にまで減少している．一方，世界の漁業・養殖業生産量は年々増加しており，2006年には1億6,000万トンにも達している．生産量の増加が最も顕著なのは中国で6,

300万トン（漁業生産量1,740万トン，養殖生産量4,530万トン）といわれる．1,000万トンを超えた漁業生産量がここまで減少したのは水産生物資源の減少ばかりでなく，遠洋漁業の低迷，漁業従事者の減少など多くの要因があるが，数値的には1980年代後半には300万トン近くあったマイワシの漁獲量が数十年の周期の減衰期にあたって，2007年には8万トンにまで減少したことも大きい．

これら漁獲されたすべての魚貝類が食料とされるわけではなく，一部は飼肥料にされる．農林水産省から公表された2007年度の食料需給表（概算値）によると，水産物の国内消費仕向け量は約953万トン，うち国内生産量は約507万トン（飼肥料用60万トンを含む）で，輸入量は約516万トン（飼肥料用170万トンを含む），このほか約18万トンの海藻類が輸入されている．つまり，国内消費仕向け量953万トンのうち，飼肥料にされたものは23.9％にも達している．可食部の歩留りを56.2％とすると，純粋に消費された水産物は407万トンである．世界でも漁獲される魚類の30％以上が魚の増養殖用，養豚，養鶏用餌料として利用されているといわれる．水産物は餌となって畜産業をも支えていることになる．なお，2007年の水産物輸入額は約1兆6,000億で，同年総輸入額の2.24％である（日本水産物貿易協会資料）．

2. 水産物の機能

「食」とは第一義的にはヒトの身体組織の維持と活動に必要な成分とエネルギー産生を目的とするもの（生命維持）である．これに加えて“食感，満足感など味覚，嗅覚など多分に心理的な側面を持つ機能”を二次機能，さらに近年，食の機能として関心の持たれている“健康を維持する生体調節機能”は三次機能といわれる．

一般に，水産物は良質のタンパク質，脂質，豊富なビタミン類をもつ．例えば，魚類はすべての必須アミノ酸を含む高いアミノ酸スコアをもつ良質のタンパク質を持ち，その脂質を構成する脂肪酸は機能性に富むn-3系高度不飽和脂肪酸である．また，ビタミンやミネラルも豊富で栄養源としても申し分ない．さらに，魚にはマグロ，カツオなど赤身魚やサケ，ヒラメ，カレイのような白身魚など多様な種類があり，人の健康状態によってはこれらを食べ分けることで良質なタンパク質を確保することができるとされる．貝類は一般に低脂肪で，良質のタンパク質，豊富なビタミン類をもつものが多い．また，海藻は脂質やタンパク質含量は小さいが，食物繊維として機能すると考えられる多糖類を豊富に含んでいる．これら水産物の食感やおいしさ（二次機能）は，日本人が水産物をもっとも高く評価する点であろう．

水産物の生体調節機能（三次機能）について関心が払われるきっかけとなったものに，1970年代に行われたグリーンランド・イヌイットの食と健康状態に関する疫学調査がある．その調査によると，アメリカ人，デンマーク人，グリーンランド・イヌイットの食べる肉の量はほとんど変わらないが，イヌイット人はアメリカ人，デンマーク人と比較して血管梗塞性疾病の罹患率が極めて低い．イヌイットは食料をクジラ，オットセイなど海獣類や魚類など海洋生物のみに依存しており，野菜などを十分に摂ることはない．アメリカ人やデンマーク人では血中アラキドン酸が多かったのに対して，イヌイットでは海洋生物由来のn-3系高度不飽和脂肪酸であるIPA（イコサペンタエン酸，本章ではEPAエイコサペンタエン酸ではなくIUPAC命名法を採用する）量が多くアラキドン酸が少ないなど，IPAの血管梗塞性疾患に対する予防効果が推測された[1,2]．その後，多くの研究からIPAなどn-3系高度不飽和脂肪酸には血液中のコレステロールや中性脂肪量を下げるなどの作用があることが明らかにされてきた[2]．IPAはじめn-3系不飽和脂肪酸は海洋生物，特にイワシ，サバなど青魚に多い．わが国でも米食と水産物を多食する地域では各種疾病の罹患率が低く，長寿者も多いという疫学調査結果があり，水産物は「健康によい」という評価が定着している．

1）水産物に認められる三次機能

魚貝類の成分にはIPAの血液性状の改善やDHAの学習能力の向上などの作用のほかに，抗菌作用，抗酸化作用，免疫賦活作用，抗腫瘍作用など様々な生理活性が報告されているが，その根拠となった科学的評価の方法やレベルはまちまちである[3]．なかでも抗腫瘍作用や抗酸化作用などには強い関心がもたれている．水産物を摂ることによって，がん抑制が期待できるならばこんな素晴らしいことはない．筆者らは国立がんセンター研究所化学療法部と共同で様々な水産加工品製造時の産業廃棄物や海洋生物由来の高分子成分の抗腫瘍性を検索したことがある．この検索では実験動物に固形腫瘍細胞を移植し，生着を確認した後，試料を複数回，腫瘍内に直接投与した．30日経過後，摘出した腫瘍の重さを計測して対象群と比較して抗腫瘍活性を求めた．この方法では多くの海洋生物試料が抗腫瘍活性を示したが，特にエゾアワビやホタテガイを煮沸処理した煮汁の高分子画分に腫瘍が消失するような強い活性が認められ，その活性は免疫賦活作用によることがわかった．また，投与方法を静脈投与に変えると抗腫瘍活性は著しく低下するので[4, 5]，医薬品として開発できる可能性は極めて低い．腫瘍内直接投与試験は広く活性物質を拾い上げることを目的としたドラスティックな方法で，初期の活性物質の検索方法としてよく用いられる．海藻多糖類はじめ多くの物質で報告されている抗腫瘍活性もほぼ同じような実験方法で調べられており，この程度の試験結果から“海藻を食べれば効果を期待できる”とか“サプリメントとして摂れば効果が期待できる”などとはとてもいえない．

これまで水産物が示す機能性の活性本体が明らかにされ，医薬品にまで開発されたものはIPA以外にないが，より高い付加価値を求めて様々な方法を用いた機能性の検索とサプリメントや機能性食品の開発が盛んに進められてきた．現在までに厚生労働大臣によって許可される「特定保健用食品」の成分として利用されているものはIPAなどn-3系高度不飽和脂肪酸のほかはカツオ節や海苔のプロテアーゼ分解で得られるペプチド類，寒天，キトサンなどがあるに過ぎない．また，特に許可申請などを必要としない，いわゆる「健康食品」の原材料として用いられている水産物由来の成分も多い．

わが国の中高年の多くが生活習慣病の予備軍といわれる．このような現状の改善を目指す「特定検診・特定保健指導」が2008年4月から始まり，これまで以上に広告媒体には日々「メタボ」，「健康」，「健康食品」，「サプリメント」，「自然食品」などの言葉が踊るようになった．特定検診制度は将来予測される生活習慣病罹患者数を抑えることを目的としている．生活習慣病を防ぐには普段から高カロリー，高脂肪の食事習慣を改善し，「バランスの取れた食事」を摂ることが基本であり，最も有効な方法であることは十分に理解されているが，食品の価格，調理の手軽さ，嗜好などの理由から肉類中心の食事を簡単に変えられない．ならば，“健康食品やサプリメント”で“健康”を苦労せず手に入れようとする現代人の行動パターンがこれほど多くの健康食品および関連商品を生み出しているのかもしれない．健康食品はまさに時代が生んだ産物ということができよう．1994年，政府のBT戦略会議から発表されたバイオテクノロジー戦略大綱では健康志向食品の2010年における市場規模は3.2兆円と予測していたが，関連業界団体の調査では健康志向食品および関連商品は1.3兆円の市場規模（2007年）に留まっている．健康食品の安全性への不安，TVで紹介された白インゲン豆ダイエット法による健康障害の発生（2006年），過剰摂取の問題などが消費者心理を冷え込ませたといわれている．実際，“いわゆる健康食品”には成分や表示が違法なもの，有効性が疑われるもの，健康被害や金銭被害を引き起こしたものがあったほか，有効性に対する過剰な期待や過剰摂取の問題も懸念されるなど，健康食品に“安心”を求めようとする消費者を混乱させている．食の三次機能とされる「生体調節機能」に食品の付加価値を求めるのは極めて魅力的な方向だが，機能性について信頼できるレベルで医学的，栄養学的根拠を示すという高い壁がある．

3．水産物の安全性

1）伝統に培われた知識が通用しなくなった

フグの肝臓や卵巣を食べる人はいないように，沿岸で獲れる魚貝類で食べられるもの，美味いもの，不味いもの，毒のあるものやその部分，あるいは食べる前にはワカメ，ヒジキやオゴノリなど海藻を湯通しするといった水産物の種類，食べ方あるいは前処理の方法が代々引き継がれてきた．日本には水産物は傷みやすいが，近海でとれる“魚貝類は食べられる”という一種の信頼感を抱いてきた．外国に行っても，常に醤油を携行し，土地の魚を刺身で食べるとか，肝臓や内臓を煮つけで食べてみるとかという行動をとるのは日本人の習性になっているのかもしれない．

第二次大戦後，わが国は食料供給が逼迫して深刻な飢餓の問題に直面した．良質なタンパク質である水産物を確保するため，南極洋をはじめとする遠洋漁業や深海トロールなど漁業技術開発など，水平方向，垂直方向への新規漁場の開拓が強力に推進された．その結果，海外の漁場からこれまでみたこともない種類の魚が日本風の名前とともに次々と食卓に登場するようになった．一方，日本経済は朝鮮戦争特需を転機に順調に成長を続け，世界第二位の国民総生産GDPを誇るまでに至った．こうした経済力を背景に，輸入魚貝類の量も種類も急速に伸びていったが，外国産の魚貝類には安全性が確認できていないものも紛れ込むようになった．例えば，1959年，大手水産会社がベトナム沖で漁獲したナゴヤフグに似たフグをむき身に加工して国内に持ち帰った．試食した7人のうち5人が軽い中毒を起こしたので，800人の工員の昼食として出すことを取りやめた．しかし，ほかの工場で5名が食べ4名が死亡した．このフグは筋肉に強い毒性をもつ新種のフグで，ドクサバフグと命名された．また，日本で好まれるイボダイに似た南米産の魚，ホシゴマシズを輸入したところ，筋肉にある多量のジアシルクリセリルエーテルが原因で食中毒を起した．このように，日本人が近海産魚類での経験を通して得た魚食に関する「常識」や「鑑識眼」が外国産のものでは通用しないという事実にも直面するようになった．

2）食中毒発生状況と水産物

水産物による危害，すなわち食品として安全に消費される水産物の安全性を脅かす要因を，1）食中毒細菌，2）海洋生物毒，3）寄生虫，4）化学物質とに分けることができる．ここで，海洋生物毒とは海洋生物が生産する強い生理作用を示す物質を指し，食中毒細菌の産生する毒素やメチル水銀，ヒスタミンなどはこの範疇にいれないこととする．この章では水産物の安全性を日常的に脅かす最も危険性の高い海洋生物毒について触れることとし，そのほかの危害については成書[6]を参照されたい．

厚生労働省の「食中毒発生状況」をみると，2007年には1,289件の食中毒が発生し，患者総数は33,477人（うち死者7人）に達している．この発生件数は各都道府県に届出された食中毒の総数であり，食中毒患者が医師の診察を受け，医師が保健所等に届けなければ統計には上がってこないことを考えると，食中毒の実数はこれを遥かに超えると思われる．原因物質別発生件数をみると，ノロウイルスと食中毒細菌とで件数で80％，患者数で95％を超える．一方，自然毒による食中毒の発生は113件，患者355人と，全体から見れば10％にも満たない．しかし，食中毒による死者のすべてが自然毒中毒による．このうち植物性自然毒によるものは74件，266人，動物性自然毒は39件，89人である．7名の死者のうち4名がキノコなどの植物性自然毒中毒によって死亡し，他の3名はフグ中毒で死亡した．動物性自然毒中毒の原因となったのはすべて魚貝類で，陸生の動物によるものはない．哺乳動物ではトガリネズミの唾液やカモノハシの蹴爪に有毒タンパク質が存在するが，食用にはされない．唯一食用とされる陸上動物で強烈な毒をもつのはニューギニアの極楽鳥*Pitohui*属で，皮膚や羽根に強烈な毒性を示すホモバトラコトキシンがある．現地では食用とする時は羽根，皮膚を除いている[7]．なお，水産物に対する社会的な不安をもたらしたメチル水銀，ヒ素，ダイオキシン類などの日本人の平均摂取量は安全基準をはるかに下回っており，具体的な影響は全く報告されていない．

表3.1に，2002年1月から2008年12月までに発生した動物性自然毒中毒を取り纏めて示した．この間，フグ毒による食中毒（231件，321人が中毒，死者15人）が最も多い．この中には伝統食品として唯一販売が認められているフグ卵巣加工品「ふくのこ」（フグ卵巣の糠漬け）によるもの，長崎県や熊本県で発生したムシロガイ科の巻貝，キンシバイによるフグ毒中毒が含まれている．シガテラ（28件，104人）の原因となったのはバラフエダイやバラハタなど典型的なシガテラ毒魚のほか，イシガキダイによる中毒が沖縄県や大阪府で発生している．原因物質としてパリトキシンが推測されているアオブダイやハコフグ類による食中毒が長崎県や和歌山県で3件発生，7人が中毒して1名が死亡した．このほか，ナガズカの魚卵（北海道），イシナギ肝臓煮

表 3.1　2002年1月から2008年12月に発生した動物性自然毒中毒

海洋生物毒	中毒件数	患者数	死者数
フグ毒	231	321	15
(うち，巻貝キンシバイよるもの2件，患者2名)			
シガテラ毒	28	104	0
(うち，イシガキダイによるもの2件，患者11名)			
パリトキシン	3	7	1
(アオブダイによるもの1件，患者2名，ハコフグ類によるもの2件，患者5名，死者1名)			
魚卵毒	2	10	0
テトラミン	28	64	0
麻痺性貝毒	1	3	0
総計	293	509	16

付けでの食中毒（富山県）が発生しているが，これらは長い間，食中毒の発生がなかったものである．

貝類で多いのはエゾバイ科のエゾボラモドキやヒメエゾボラなど“ネムリツブ”による食中毒（28件，64人中毒）である．麻痺性貝毒による食中毒は1997年以降，起きていなかったが，2008年4月，ムラサキイガイによる麻痺性貝毒中毒が大阪府貝塚市で発生した．大阪湾では同年4月上旬からアカガイやトリガイなどに規制値を越える毒性の麻痺性貝毒が検出され，採捕が禁止されていた．麻痺性貝毒中毒の原因となったムラサキイガイはこの付近では食用とされていないという．採捕禁止の広報の対象生物として挙げられていたかどうか不明である．被害者らはムラサキイガイを海岸で採捕，持ち帰って喫食したらしい．なお，この期間，下痢性貝毒による食中毒は報告されていない．

3）海洋生物毒による自然毒中毒

海洋生物毒は大きく内因性の毒と外因性の毒とに分けることができる（表3.2）．内因性の毒とは，魚貝類の正常な代謝系によって生産される生体成分がヒトには強い生理作用を示して中毒症状を引き起す物質をいう．一方，外因性の毒とは，魚貝類が食物連鎖などを経て他の生物が産生する毒で，特に悪影響（少なくとも生育上，外見上では）を受けることなく，体内に蓄積さ

表 3.2　海洋生物毒─内因性の毒と外因性の毒

海洋生物毒	産生生物／有毒部位	毒をもつ海洋生物種
内因性の毒		
ワックスエステル	筋　肉	アブラソコムツ，バラムツなど
ジアシルグリセリルエーテル	筋　肉	ホシゴマシズ，ゴマシズ
過剰ビタミンA	肝　臓	イシナギ，サメ，マグロなど
魚卵毒	卵　巣	ナガズカ，cabezon，カワカジカ
テトラミン	唾液腺	ヒメエゾボラ，エゾボラモドキなど
ピロフェオフォルバイドa	中腸腺	エゾアワビ，メガイ，トコブシなど
外因性の毒		
フグ毒	*Schwanella algana* など各種細菌類	マフグ科魚類，ツムギハゼ，ヒョウモンダコ，ボウシュウボラ，キンシバイなど
シガテラ毒	渦鞭毛藻 *Gambierdiscus toxicus*	バラフエダイ，ドクウツボ，バラハタ，ヨダレハタ，イシガキダイ，ヒラマサ
パリトキシン	イワスナギンチャク *Paly－thoa toxica*，渦鞭毛藻 *Ostreopsis siamensis*	ミズン，アオブダイ，ハコフグ類が疑われている．ヒロハオウギガニなど甲殻類
麻痺性貝毒	渦鞭毛藻 *Alexandrium catenella*, *A. tamarense*, *A. tamiyavanachii*, *Gymnodinium catenatum*	ホタテガイ，カキ，イガイなどの二枚貝類，ホヤ，ウモレオウギガニ，スベスベマンジュウガニなどの甲殻類，淡水産フグ類
下痢性貝毒	渦鞭毛藻 *Dinophysis fortii*, *D. acuminate*	ホタテガイ，イガイ，コタマガイなどの二枚貝類

れるタイプの毒成分である．内因性の毒をもつ魚貝類は過去の食中毒事故の経験からほとんどの魚市場で販売禁止とされており，市場関係者もよく知っているので魚市場を経由する流通を通して消費者にわたることはないと思われる．また，特定の組織のみが有毒の場合は，消費者に販売される際には有毒部分を除去するよう説明されるはずである．販売禁止処置が取られている魚種でも自家消費されている場合も少なくない．また，後述のように販売禁止の毒魚や毒性が疑われている魚種を漁業者が土産としたり，市場を経ない流通経路で消費者が入手し，摂食したりしたことが食中毒につながることもある．

以下に，海洋生物毒の種類と特徴的な症状を紹介する．なお，中毒症状，毒の性状などの多くは故橋本芳郎先生の著書，「魚貝類の毒」[8]から引用した．

(1) 内因性毒による食中毒

a) 特殊な脂質をもつ魚類

一般に，魚類の脂質はグリセロールと脂肪酸がエステル結合したトリグリセリライドである．ところが，アブラソコムツやバラムツなど“ひまし油魚”（caster-oil fish）と呼ばれる種類では筋肉に多量のワックスエステル（高級アルコールと脂肪酸のエステル）が存在している（図3.1）．ヒトはワックスエステルを消化することができないので，食べると下痢症状を示すことになる．これらの魚類は販売が禁止されているほか，練製品，揚げ物などに加工しても下痢を起こしたので，練製品原料として利用することも禁止されている．ワックスエステルはマッコウクジラ脳油，板鰓類肝油には豊富に含まれるほか，“からすみ”にも少量ではあるが，含まれる．しかし，沢山食べるものではないので，食中毒にまでは至らない．アブラソコムツは脂の多い，白身の美味な魚であるが，食べすぎると下痢をする．自家消費される様子はTV番組でも放映，紹介されていた．しかし，実験動物による投与試験ではワックスエステルはセボレア（皮脂漏症）や肝臓機能障害などが認められているので，日常的に食べるようなことはしない方がよい[8]．

このほか，筋肉に特殊な脂質を持つために食中毒を起こしたものに前述のホシゴマシズのジアシルグリセリルエーテルがある（図3.1）．この成分そのものはワックスエーテルより毒性が低いと評価されていたが，等量のトリグリセライドの共存下ではリパーゼによって速やかに分解され，生成したグリセリルエーテルはワックスエーテルより強い毒性を示すことが明らかにされた[9]．

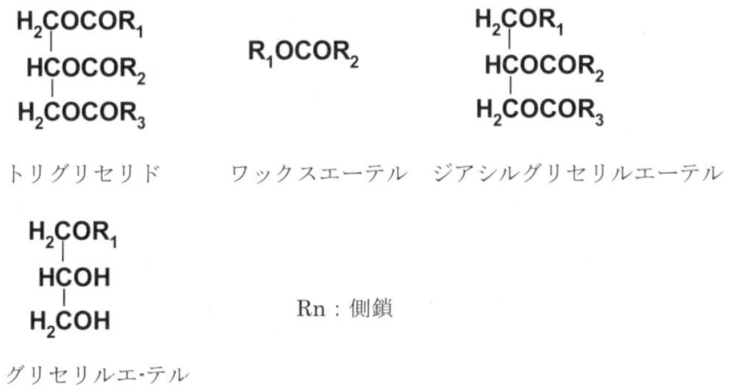

図3.1　魚類のもつ特異な脂質

b) 大量のビタミンAをもつイシナギ

2007年，富山県で発生したイシナギによる食中毒は肝臓に蓄積された過剰なビタミンAによる過剰症である．必須ビタミンであるビタミンAの成人必要量は2,000 IU／日程度（1 IUはビタミンA 1 0.3 μg相当量）である．摂取量が50～100万IUを超えると，激しい頭痛，発熱，嘔吐，顔面浮腫，全身の水泡とその後の皮膚の剥離などの中毒症状がみられる．摂取量が多い場合では完治までに数週間を要することがあり，全身に及ぶ水泡形成と皮膚の剥離を呈することもある．大型のイシナギでは肝臓のビタミンA含量が10万IUを超えることがあり，肝臓5～10 gでも中毒することになる．1960年，イシナギの肝臓は販売禁止となっており，その後ほとんど中毒の発生報告はなかった．イシナギは富山県はじめ日本海側ではオイボとも呼ばれ，刺身や煮つけとして内臓を含め賞味されているが，肝臓は食べない方がよい．イシナギばかりではなく，マグロ類，サメ類など大型魚の肝臓，オットセイ，ホッキョクグマなど海獣類肝臓でもビタミンA含量が高いので注意する必要がある．

c) 魚卵毒をもつ魚

ナガズカの卵を食べると下痢することは北海道ではよく知られており，ナガズカの卵は販売が禁止されている．毒の本体は卵にのみ存在するリポステカエリンと呼ばれるリポタンパク質である．毒性を発揮するのはリポタンパク質中に存在する低分子のジノグネリンと呼ばれる脂質成分である．ジノグネリンは成熟卵にのみ認められ，未成熟卵には無いか極めて少なく，未熟卵は毒性を示さない．類似の毒は近縁のタウエカジ卵にも見出されている．一方，ヨーロッパやユーラシア大陸のカワカマスなどの淡水魚卵，北米沿岸に生息するcabezonの卵は同じような食中毒を起こすことが知られている．ヨーロッパの河川に分布するニゴイの一種*Barbus barbus*の卵は強烈な下痢を起こすのでバルベン・コレラと呼ばれているという．また，“クロダイをやるとは粋な留守見舞い”という江戸古川柳があるようにクロダイ卵にも何らかの活性も疑われているが，はっきりしていない[8, 10]．

d) テトラミンをもつ巻貝

北海道ではネムリツブの俗称で知られるエゾバイ科の巻貝を唾液腺ごと食

べると，食中毒を起こすことがよく知られている．この肉食性の巻貝は“アブラ”と呼ばれる唾液腺に攻撃物質としてテトラミン（テトラメチルアンモニウム）をもつ．テトラミンは巻貝ばかりでなく，イソギンチャクなどにも分布する攻撃物質で，餌となる小動物を麻痺させるのに使用される．ネムリツブ中毒の原因はこのテトラミンで食後，短時間に船酔い感，嘔吐などの症状を起こす[8]．ヒトの最小中毒量は40 mg程度といわれ，唾液腺の大きなエゾボラモドキでは一個でも中毒を引き起こす可能性がある．テトラミン中毒は日本各地で発生しており，ヒメエゾボラ，エゾボラモドキなどエゾバイ科の巻貝を食べるときには唾液腺を除去するように各地方自治体のホームページなどで注意喚起しているにもかかわらず，なくなりそうにない．「ツブ貝」，「マツブ」あるいは「バイ貝」という名称はエゾバイ科の巻貝を指すことが多いが，地域によってはテトラミンを痕跡程度にしか含まず，食中毒の恐れがないエッチュウバイ（白バイ），バイなどもツブ貝，バイ貝と呼ばれるので，消費者がエゾバイ科巻貝をこれらの無毒の種類と取り違える可能性もある．エゾバイ科巻貝を販売するときは唾液腺を取ることを消費者によく伝える必要がある．

e）ピロフェオフォルバイドaをもつアワビ

光過敏症はソバ，オドギリソウなどを食べた家畜で見られるが，海洋生物でも起こることがある．記録に残っているのは明治27年の長崎県壱岐と昭和22年大船渡市三陸町綾里での中毒がある．いずれも内臓を食べ，全身の疼痛，発赤，腫脹などの症状を呈した．原因物質はクロロフィルa分解物であるピロフェオフォルバイドaで，食べた後に日光に当たらないと中毒は起きない．メガイ，エゾアワビ，トコブシなどはいずれも食中毒の原因となり得るという．原因物質であるピロフェオフォルバイド含量が高くなると，通常，緑色あるいは灰緑色の中腸腺の色調が黒緑色となるので，外観から区別できる．なぜ春先にだけ中腸腺に蓄積するかは不明である[8]．1977年，当時人気が出てきたクロレラ錠を大量に食べたためにも光過敏症になった例が発生したため，総ピロフェオフォルバイド量を160 mg％以下に規制されるようになった．この中毒事件ではヒトのピロフェオフォルバイド中毒の最小発症量は25 mg

／人／日と算出されている．

(2) 外因性毒による中毒

瀬戸内海など内湾でみられる赤潮は養殖魚貝類の大量斃死の原因となることがある．このような場合，赤潮プランクトンが有毒物質をもっていたとしても死んだ魚貝類が食用にされることはなく，食中毒を起す危険は低い．一方，魚貝類には外見上とくに悪い影響を与えず，しかも体内にヒトの中毒量以上にまで蓄積されるような毒であれば，赤潮海域にいる魚貝類を食べると食中毒を起すことになる．また，この場合，有毒化した個体と無毒のものとを外観から識別することはほとんどできないので，消費者は食中毒を避けるすべがない．外因性の毒に特に注意をしなければならない理由はまさに此処にある．これまで，外因性の毒であることがわかったものには，フグ毒，シガテラ毒，パリトキシン，麻痺性貝毒，下痢性貝毒などがある．フグ毒，麻痺性貝毒，シガテラ毒などはヒトに重篤な食中毒を引き起こし，ときに死に至らしめるほど強力な毒性がある．これらの海洋生物毒による食中毒を防ぐには有毒魚貝類の存在を一般消費者に周知させるとともに，特に輸入貝，養殖貝類については毒性試験を行って市場に有毒貝を流通させないようにする以外に方法がない．また，地域住民ばかりでなく，毒化域を訪れる遊漁者，観光客などが誤って食べることがないように，十分な情報を適切な方法で周知させることが肝要である．

a) フグ毒をもつ魚貝類

フグ毒による食中毒は表3.1に示したように，海洋生物毒が原因となる自然毒中毒ではもっとも発生件数，中毒患者数，死者数が多い．一般にフグと呼ばれる種類はマフグ科，ハリセンボン科，ハコフグ科などがあるが，フグ毒をもつのはマフグ科魚類のみである．ここではフグとはマフグ科魚類を指すこととする．フグが毒をもつ危険な魚類であることは古くから知られている．わが国で初めてフグ食の禁止令を出したのが豊臣秀吉であるという．江戸時代に入ってもフグ食禁止は継承されてきたが，死者が出ても庶民のフグ食いの習慣は止むことなく，フグ料理は一種の食文化として現在まで続いている．現在，フグ中毒を防ぐために各都道府県ではフグ取扱いの条例を定めており，フグ調理師として専門的知識と調理技術を認定されたものだけが飲食店でフグを客に提供することができる．

フグ中毒防止の難しさはその極端ともいえるほどの毒性の種差，地域差，個体差にも一因する．最も毒性が強いといわれる肝臓でも，地域，種類によって数gで致死的なほど猛毒の個体から全く無毒の個体まで毒性の強さに幅がみられる．また，フグの種類や部位によって毒性の強さが異なる．例えば，フグの“ひれ酒”には皮に毒がないトラフグが使われるが，値段が安いマフグやショウサイフグなどの鰭を使えば，皮にも毒があるので，熱燗の日本酒によってフグ毒が効率よく抽出され，“ひれ酒”で中毒することになる．わが国で起こるフグ中毒のほとんどは家庭での料理が原因となっている．フグの毒性について不十分な知識をもった人が，いわゆる素人料理でフグ食いを重ねるうちにより強い有毒個体にあたって中毒するケースもあると思われる．フグ調理師免許を持った調理師がいる料理店でのフグは安全であるが，顧客の注文に応じて有毒な肝臓や卵巣を提供して食中毒を起した事例もある．1975年，歌舞伎の八代目坂東三津五郎は京都の割烹でトラフグ肝臓を食べて中毒死した．本人の注文であったと云われるが，フグ肝臓を調理，提供した割烹の調理師は業務上傷害致死の罪に問われ，執行猶予付きの有罪となった．“毒のないフグはうまくない”などとフグ愛好家に言われている限り，当分，食中毒患者が絶えることはなさそうである．

フグ毒がフグ以外の生物，カリフォルニアイモリの卵にも存在することが1964年のIUPAC国際天然物化学会議で初めて明らかになったが，フグ以外の生物でフグ毒中毒を起こしたものにボウシュウボラによる食中毒（1981年静岡県）がある．九州で発生したキンシバイによる中毒は2種類目の巻貝によるフグ毒中毒ということになる．ボウシュウボラの食中毒の際には餌になったヒトデの一種トゲモミジガイにもフグ毒が検出され，フグの毒化が食物連鎖であることのひとつの証左にされている[11]．

最近，食品衛生学や公衆衛生学の専門家の興味を惹くフグに関連する2つのニュースがあった．ひとつは佐賀県のフグ特区の申請とその不採択のニュース，もうひとつは人気コメディアンが九州産のカナフグ肝臓を材料にした釜飯をつくるTV番組を放送し，厚生労働省がTV局にクレームをつけたことである．現在，フグは種類の如何を問わず，肝臓をはじめとする内臓は有毒部位として販売禁止処置が取られ，除去された内臓は市場外に持ち出すことが禁じられている．一方，地域によっては長いフグ食の経験から，一部の種類のフグ肝臓は無毒であるとして食べることがある．前述のようにフグの毒性には著しい種差，個体差，地域差があり，フグ食を重ねることによって有毒個体に遭遇する可能性は否定できないので危険であるといわざるを得ない．

1980年代，トラフグをはじめフグは完全養殖が可能になり，各地でフグ養殖が盛んに行われるようになった．1982年，松居らは受精，孵化させたフグ稚魚は無毒で，水槽中で長期間飼育しても肝臓に毒性が認められないことを観察し，フグ毒はフグ自身が産生するものでないことを認めた[12]．その後，実験動物を使わないフグ毒の微量分析法[13]が開発されたことで，ng単位のフグ毒の検出が可能となった．この分析法でフグの消化管や体表などから分離された細菌がフグ毒を産生することが確認され，フグ毒が細菌由来のものであることに間違いないことが確かめられた[14, 15]．しかし，細菌類が産生するフグ毒の量は極めて微量であるので，フグが肝臓などにフグ毒を数mg/g-組織もの高濃度に蓄積する現象を説明しにくい．フグがフグ毒を取り込み，蓄積する機構についてはほとんどわかっていない．食物連鎖説が有力とは思われるが，フグ毒産生細菌による感染や細胞内共生などの経路も否定できない．また，なぜフグだけが特異的にフグ毒を蓄積することができるかについても不明である．フグにフグ毒を注射すると死亡するが，ほかの魚種より極めて高い耐性を示す．その理由として血清中にあるフグ毒結合タンパク質が体内に投与された毒性を減少させることや，フグのNaチャネルタンパク質はフグ毒に対する耐性があることなどが明らかにされてきているが，フグ毒の謎は深まるばかりである[16, 17]．

佐賀県はトラフグを完全に無毒で養殖する技術を開発できたとして，フグ肝臓を地域限定で食べさせるフグ特区を申請したが，厚生労働省はこの申請を認めなかった．その理由は，佐賀県側がフグの毒化が食物連鎖であることを根拠にしているが，フグの毒化が食物連鎖だけであるという科学的説明が十分であるとは言い切れない点にあったという．調理人やフグ通は養殖ものと天然ものの肉質の差は外見，味，歯ごたえなどから区別できるというが，養殖トラフグと天然トラフグ肝臓の区別というのは誰も経験したことがない未知の領域であり，絶対に過誤はないという保証もなく，消費者の安全を完全に確保することが難しいことを意味する．養殖フグの肝臓が完全に無毒であることを保証するのは毒性試験に供した個体数の多さではなかろう．現在のフグ肝臓販売禁止に特例を設けないことは消費者の安全を確保するためには適切な処置であるといえる．

b）シガテラ毒魚

最近，マスメディアに取り上げられて注目されているものにシガテラ（Ciguatera）がある．この奇妙な名前をもつ食中毒はサンゴ礁域にすむ魚類による中毒で，古くからサンゴ礁域住民や遊よくする各国海軍を悩ませてきた．この中毒は下痢，嘔吐，腹痛などの胃腸障害に加えて関節痛，倦怠感，ドライアイスセンセーションと呼ばれる温度感覚の異常，痙攣，運動失調など極めて特異な神経障害が現れる．死亡率は低いが，重症の場合には神経症状の回復までには数カ月を要するという厄介な食中毒である．漁業者がシガテラに罹患すると，海水に触れても痛みを感じるなど長期間にわたって漁に出られなくなるなど経済的損失も大きい．

サンゴ礁領域で有毒とされた魚種は400種以上にのぼるといわれるが，筆者らの調査では南西諸島で実際に食中毒を引き起こしているのはバラフエダイ，イッテンフエダイ，ドクウツボ，ヨダレハタ，バラハタなど10数種程度であった[18]．シガテラが重要な公衆衛生上の問題になっている仏領ポリネシアでもほとんど同じような魚種が食中毒の原因となっているが，南西諸島と違い草食魚サザナミハギによる中毒が多い．シガテラ発生域の住民は毒魚の存在や種類についての知識が豊富である．例えば胸鰭を折り返して吻より先に出るとか，コインを押し付けると変色するとか有毒個体の識別法が島々に言い伝えられている．これらの民間識別法には根拠はなく，毒性試験結果とも一致せず信頼できない．

わが国ではシガテラは鹿児島県，沖縄県にまたがる南西諸島など，熱帯・亜熱帯域で発生する地域性の高い食中毒と考えられており，シガテラ毒魚の存在を知る者は食品衛生学分野や魚市場関係などごく限られた専門家であった．東京の築地市場ではセリの前に市場衛生検査所によってチェックされ，シガテラ毒魚として毒魚図鑑などに記載される魚種は廃棄を要請される．九州以北で発生したシガテラ中毒は漁船から直接消費者にわたるか，南方海域に出漁した漁船員の土産として持ち込まれた毒魚で起こるケースがほとんどであった．本州沿岸域で漁獲された魚による最初のシガテラ中毒は1967年に千葉県勝浦市で発生した大型のヒラマサによるものである．この食中毒では22人が喫食し，18人が中毒した．食べ残しの中毒検体からはシガトキシンに類似した挙動を示す有毒成分が検出されている．また，千葉県勝浦沖の浅瀬“ましょね”で漁獲されたヒラマサの毒性試験では10 kgを超えるような大型個体7個体中，4個体が有毒であったことから，“ましょね”で漁獲されるヒラマサは高頻度で有毒であると報告している．漁業者は前年にも同じ場所で漁獲されたヒラマサの大型魚では中毒が起こっていないことを指摘しているので，南方で毒化したヒラマサ個体が回遊して“ましょね”に付いたか，未知の原因で根付きとなったヒラマサが新たに毒化したものであろうとしている[19]．

最近，千葉県，大阪府，愛知県などの本州沿岸各地で漁獲あるいは遊漁者によって釣りあげられたイシガキダイによるシガテラ中毒が発生し，南西諸島産以外のイシガキダイによってもシガテラが起こることがわかった．毒化したイシガキダイが回遊してきたものか，本州沿岸で毒化したものか明らかでないが，造礁サンゴは千葉県近傍まで分布しているので，ヒラマサの例と合わせて本州沿岸で毒化した可能性を完全に排除することはできない．

典型的なシガテラ毒魚であるドクウツボ，バラフエダイ，ナンヨウブダイ，サザナミハギなどの筋肉や肝臓から複数の化学的性質の異なる有毒物質が単離されている．主要な毒と考えられるシガトキシン（ciguatoxin）は脂溶性の毒で，マウスに対する毒性は $LD_{50} = 0.45\ \mu g/kg$（ip）で，フグ毒（$LD_{50} = 10\ \mu g/kg$）よりはるかに強い毒性を示す[20,21]．また，タヒチ産のサザナミハギからはシガトキシンとともに水溶性の毒，マイトトキシンが単離されている．

この毒は海洋生物毒の中で最も強く（LD_{50} = 0.05 μg/kg)，フグ毒の200倍の毒性を示す．このほか，ナンヨウブダイからはシガトキシンと化学構造がよく似たスカリトキシンが，また沖縄産のバラフエダイなどの肝臓には水溶性の強力な嘔吐因子，シガテリンが発見されている[8, 22]．

シガテラ毒魚の毒化は食物連鎖によるものと考えられ，多くの有毒海洋生物がその起源であると推測されてきた．安元らは仏領ポリネシアにおいてシガテラ毒の起源生物を求めて探索を続け，渦鞭毛藻 *Gambierdiscus toxicus* が毒の来源であることを確かめた．この渦鞭毛藻が産生するシガテラ毒の前駆体が食物連鎖を経て草食魚，肉食魚へと移行する過程でシガトキシンに変換し，蓄積される[23, 24]．*G. toxicus* はシガトキシン前駆体に加えてマイトトキシンをも産生する能力がある．この渦鞭毛藻はサンゴや海藻などの上に付着，生育するなど付着生活を好み，台風，港湾工事，沈船，戦争あるいは白化現象などサンゴなどが死滅してできるサンゴ礁にできる「新しい面」に生育しやすいといわれる．シガテラ毒魚の分布には極めて顕著な地域性があること（多くの海域で漁業者が狭い有毒域を明確に指摘することが多い)，シガテラ毒魚が突然現れたり，毒性が年変動を示したりすることがあること，新たに毒化した海域では草食魚，肉食魚の順に毒化すること，毒性は草食魚＞肉食魚，若年魚＞老年魚の傾向があることなどが経験的に知られていたが，有毒渦鞭毛藻の毒がシガテラ毒魚の原因であることでよく説明できる[8]．シガテラ毒魚の分布とこの有毒渦鞭毛藻のそれとが一致するかどうかについての知見も蓄積されつつある．やや古いデータになるが，筆者らの沖縄諸島における毒性スクリーニングでは，中毒を起こすことでよく知られているバラフエダイやバラハタのような毒魚でも筋肉が有毒だった個体は数％に過ぎなかったが，肝臓など内臓では有毒個体の出現頻度ははるかに高い．石垣島周辺もっとも恐れられているイッテンフエダイは筋肉が有毒な個体の出現頻度も34％と高かった[22]．これらのデータは毒魚とされる魚種でも，実際に有毒な個体の出現頻度が低いものでは警戒心が薄れてしまい，かえって食中毒が頻発する結果に結び付くのではないだろうか．バラフエダイが毒魚であることは南西諸島，南太平洋域などほとんどのシガテラ発生域で知られているが，現地調査してみるとどこでも売り手も買い手も毒魚を承知の上で販売されているのを目撃できたし，バラフエダイによる中毒が最も多いようである．

シガトキシン前駆体を産生する*G. toxicus*の発見，シガトキシン類縁体の化学合成，シガトキシン抗体の作成などの成果をもとに，シガテラ毒魚の発生予知，簡易な個体別毒性検査法などの開発が強力に進められている．まだ実用化にまでは至っていないため，シガテラ毒魚による食中毒の発生を防ぐには，毒魚としての記録があり，毒魚図鑑に掲載されているような魚種すべてを魚市場から排除する方法をとらざるを得ない．やむを得ない処置ではあるが，サンゴ礁海域の住民にとっては豊富なサンゴ礁魚を自由に販売したり，島外に出したりすることができず大きな経済的な損失となっている．シガテラの問題は公衆衛生学上の問題であるとともに経済上の問題でもある．シガテラ毒魚とされる種類でも実際に毒性を示すのは数%程度と推測されるので，魚類資源の有効利用の面からも有毒個体の簡易で安価な個体識別法の開発が望まれている．

千葉県で発生したイシガキダイによるシガテラ中毒では製造物責任法（PL法）に基づく損害賠償が請求された．地裁判決をもとに，その経緯を少し詳しく紹介する．1999年，8月12日千葉県の割烹料亭で提供されたイシガキダイ（2.6 kg）のハラスの塩焼きで2名が，翌13日に兜焼きと骨の塩焼きを食べた10人中8人が胃腸障害とドライアイスセンセーションなどのシガテラに特有の神経症状を発症した．身をアライで食べた20名ほどには食中毒症状はなかった．兜焼きなどを食べた被害者8人は調理人にPL法3条に基づく「製造物責任」（PL法に基づく）と民法643条に基づく瑕疵担保責任を求める訴訟を起こした．

2002年，東京地方裁判所はイシガキダイの調理はPL法上で言う「加工」に相当すること，食品はその性質上，無条件的に安全性が求められる製品であり，およそ食品に食中毒の原因となる毒素が含まれていれば，当該食品は通常有すべき安全性を欠いているといわざるを得ないとして，提供されたイシガキダイ料理にシガテラ毒素が含まれていたことは製造物の欠陥に当たるもので，調理人はPL法3条に基づき製造物責任を負うものであるとされた．また，被告側のPL法上の免責（製造責任の抗弁の可否），すなわちシガテラ毒魚は一般に知られておらず，毒性を予見したり，毒を除去したりすることはできないので被告が製造物欠陥を認識することできないという主張については，シガテラが沖縄県下で多数発生しており，その症例などは公式文書や出版物に記載されていること，シガテラ毒魚には数百種にのぼるシガテラ毒魚が存在すること，千葉県下ではヒラマサによるシガテラが発生したことがあることなど，これまで千葉県でイシガキダイが毒化した記録はないというものの，千葉県下で漁獲された毒化したイシガキダイが漁獲されることが全く予見できないことではない．これらを総合的に考えれば，被告が毒性を予知することは現代の科学または技術に関する最高水準の知見をもってしても不可能であったということはできないとして，「製造物欠陥の認識」に関する争点についても被告側の主張を退け，「毒魚を加工し提供した製造者の責任」を回避できないとして原告の損害賠償請求を認めた（東京地方裁判所平成14年12月13日判決言渡平成13年（ワ）第12677号損害賠償請求事件）．

この判決は，飲食店における魚貝類の調理はPL法にいう「加工」に相当すること，有毒成分をもつ魚貝類を調理し提供した割烹料理店には欠陥をもつ製造物を製造した「製造物責任」があるという調理人にとってはかなり厳しい判決でもある．これは飲食店や調理人が提供した「加工」品でシガテラなど海洋生物毒に起因する食中毒を起こして訴えられた場合，「海洋生物毒の存在を知らなかった」では済まず，損害賠償責任をもつことになることを示している．今後，水産物の流通，消費に携わる者には水産物の特性ばかりでなく，毒魚に関する全般的な知識など安全性に関する教育や学習が要求されることになろう．

c) パリトキシン

大阪や長崎で発生したアオブダイによる食中毒は，筋肉痛，痙攣，ミオグロビン尿症，急性腎不全などの症状が現れる，これまでに例をみない食中毒であった．1966年以降，20件のアオブダイ中毒が発生し，7人の死者を含む80人の患者がでている．その後，長崎，和歌山県で症状がよく似た食中毒がハコフグ科の魚類によっても発生したことが報告された．原因物質を特定するに十分な量の中毒検体が残されておらず，研究に供する有毒個体も中々得られないこともあって原因物質はまだ分離されていないが，HPLC上の挙動，溶血性が抗パリトキシン抗体によって消失するなど，有毒成分がパリトキシンとよく似た挙動を示した．そのため，アオブダイやハコフグ類による一連の食中毒はパリトキシンに原因するものと推測されている．パリトキシンは1971年，ハワイの刺胞動物であるイワスナギンチャク *Palythoa toxica* の有毒成分として初めて報告された物質である．*P. toxica* はハワイ住民が矢毒として利用してきた“秘密の生物”であり，永くこの有毒生物の存在は知られていなかった[25]．

パリトキシンが関与することが明らかになった食中毒にニシン亜科による食中毒，クルペオトキシズムがある．フィジーはじめ南太平洋域ではニシン亜科のミズン *Herklotsichthys quadromaculatus* にあたると短時間のうちに死ぬといわれているが，その中毒の実態は明らかでなかった．1994年，マダガスカルで死者を含む食中毒が発生した際に，魚の頭部が残されていた．この頭部を同定して食中毒の原因となったのはミズンであり，この検体からパリトキシンと区別できない有毒成分が検出された．アオブダイは甲殻類，サンゴなどを食べる雑食性であるが，ミズンはプランクトンなどを餌としており，イワスナギンチャク以外のパリトキシン産生生物の存在が疑われてきた．最近になって渦鞭毛藻 *Ostreopsis siamennis* がパリトキシン類縁体を産生することがわかった[26]．この渦鞭毛藻はマット状になって海底泥上に生育するといわれるので，ミズンもこの渦鞭毛藻を食べ，毒を蓄積したと推測されている[27, 28]．

現在，アオブダイ，ハコフグは九州での食中毒もあり，各地域で販売中止，自粛処置がとられている．東京築地市場でもアオブダイは販売自粛となっている．なお，ハコフグは観賞魚として販売されているが，水槽で乱暴に扱うとほかの魚が死んでしまうことがある．これはハコフグがパフトキシン（pahutoxin）と呼ばれる皮膚毒を分泌するためである．パフトキシンはじめ，ヌノサラシ，キハッソク，ミナミウシノシタなどのもつ皮膚毒は強い苦みと溶血性とをもつので，その存在がすぐわかるが[8]，この毒の食中毒への関与の程度は不明である．

沖縄ではソウシハギ（センスルーと呼ばれる）の内臓を豚に食べさせると死ぬといわれている．実際，この魚の内臓は強い毒性を示し，その有毒成分はパリトキシンと同じ挙動を示す．沖縄県には *P. toxica* に近縁の *P. tuberculosa* という種類が分布し，同じようにパリトキシンをもつが[29]，県民にこの有毒生物の存在は言い伝えられていない．シガテラ毒の例もあり，サンゴ礁域の魚の内臓は絶対に食べない方が安全である．

d）貝毒

ホタテガイ，ムラサキイガイ，カキなど二枚貝は世界中で賞味されている一方，貝毒による食中毒は毎年，世界で数万人の規模で発生していると推測されている．貝毒には麻痺性貝毒，下痢性貝毒，神経性貝毒，記憶喪失性貝毒（ドウモイ酸中毒）などが知られているが，わが国で発生したのは麻痺性貝毒と下痢性貝毒の2つである．神経性貝毒はアメリカフロリダ沿岸で，記憶喪失性貝毒は珪藻の産生する毒でカナダのプリンスエドワード島でムラサキイガイにより中毒が発生している．ドウモイ酸は海鳥の異常行動や大量斃死の原因とも考えられている．ヒッチコックの映画「鳥」は1961年カリフォルニアで起ったヒイロミズナギドリの襲撃という異常行動を基にしたといわれている．このような異常行動は脳の異常が認められることから，魚貝類によって生物濃縮されたドウモイ酸によるものではないかと疑われている．なお，ドウモイ酸は紅藻ハナヤナギに含まれるアミノ酸の一種で，奄美諸島ではカイニン酸と同じように駆虫薬として利用された歴史がある．

一連の貝毒中毒の発生の後，1979年に制定された麻痺性貝毒と下痢性貝毒に対する監視体制がうまく機能するようになって，貝毒による食中毒の発生はほとんど報告されていなかった．ところが2008年4月，大坂府貝塚市の海岸で採取したムラサキイガイを8名が食べて3名が翌朝，麻痺，嘔吐，吐気などの症状を示した．食べ残しはなかったが，同じ場所で採取したムラサキイガイは1,200 MU/gの毒性を示した．大阪湾に生育するムラサキイガイは食用にされていない．アカガイ，トリガイなど食用に供される貝類は毒性試験が実施され，その結果は大阪府のHPにも公表されている．今回の食中毒事例は「食用とされていない二枚貝類でも遊漁者がとって食べる」ことがあり得ることを示している．行政機関は貝毒が規制値を超えたときには，旅行者，遊漁者を含めてすべての住民がその海域に生息する貝類を採らないようにするなどの十分注意すべきであろう．

d-1）麻痺性貝毒

麻痺性貝毒は*Alexandrium catenella*，*A. tamarense*などの渦鞭毛藻類によって産生される毒で，フグ毒と同じように四肢の麻痺を起こし，ときに呼吸麻痺から死に至ることもある．最初に単離精製された麻痺性貝毒は北米太平洋岸で毒化する二枚貝アラスカ・バタークラムの学名*Saxidomus giganteus*に因んでsaxitoxin（サキシトキシン）と命名された．一方，北米大西洋岸で貝類を毒化させているのは*A. tamarense*で，その毒成分は基本的には同じ構造骨格を持つが分子中に硫酸エステルを持つなどサキシトキシンとは異なることがわかり，gonyautoxin（ゴニオトキシン）と命名された．その後の研究で麻痺性貝毒には17種以上の部分構造も毒性も異なる毒があることが明らかになっている[30]．これらの貝毒群は毒を産生するプランクトンの種類の違いのほか，二枚貝中で毒成分が代謝される過程で生ずるものと考えられている．

わが国における麻痺性貝毒による中毒は岩手県大船渡湾で発生した食中毒で初めて確認された．同湾で春先に二枚貝を毒化させるのは*A. tamarense*である．貝類の毒性の消長を詳細に追跡すると，*Alexandrium*属プランクトンの増殖とは関係ない時期においても毒性が強くなる時があり，この現象には細菌起源の麻痺性貝毒の関与が疑われている[31, 32]．麻痺性貝毒はウモレオウギガニなど甲殻類，淡水フグにも認められており，真の麻痺性貝毒生産者は細菌かどうか，今後の麻痺性貝毒来源に関する研究の展開に興味が持たれる．

麻痺性貝毒を産生する*Alexandrium*属プランクトンは休眠シストとして海底泥に存在し，未知の要因によって発芽し，増殖する．増殖した細胞は2個ずつ接合して再びシストを形成し，海底泥に落下し休眠シストとして存在したのち再び発芽する．このライフサイクルを続けるので，いったんこれらの渦鞭毛藻類が発生した海域では毎年，休眠シストから発芽した細胞が現れ，条件がよければ大増殖する．これらがプランクトン食性である養殖あるいは自生する貝類によって捕食され，毒化することになる．現在，二枚貝を養殖して海域では定期的な貝毒監視体制がとられ毒性の規制値（20 MU/g－中腸腺あるいは4 MU/g－貝全体）を超えると出荷停止処置がとられている．規制値が2週間続けて下回れば，出荷を再開することができる．麻痺性貝毒は外套膜や卵精巣など内臓に蓄積されるが，肝臓ともいうべき中腸腺に最も高濃度に蓄積される．しかし，貝柱はまったく無毒である．そこで，漁業者の経営にも配慮して，指定された施設で中腸腺など内臓を除去し，貝柱の毒性が規制値以下であることを確認できれば出荷することができることになっている．原因プランクトン種や貝類の種類などにより含まれる毒の組成が異なるので，マウスを用いる生物試験で得られる毒性はその貝に含まれる複数の麻痺性貝毒群の毒性の総和として得られることになる．

わが国で麻痺性貝毒を産生するプランクトンは*A. catenella*，*A. tamarense*，*Gymnodinium catenatum*，*A. tamiyavanachii* の4種である．パラオなどサンゴ礁域では麻痺性貝毒を産生する渦鞭毛藻として*Pyrodinium bahamense var. compressum* が知られている．

d－2）下痢性貝毒

1976年，仙台市でムラサキイガイ，ホタテガイなどの二枚貝を用いた料理を食べて，下痢，嘔吐，腹痛など胃腸障害を主徴とする食中毒が起きた．この食中毒は下痢が必発症状であることから下痢性貝毒中毒と名付けられた．回収された食べ残しから，食中毒を起こした毒が脂溶性で，マウスで検出可能なことがわかった．その後，ホタテガイから分離された食中毒の原因物質はディノフィシストキシンと命名された[33]．また，何トンもの海水をメッシュの異なるフィルターで濾してプランクトンをサイズ毎に分けて毒性を調べ，さらに有毒画分中のプランクトンをガラス毛細管で拾い集めて毒性を調べるという忍耐深い作業の結果，渦鞭毛藻*Dinophysis fortii*が下痢性貝毒を産生することを確認された[34]．*D. fortii*は対馬海流に乗って新潟県沖から津軽海峡を経て，太平洋沿岸を南下し，茨城県沖にも到達する外洋性のプランクトンであること，海流や風などによってプランクトンが沿岸に近づくと貝が毒化することがわかった．海流等の関係からか，わが国で下痢性貝毒が発生するのは日本海側では新潟県以北，太平洋側では茨城県以北に限られている．三陸沿岸には「桐の花の咲く頃のシウリガイ（イガイ）は食べるな」という言い伝えがある．三陸沿岸では桐の花の咲くのは初夏で，下痢性貝毒が発生する時期と一致しており，下痢性貝毒中毒は昔からあったらしい．有毒ホタテガイからはディノフィシストキシン-1～3のほか，基本的な化学構造が全く異なるペクチノトキシン群やイェッソトキシンなどの毒が分離されている．これらの毒が *D. fortii* によって産生されるのか，あるいは貝類体内で代謝されたものかは明らかでない．ディノフシストキシンには強力な下痢原生があるが，そのほかの毒には下痢原生がない．下痢性貝毒中毒は世界中で発生しており，*D. fortii* のほかに *D. accuminata* や *D. acuta* など数種の *Dinophysis* 属プランクトンが毒化に関与していることが明らかになっている．

ディノフィシストキシン-1クロイソカイメンの有毒成分として知られるオカダ酸[35]のメチル誘導体である．生化学試薬としても利用されているオカダ酸はリン酸化タンパク質の脱リン酸反応に関与するセリン／スレオニン　プロテインホスファターゼ2A，1，2Bを阻害するほか，強力な発ガンプロモーター作用を示す[36]．ディノフィシストキシンも同様の作用を示すので，規制値以下の微量の下痢性貝毒をもつ貝類を継続的に食べることは避けた方がよいのかもしれない．今後詳細な検討が必要と思われる．

(3) 有毒魚貝類に対する監視体制の重要性

これまで述べてきたように，水産物に起因する食中毒の中でも注意を払わなければならないには自然毒中毒である．とくにフグ毒，シガテラ毒，麻痺性貝毒などなど外因性の毒による食中毒では極めて重篤な症状を引き起こすことがある．いずれも自然現象である有毒渦鞭毛藻の増殖や赤潮によって魚貝類が毒化して起こる食中毒であり，有毒渦鞭毛藻がいない海域では同じ魚貝類が安全に食べられる．したがって毒化域を訪れる遊漁者や輸入に携わる流通業者にとって有毒魚貝類の存在は極めて危険なことになる．これまで特定の海域（地域）に限られていた有毒魚貝類がグローバル化した流通により世界中の人々の健康を脅かす直接的な危害となっている．とくに世界各国で愛好される二枚貝類には麻痺性貝毒中毒のように致死的な食中毒もあり，自国産ばかりでなく輸入水産物の毒性監視を欠かすことができない.

4. 水産における海洋生命科学の役割

1) 水産生物資源と海洋生態系

海洋生態系は海洋という陸上とは物理的要因が異なる環境のもとに，多種多彩な生物種間の微妙なバランスの上に成立している．これらの生物種間の関係を食物連鎖系というエネルギーフローからみると，海洋生態系は光や無機化合物をエネルギー源として生成される有機物を提供する植物プランクトンや微生物，海藻などの第一次生産者，これらを捕食することで生存が可能である動物プランクトンなどの第二次生産者，これらを餌とする第三次生産者，さらに上位の肉食種など高位の捕食者から形成されている．水産業はこの食物連鎖系の上位，例えば二次生産者に位置されるニシンやさらに高位に位置するマグロ類，サケ・マス類や歯鯨類に至る多様な生物種が主な漁獲対象である．したがって，水産業が対象とする生物種の無計画な漁獲ばかりでなく，食物連鎖系を支えるより低位のプランクトン類，魚貝類の量や分布を撹乱するような海洋環境汚染もこのバランスを崩す可能性がある．食物連鎖系の上位に位置する海獣類や鯨類など特定生物種の過剰な保護も海洋における食物連鎖系への影響を否定できない．

水産生物はかつて無主物とみなされ，各国による漁獲競争が繰り広げられてきた．水産資源量の急激な減少を憂えた各国は1996年，200カイリの排他的経済水域の設定を認める国連海洋法条約を締結した．この条約を契機に水産生物資源が“人類共通の有限の資源”であるという認識が世界的なものとなったものの，なお無秩序，無計画な漁業，沿岸水域の汚染など海洋生態系を脅かす様々な問題は一向に解決されそうもない．こうした状況が今後も改善されなければ漁業はより小型の，より食物連鎖下位の魚貝類を漁獲対象とすることになる．この状態が続けば，近い将来に水産生物資源が決定的に枯渇するという悲観的な将来予測さえある[37, 38]．こうした現状や資源量推移の予測が国際的な漁業生産計画の設定が必要とされる理由である．増養殖，とくに採卵から性成熟に至る過程を人為的な管理下に置く完全増殖技術の開発，推進が水産業の問題解決のひとつの鍵になると考えられてきた．しかし，完全増殖の越えがたい壁のひとつは増肉係数である．魚種によって異なるが，1 kgの養殖魚を得るには2～10 kgの餌が必要であるとされる．餌とされるカタクチイワシ，サンマ，アジなどは市場サイズ以下のものや大漁によって価格が下落したものなど，そのままでも利用できる魚が用いられている．価格転換というメリットはあるものの，大量の餌の確保が必要となるので，将来における水産生物資源の保護と安定供給という問題解決の決め手になるとは考えにくい．

国連海洋法条約の締結以後，国は排他的経済水域での資源管理や海洋汚染の防止の義務を負った．排他的経済水域内あるいは公海上における漁業においても，水産物を持続的に確保するためには水産資源生物の再生産可能な資源量を残しながら余裕部分を漁獲する方法の確立しなければならない．現在，漁法や漁業期間の制限などのほか，公的管理として国連海洋法条約締結とともに1996年，漁獲可能量（Total Allowable Catch，TAC）制度が実施された．資源推測量から魚種ごとに漁獲可能量（漁獲量の上限）を設定して資源保護に努めようとする制度である．現在，マアジ，サンマ，マサバおよびゴマサバ，スケトウダラ，ズワイガニ，スルメイカなど，漁獲量が多く国民生活上重要なもの，資源状態が悪く，緊急に管理を行うべきもの，日本周辺で外国人により漁獲されているものが対象となっている．TAC制度は漁獲量，資源調査資料など各種データから推測された当該魚種の資源推測量に漁業経営など社会的，経済的条件も勘案して決められることになっている．しかし，魚種によって資源量の評価に用いられる情報量が異なり，TACの基になる資源評価と生物学的許容漁獲量（Allowable Biological Catch）の算定の仕方にも課題があり，TACで決められる漁獲量が資源保護の目的に正しく合致しているか，あるいは漁業者等にとって公平であるかなど問題も多いといわれる．また，漁業の種類によってTAC量は「大中型まき網漁業」など農水省大臣が許可する漁業と県知事が許可する定置網や小型漁船による漁業などとの区分けになる．TAC制度は漁業者の遵守が前提になっているので，漁獲量設定の信頼性，公平性は本制度実施上の重要なポイントである．資源量調査やその評価方法の改善は様々な研究機関において多様なレベルと方法で精力的に進められており，今後の進展が待望される分野である．

水産重要魚貝類の受精，成長，性成熟など生命過程に関する研究成果は人為的管理下（すなわち水槽や生簀内）における多様な魚貝類の増養殖を可能にしてきた．最近の魚貝類由来ホルモンなど基礎研究の成果がより効率的な増養殖技術の開発へと繋がりつつあることをみても，基礎的な海洋生命科学の成果の水産業への貢献は今後も大いに期待できる[39-41]．しかし，水産物の安定的，継続的供給という面からみると，肉食魚の草食魚化など極端なことを考えない限り，増肉係数2～10というエネルギー効率の低さが増養殖による漁業生産量の制限因子となるのは明らかである．水産業は今後も海洋における“採取（略奪）”産業という形態を取らざるを得ないであろう．採取産業の形態から資源管理，資源保護に立脚した水産業へと転換するには，漁業対象種のみの生命過程の知見だけでは不十分で，自然環境下における他種の海洋生物との相互関係，生息海洋環境との関係など，海洋生態学上の理解が不可欠であろう．

われわれは海洋生態系をどこまで理解しているであろうか．個体群生態学，群集生態学，環境科学，化学生態学などの様々な分野で海洋生態系の解明が進められている．これらの分野における研究は化学的，生化学的解析技術，統計処理技術の急速な進歩とともに飛躍的に発展している．特に化学生態学の分野では分子レベルでの同種，異種の生物間交渉の詳細に関する研究成果が次々と報告されている．また，海洋生物の生体成分研究は抗腫瘍物質，抗菌物質，酵素阻害物質などの生理活性物質など新規な化学構造や強力な生理作用に向けられてきたが，産生生物あるいは他種生物に対する生物機能についても研究が進められている．これらの成果は生物間交渉を理解する上でも貴重な情報となるであろう．一方，海洋生態系における研究成果をもってしても水産生物資源の資源量を正確に推測し，誰もが納得できるように適切な漁獲量を設定することができていない．潜水器具や深海潜水艇の開発は研究者を海中に留まることを可能にしたが，研究者がその場に長く留まって直接観察することができるのは海洋のごく限られた場所，深度，時間に過ぎない．食物連鎖上の高位に位置し，同種，異種の生物間交渉を行いながら広範な海域を移動するような魚類資源量の誤りを少なく推測するという課題は極めて難しいといわざるを得ない．しかし，海洋生命科学分野における研究がいつかこの夢を実現することにつながることを期待したい．

2）自然毒研究と医薬品・研究試薬開発

人類は海洋生物が有用な食料であるとともに時に死に至るような重篤な食中毒を引き起こすこと，あるいは不注意に触れると手酷い被害を受ける刺毒，咬毒をもつ有毒海洋生物が存在することを理解してきた．人類と有毒海洋生物とのかかわり合いは古く，フグの毒性に関する記述は紀元前3世紀の秦代まで遡ることができるし，古代エジプトにはフグが描かれている．また，紀元1世紀に在位したローマ帝国の五代皇帝ネロが政敵の暗殺にアメフラシの毒をつかったといわれる．そのためか，その後ヨーロッパではアメフラシは有毒生物として忌み嫌われていたという[45]．

フグ毒，麻痺性貝毒，シガテラ毒などの化学構造や薬理作用あるいは毒の来源となる有毒生物の研究などから海洋生物が特異で，強力な生理作用をもつ生理活性物質の宝庫であることが広く知られるようになった．とくに哺乳動物にのみ存在すると考えられた局所ホルモン，プロスタグランジンが無脊椎動物である八放サンゴの一種に発見されたことなどもきっかけになって[46]，海洋生物が医薬品探索の対象生物として可能性が高いと考えられるようになった．

1960年代から始まった海洋生物からの医薬品開発“Drugs from the Sea”は様々な魅力的な生理活性をもつ物質をもたらした．しかし，生理活性の強さは人体に対する副作用の強さをも意味し，さらに天然物化学者の興味を強烈に惹いてきた複雑な化学構造は化学合成の難しさを意味していた．また，海洋生物の極微量成分であるため，薬理試験や臨床試験に用いる十分量の精製試料を供給できず医薬品としての開発が断念されたものが多い．近年になって新規な化学合成法や生物試験法が開発されるなど周辺分野の技術が急速に発展した結果，生理活性物質の再評価が可能となった．現在，30種を超える生理活性物質が臨床試験のPhase I，Phase IIなどの段階にあるといわれる．これまでに海洋生物毒から医薬品にまで開発されたものとして，抗腫瘍，抗ウイルス薬のシタラビン（AraC）やビタラビン（AraA）などのモデル化合物となった海綿の毒，スポンゴチミヂンやスポンゴウラシル，農薬パダンのモデル化合物となったイソメ毒ネライストキシン，海洋生物毒がそのまま利用されているものには水虫などの抗カビ薬として利用されるマナマコのホロトキシン，アメリカやヨーロッパ諸国で鎮痛，鎮静剤として認可されたイモガイの一種，ヤキイモのペプチド毒，ω-コノトキシン（Ziconotide），海洋生物由来の初めての抗腫瘍剤としてヨーロッパ，アメリカで認可されたホヤ由来の抗腫瘍剤ET-743（Yondelis）は切除不能の軟部肉腫を対象としたオーファンドラッグ（希少疾病用医薬品）である[42]．

医薬品とはならなかったが，食中毒の原因となる海洋生物毒もその薬理作用などが明らかになって生化学研究試薬として利用されているものもある．研究試薬として最も有名なものはフグ毒で，Naチャネルのブロッカーとして興奮性膜における刺激伝達の生理化学研究に多大の貢献をしてきた．シガトキシンは膜電位異常およびNaチャネルに結合してチャネルを持続的に開放させる．また，海洋生物の最強の毒，マイトトキシンはCa_2^+の細胞内への流入を増強する作用や平滑筋，骨格筋，心筋などを収縮させることから心筋の機能解明のための有効な研究試薬として利用されている．パリトキシンはNaチャネルを開放させるが，その機構は不明である．また，記憶喪失性貝毒のドウモイ酸はカイニン酸とともにグルタミン受容体研究試薬として利用されている．

麻痺性貝毒のひとつサキシトキシンはフグ毒と同じNaチャネル阻害作用を持つ．サキシトキシンはひま種子由来のリシンとともに生物由来の生物化学兵器としてリスト（Schedule 1 Chemical Warfare Agents）に登録されている．フグ毒などはリストにはなく，生物兵器としてリストされた経緯はわからないが，その精製や使用は研究目的であっても厳しい監視下に置かれている．1975年のタイム誌によると，サキシトキシンは1950年代からCIAによって化学兵器として研究されており，1960年にソ連上空で撃墜されたU-2型偵察機の操縦士も自決薬として携帯していたといわれる．ニクソン大統領は1969年，サキシトキシンの廃棄を命じたが，CIAはその後も10.9 gのサキシトキシンを保持していると問題になった．これらの事実は生物毒はじめ有毒化学物質の有用性と危険性の両面をもつことを如実にあらわしている．

水産物の確保と安全な消費にもつながる海洋生命科学研究には基礎，応用面ともに無限の可能性が秘められている．本学においても海洋生物研究の現状，研究遂行上の課題や障害，新たな研究アイディアなどを各分野の研究者と自由，活発に検討して，海洋生態系解明を目的とする特色ある研究を設定，推進することが重要である．

引用文献

1）Bang, H. O., Dyerberg, J. and Home, N.: The composition of food consumed by Greenland Eskimos, Acta Med. Scnd., 200, 69-73（1976）

2）Leaf, A.: Historical overview of n-3 fatty acids and coronary heart disease. Am. J. Clin. Nutr., 87（suppl），1978S-1980S（2008）

3）矢島治明監修，塩入孝之・大泉　康編，続医薬品の開発，第10巻，海洋資源と医薬品I，廣川書店（1990）

4）Sasaki, T., Uchida, N. A., Uchida, H., Takasuka, N., H. Kamiya, Endo, Y., Tanaka, M., Hayashi, T. and Shimizu, Y.: Antitumor activity of aqueous extracts of marine animals. J. Pharmaco-Dyn. 8, 969-974（1985）

5）Uchida, H., Sasaki, T., Uchida, N. A., Takasuka, N., Endo, Y. and Kamiya, H.: Oncostatic and immunomodulatory effects of a glycoprotein fraction from water extract of abalone, *Haliotis discus hannai*. Cancer Immun. Immunother. 24, 207-212（1987）

6）牧之段保夫・坂口守彦編：水産物の安全性―生鮮品から加工食品まで―，厚生社恒星閣，（2001）

7）Dumbacher, J. P., Beehler, B. M., Spande, T. F., Garraffo, H. M. and Daly, J. W.: Homobatrachotxin in the genus *Pitohui*: chemical defense in birds?

Science, 258, 799-801（1992）

8）橋本芳郎著：魚貝類の毒，学会出版センター（1980）

9）佐藤　剛・徐　還淑・遠藤泰志・藤本健四郎：ホシゴマシズから抽出したジアシルグリセリルエーテルのリパーゼ加水分解性とマウス急性経口毒性，日本水産学会誌，68，569-575（2002）

10）Kamiya, H., Hatano, M. and Hashimoto, Y.: Screening ichthyootoxin. Bull. Japan. Soc. Sci. Fish., 43, 1461-1465（1977）

11）Noguchi, T. and Arakawa, O.: Tetrodotoxin-Distribution and accumulation in aquatic organisms and cases of human intoxication, Mar Drugs 6, 220-242（2008）

12）Matsui, T., Sato, H., Hamada, S. and Shimizu, C.: Comparison of toxicity of cultured and wild puffer fish *Fugu niphobles*, Bull. Soc. Sci. Fish., 48, 253-254（1982）

13）Yotsu, M. and Yasumoto, T.: An improved tetrodotoxin analyzer, Agric. Biol. Chem., 53, 893-895（1989）

14）Noguchi, T., Jeon, J. K., Arakawa, O., Sugita, H., Deguchi, Y., Shida, Y. and Hashimoto, K.: Occurrence of tetrodotoxin in *Vibrio* sp. isolated from intestines of xanthid crab, *Atergatis floridus*. J. Biochem., 99, 311-314（1986）

15）Yasumoto, T., Yasumura, D., Yotsu, M., Michishita, T., Endo, A. and Kotaki, Y.: Bacterial production of tetrodotoxin and anhydrotetrodotoxin, Agric. Biol. Chem., 50, 793-795（1986）

16）Matsui, T., Yamamori, K., Furukawa, K. and Kono, M.: Purification and some properties of tetrodotoxin binding protein from the blood plasma of kusafugu, *Takifugu niphobles*. Toxicon, 38, 463-468（2000）

17）Murata, S., Yamaoka, Y. and Yotsu-Yamasita, M.: Two critical residues in p-loop regioins of puffer fish Na^+ channels of TTX sensitivity. Toxicon, 51, 381-387（2008）

18）Hashimoto, Y., Konosu, S., Yasumoto, T. and Kamiya, H.: Ciguatera in the Ryukyu and Amami Islands. Bull. Jap. Soc. Sci. Fish., 35, 316-326（1969）

19) Hashimoto, Y. and Fusetani, N.: A preliminary report on the toxicity of an amberjack, *Seriola anureovittata*. Bull. Jap. Soc. Sci. Fish., 34, 618-626 (1968)

20) Scheuer, P. J., Takahashi, W., Tsutsumi, J. and Yoshida, T.: Ciguatoxin, isolation and chemical nature. Science, 155,1267-1268 (1967)

21) Yasumoto, T. and Scheuer, P. J.: Marine toxins of the Pacific 8. Ciguatoxin from morey eel livers. Toxicon, 7, 273-276 (1969)

22) Hashimoto, Y., Yasumoto, T. and Kamiya, H.: Occurrence of ciguatoxin and ciguaterin in ciguatoxic in the Ryukyu and Amami Island. Bull. Japan. Soc. Sci. Fish., 35, 327-332 (1969)

23) Bagnis, R., Chanteau, S., Chungue, E., Hurtel J. M., Yasumoto, T. and Inoue, A.: Origins of ciguatera fish poisoning: a new dinoflagellate, *Gambierdiscus toxicus* Adachi and Fukuyo, definitively involved as a causal agent. Toxicon, 18, 199-208 (1988)

24) Yasumoto, T. and Satake, M.: Chemistry, etiology and determination methods of ciguatera toxins. J. Toxicol-Toxin Rev., 15, 91-107 (1996)

25) Moore, R. E. and Scheuer, P. J.: Palytoxin: a new marine toxin from a coelenterate. Science, 175, 495-498 (1971)

26) Usami, M., Satake, M., Ishida, S., Inoue, A., Kan, Y. and Yasumoto, T.: Palytoxin analogs from dinoflagellate *Ostreopsis siamensis*. J. Amer. Chem. Soc., 117, 5389-5390 (1995)

27) Onuma, Y., Satake, M., Ukena, T., Roux, J., Chanteau, S., Rasolofonirina, N., Ratsimaloto, M., Naoki, H. and Yasumoto T.: Identification of putative palytoxin as the cause of clupeotoxism. Toxicon, 37, 55-65 (1999)

28) 安元　健：高死亡率の食中毒クルペオトキシズムの原因毒が解明された，化学と生物 35, 529-530 (1997)

29) Kimura, S., Hashimoto, Y. and Yamazato, K.: Toxicity of a zoanthid *Palythoa* tuberculosa. Toxicon, 10, 611-617 (1972)

30) Shimizu, Y.: Chemistry and mechanism of action. In "Seafood and freshwater toxins: Pharmacology, physiology, and detection (Food Science Technology)"

(Batano L. M. ed.) Marcel Dokken Inc. pp. 151-172 (2000)

31) Kodama, M.: Ecobiology, classification, and origin. In: Seafood and Freshwater Toxins, Pharmacology, Physiology and Detection (Botana, L. M. eds.), Marcel Dekker Inc. pp. 125-149 (2000)

32) Kopp, M., Deucette, G. J., Kodama, M., Gerdts, G., Schutt, C. and Medlin, L.: Phylogenetic analysis of selected toxic and non-toxic bacterial strains isolated from the toxic dinoflagellate *Alexandrium tamarense*. FEMS Microbiology Ecology, 24, 251-257 (1997)

33) Murata, M., Shimatani, M., Sugishita, H., Oshima, Y. and Yasumoto T.: Isolation and structural elucidation of the causative toxin of the diarrhetic shellfish poisoning. Bull. Jap. Soc Sci Fish., 48, 549-552 (1982)

34) Yasumoto, T., Oshima, Y,. Sugawara, W., Fukuyo, Y., Oguri, H., Igarashi, T. and Fujiki, N.: Identification of *Dinophysis fortii* as the causative organism of diarrhetic shellfish poisoning. Bull. Jap. Sci Soc Fish., 46, 1405-1411 (1980)

35) Tachibana, K., Scheuer, P. J., Tsukitani, Y., Kikuchi, H., Van Engen, D., Clardy, J., Gopichand, Y. and Schmitz, E. J.: Okadaic acid, a cytotoxic polyether from two marine sponges of the genus *Halichondria*. J. Amer. Chem. Soc., 103, 2469-2471 (1981)

36) Fujiki, H. and Suganuma, M.: Tumor promotion by inhibitors of protein phosphatases 1 and 2A: the okadaic acid class of compounds. Adv. Cancer Res., 61, 143-194 (1993)

37) Pauly, D., Christensen, V., Dalsgaard, J., Froese, R. and Torres, F. Jr.: Fishing down marine food webs. Science, 279, 860-863 (1998)

38) Pauly, D., Christensen, V., Guenette, S., Pitcher, T. J., Sumaila, R., Walters, C. J., Watson, R. and Zeller, D.: Towards sustainability in world fisheries. Nature, 418, 689-695 (2002)

39) Yamanome, T., Amano, M. and Takahashi, A.: White background reduces the occurrence of staining, activates melanin-concentrating hormone and promotes somatic growth in barfin flounder. Aquaculture, 244, 323-329 (2005)

40) Amiya, N., Amano, M., Takahashi, A., Yamanome, T., Kawauchi, H., and Yamamori, K.: Effects of tank color on melanin-concentrating hormone levels in the brain, pituitary gland, and plasma of the barfin flounder as revealed by a newly developed time-resolved fluoroimmunoassay. Gen. Comp. Endocrinol., 143: 251-256 (2005)

41) Moriyama, S. and Kawauchi, H.: Somatic growth acceleration of juvenile abalone, Haliotis discus hannai, by immersion in and intramuscular injection of recombinant salmon growth hormone. Aquaculture, 22, 469-478 (2004)

42) 伏谷伸宏監修：海洋生物生物成分の利用—マリンバイオのフロンテェア—，シーエムシー出版，(2005)

43) Ogura, Y., Nara, J. and Tishida, T.: Comparative pharmacological actions of ciguatoxin and tetrodotoxin, a preliminary account. Toxicon, 6, 131-140 (1968)

44) Takahasi, M., Ohizumi, Y. and Yasumoto, T.: Maitotoxin, Ca^{2+} channel activator candidate. J. Biol. Chem., 257, 7287-7289 (1982)

45) Halstead, B. W. and Courville, D. A.: Poisonous and venomous animals of the world. Vol. 1, United States Government Printing Office (1965)

46) Weinheimer, A. J. and Spraggins, R. L.: The occurrence of two prostagrandin derivatives (15-epi-PGA2 and its acetate, methyl ester) in the gorgonian *Plexaura homalla*. Chemistry of coelanterates. XV. Tetrahedron Lett., 59, 5185-5188 (1969)

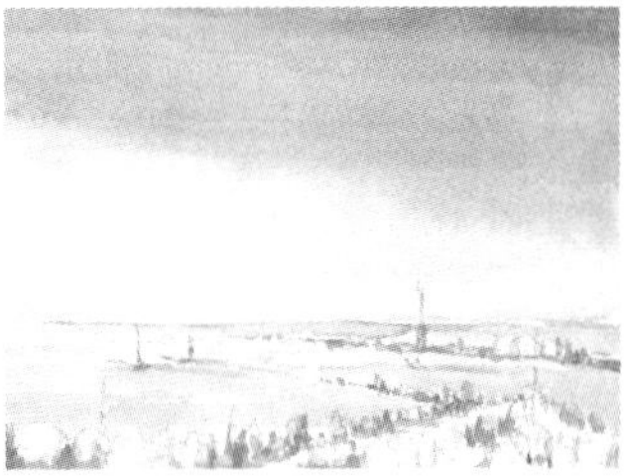

第４章
脂質・過酸化脂質と疾病

中川靖一
北里大学 薬学部

1. はじめに

1) わが国の脂質摂取状況とその背景

日本人は約2,000年にわたって，米を主食として，豆，野菜，魚介類を摂取してきた．しかし，第二次世界大戦の敗戦後，日本人の日常生活は急速に欧米化され，食生活は大きく転換することとなった．摂取する栄養素として，動物性タンパク質，総脂質が著しく増加し，古来，日本人が主食としていた米などの糖の摂取量は減少した．動物性脂質の摂取量の増加は1955～1975年の間で4.5倍，総脂肪においても約3倍に増加しており，世界でも例を見ない驚くほど短期間での急激な増加である．総エネルギー，タンパク質（動物性タンパク質は増加，植物性タンパク質は減少）の摂取には大きな変化はない（図4.1）．

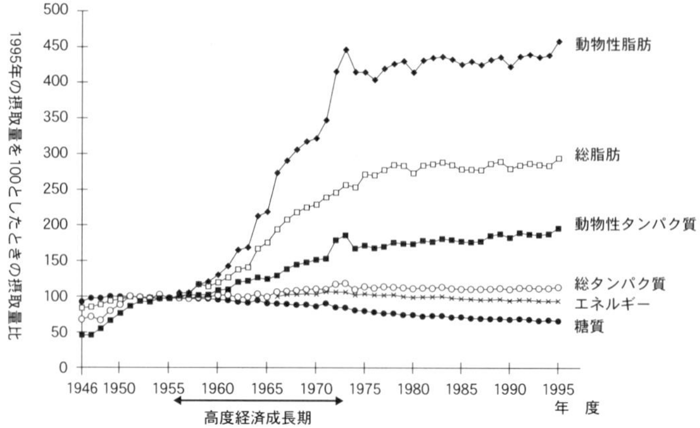

図4.1　日本人の栄養摂取の年次推移
厚生省の指標，臨時増刊「国民栄養調査」の年次推移（1955）

米食の農耕民族である日本人が，肉食を好む狩猟民族の欧米人の食事へ短期間で大きく変わることは，日本人の体に大きな負荷を生ずることは容易に想像でき，現在の日本人の疾病構造（メタボリックシンドロームなど）に大きな影響を及ぼしている．世界各国の総摂取エネルギーに対する脂質割合の増加には，ある相関関係が見られる．日本のような急激な脂質摂取の増加は見られないものの，世界各国での脂質の摂取割合を調べると，年間国内総生産の上昇と脂質の摂取量の増加に良い相関がある．1962年の85カ国の国際統計によると，当時，最も貧しい国であった日本の総生産は50USドルであり，脂質の摂取割合は総エネルギーの10％程度であった．300USドルの国では脂質の摂取割合は25％，さらに，最も豊かなアメリカは2,600USドルであり，摂取割合は40％と非常に高い．

国の豊かさと脂質摂取の増加の関連については，多くの論議があるが，その要因として，女性の社会進出にあると考えられている．経済的に豊かな多くの国では，女性が社会で働き，国の経済を支えている．日本では，1965年での働く女性の数は900万人（脂質の摂取割合10％），1980年では1,400万人（脂質摂取割合24％），1998年では2,100万人（脂質摂取割合27％）であり，働く女性数の増加と脂質の摂取割合の上昇は正の相関を示している（日本看護協会出版「公衆衛生における保健婦の役割」）．働く女性にとって，料理に多くの時間を費やすことは困難であり，便宜的に冷凍食品やファーストフードなど，脂質を多く含む食品を利用する機会が多くなる．

1960～1980年の20年間に揚げ物など脂質を多く含む冷凍食品の生産量は約8倍に急増している．現在，コンビニエンスストアやスーパーマーケットで売られている弁当，総菜，ハンバーグなど調理食品の販売は約6兆円の市場規模となっている．さらに，国が豊かになるとともに，生活に余裕ができ，ファーストフード店やファミリーレストランなどで外食をする機会が多くなったことが過剰な脂質の摂取に拍車をかけた．外食産業の市場は高度経済成長期に拡大を始め，2002年には，市場規模は25兆円まで拡大している．ファーストフード店のメニューでは，高脂肪，高タンパク質の肉や揚げ物を中心としたものが多く，野菜や魚介類が少ない．こうした社会的な背景のもとでは，子供たちの食生活にも影響を与えている．

2000年の日本体育・学校保健センターの調査では，小・中学生の好きな料理はカレーライス，ラーメン，焼き肉と油を多く含む簡便な料理が上位3位を占めている，一方，嫌いな料理の上位は，サラダ，野菜炒め，ナス料理，焼き魚と比較的油の少ない野菜や魚の料理である．高脂肪の食事を好み，野菜や魚は敬遠するなどの子供が多く，栄養的にバランスが保たれていない．現在，厚生労働省は脂質の摂取は総エネルギーの25％以下にするよう勧告している．脂質のエネルギー比率は国民全体では24.5％であるが，小・中学生では約28％と大きく上回っており，子供の肥満の大きな原因となっている（国民栄養調査，2001年）．小学生の肥満児の割合は14％であり，20年前の2倍となっている．

豊かとなったわが国では，子供は食事を取ることは当たり前のように考えており，不自由なく食事が取れることのありがたさを知らない．2005年に「食育基本法」が制定され，その前文には，「様々な経験を通じて，食に関する知識と，食を選択する力を習得し，健全な食生活を実践することができる人間を育てる」が述べられている．日本のライフスタイルの変化に伴い，朝食をとる，家族とともに楽しく食事をとるなど，食事を取ることの基本的な様式が歪んできている．この法律は食を単に栄養面だけでとらえるのではなく，食生活の全体のあり方や食の意味を考え直すことが，子供の人間形成に必要であることを指摘している．

2）過剰な脂質の摂取がもたらす疾病

2005年の調査では，推定高脂血症患者は2,500万人（治療中700万人）と生活習慣病の中でも，高血圧に続いて多い．心疾患の相対的危険度は血清コレステロールが200 mg/dl以上で高まる．コレステロールや中性脂肪による高脂血症は高血圧，脳卒中や虚血心疾患の危険因子であることはよく知られている．第4次厚生省の循環器疾患基礎調査（1990年）によれば，日本人の平均血中総コレステロール値は年々上昇（1960年，160 mg/dl→1990年，210 mg/dl）している．コレステロールの過剰摂取は心疾患発症の重大なリスクであるとの警告を積極的に発しているアメリカでは，コレステロール平均値は年々減少しており（1960年，220 mg/dl→1990年，200 mg/dl）（NHANES：米国国民調査），現在では日本人とほぼ同じ値となっている．伝統的な日本食を食していた時代の日本人には，いまのような高脂血症は少なかったことを考えると，本来の日本食を見直す必要があろう．日本動脈硬化学会は動脈硬化性疾患診療ガイドライン（2002年）として，診断基準は総コレステロール220 mg/dl，LDLコレステロール値140 mg/dlとしている．最近，中高年の肥満（特に内臓脂肪型肥満）が問題となっている．肥満者の割合は20年前に比べると，男性では50％増加している．40歳以上の肥満の男性は30％，女性では18％（2006年調査）であり，男性では3人にひとりが肥満となっている．

3）脂質の種類と疾病

過剰な脂質の摂取は様々な疾病の発症の原因となることは，よく認識されているが，異なった脂質の種類をバランス良く摂取することが，疾病の予防に必要であることについての理解は充分でない．

脂質は異なる構造を有する脂肪酸から構成されており，脂肪酸の構造の違いにより，脂質の化学的，生物的な性質は大きく異なる．脂肪酸は二重結合の数，その二重結合の位置によって分類されている（図4.2）．脂肪酸は飽和脂肪酸（パルミチン酸，ステアリン酸），一価不飽和脂肪酸（オレイン酸），二重結合を2つ以上有する高度不飽和脂肪酸に分類される．高度不飽和脂肪酸はn-6系（リノール酸，アラキドン酸など）とn-3系（エイコサペンタエン酸（EPA），ドコサヘキサエン酸（DHA）など）に分類される．n-3系の脂肪酸は脂肪酸のメチル基末端炭素（ω炭素）から3番目の炭素に二重結合を形成している脂肪酸群であり，n-6系脂肪酸は6番目の炭素に二重結合がある脂肪酸群である．n-3系脂肪酸とn-6系脂肪酸の代謝経路はそれぞれ独立しており，n-3系脂肪酸からn-6系脂肪酸に変換されることはないことから，n-3系脂肪酸の不足をn-6脂肪酸で補充することはできない．脂肪酸種の分布は食品によって大きく異なる（表4.1）．一般的に，動物性油脂にはパルミチン酸などの飽和脂肪酸，オレイン酸などの一価脂肪酸が多く，植物性油脂には一価脂肪酸とリノール酸などのn-6系脂肪酸が多い．一方，魚の油脂の特徴は他の油脂には見られない，EPAなどのn-3系脂肪酸が主な脂肪酸である．

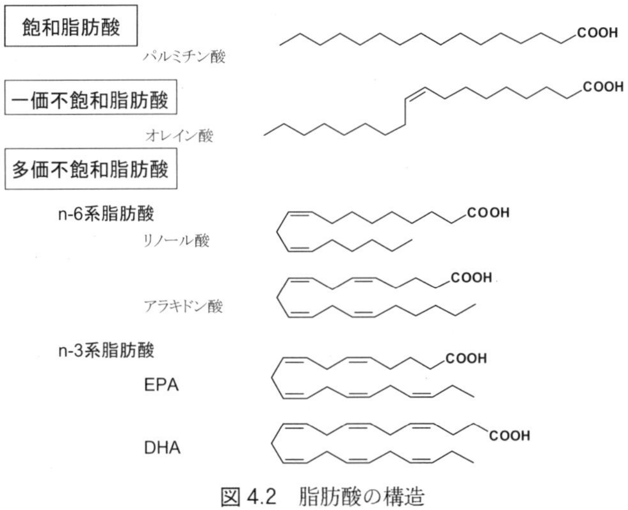

図4.2　脂肪酸の構造
EPA：エイコサペンタエン酸
DHA：ドコサヘキサエン酸

表 4.1　油脂に含まれる脂肪酸（%）

食品	飽和脂肪酸		一価不飽和脂肪酸	高度不飽和脂肪酸			
				n-6系脂肪酸		n-3系脂肪酸	
	パルミチン酸	ステアリン酸	オレイン酸	リノール酸	アラキドン酸	EPA	DHA
牛乳	28	11	25	3	-	-	-
牛脂	25	21	38	2	-	-	-
オリーブ油	13	2	71	10	-	-	-
コーン油	12	2	27	57	-	-	-
サフラワー油	6	2	13	77	-	-	-
鶏卵	25	8	43	13	1	-	1
牛レバー	16	25	19	9	8	-	-
イワシ	19	3	13	2	-	12	10
マグロ	23	12	13	1	4	2	29

飽和脂肪酸を多く含むバターなどの動物性油脂を偏って摂取すると，血中コレステロールは著しく上昇する．飽和脂肪酸によって上昇した血中コレステロール値はリノール酸などの不飽和脂肪酸を含む植物性油脂を摂取すると，正常値に下がる．血清コレステロール値の上昇を抑制する目的で，リノール酸を添加したバターや植物油脂が市販されている．しかし，n-6系脂肪酸を含む油脂を過剰に，また偏って摂取することに疑問が投げかけられるようになった．その契機になったのは，総脂肪の摂取量に相違がないにもかかわらず，グリーンランドのイヌイットとデンマーク人の心筋梗塞による死亡率が大きく異なる事実である．イヌイットの心筋梗塞による死亡率は5.3％であり，デンマーク人では34.7％であった．Dyerbergはこのことに注目し，大規模な調査を行ったところ，食事の違い，特に，摂取する脂質の種類の違いに原因があることを見いだした[1)]．イヌイットの摂取する主たる脂質は魚を餌とする海洋動物や魚介類であり，欧米人は家畜の肉の油脂を摂取している．肉にはn-6系脂肪酸のリノール酸やアラキドン酸が多く含まれている．アラキドン酸は血小板凝集や炎症を強く誘発するプロスタグランジン類が生成される．魚油のn-3系脂肪酸であるEPAはアラキドン酸からのプロスタグランジンの生成を競合的に阻害する．EPAを多く含む魚油を日常的に摂取しているイヌイットはデンマーク人に比較して，プロスタグランジンの生成が抑制されていることから，血小板凝集や血栓形成のリスクは小さい．EPAを含む

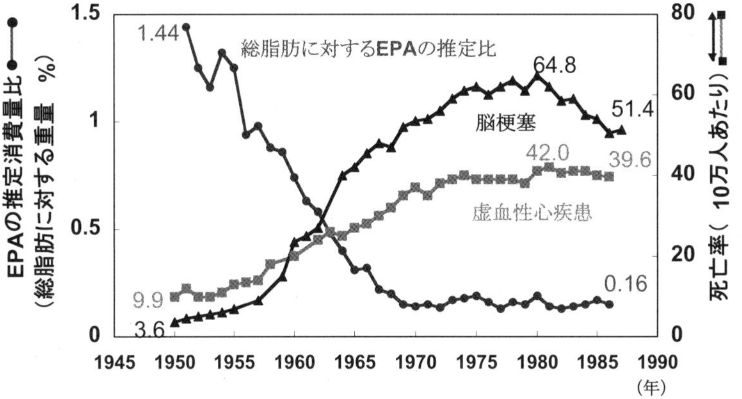

図 4.3　日本人におけるEPA摂取量と心疾患，脳硬塞の発生率の相関

魚を多く摂取している沿岸部に住む住民の血小板の凝集時間は摂取量の少ない山間部の住民と比較して，凝集時間は長く，血栓が形成されにくい．日本でのEPAの摂取量と脳梗塞や心疾患の年次推移を調べると，両者には明確な逆相関が見られる（図4.3）．最近の日本人の魚離れから予想されるように，年々，総脂肪に対するEPAの摂取比率は低下している．EPAの摂取比率の低下とともに，脳梗塞，虚血性心疾患による死亡率が上昇している．Diet and Reinfarction Trial（DART）研究では，2,033人の被験者を対象に，心筋梗塞発症後の患者を3群に分け，異なる食事指導をした[2)]．第1群は食事の脂肪摂取量を減らす．第2群は魚油を積極的に摂取する．第3群は食物繊維を多く摂取するように指導した．2年後の総死亡率，心疾患死率は魚油を摂取した2群では対照群に比較して，約30％低かった．1，3群では変化は見られなかった．

日本人の死因の年次推移を見ると，感染症は減少したが，脳卒中，心疾患は顕著に増加しており，現在，心疾患や脳卒中はがんに続く死因になっている．脳卒中や心疾患による死因の増加に日本人の食生活の大きな変化，特に脂肪の摂取量の増加，n-3系脂肪酸の摂取不足が少なからず関与していると考えられる．

4）食品に含まれる過酸化脂質と毒性

食品の油脂に含まれる高度不飽和脂肪酸の過酸化反応は酸素の存在下で，加熱などの処理よって進行する．過酸化による一次生成物は脂肪酸にハイドロパーオキサイド（-OOH）が付加した脂肪酸ハイドロパーオキサイドであり，二次生成物は短鎖のマロンジアルデヒドや4-ヒドロキシアルケナールなどのアルデヒド化合物である（図4.4）．油脂の加工食品には過酸化物が含まれ，即席ラーメン（過酸化物価，5～29 meq/kg），ポテトチップス（5～4,329 meq/kg），揚げせんべい（4～329 meq/kg）など，油で加熱処理をした食品の過酸化物価（POV）は高い．アジの干物では～85 meq/kg，サンマ干物では～175 meq/kgと，高度不飽和脂肪酸を多く含む魚を日光に曝した干物は高いPOV値を示す．

酸化された油脂や脂肪酸を動物に投与する実験により，酸化油脂は様々な毒性を示すことが報告されている．一般的に脂肪酸ハイドロパーオキサイドより，短鎖アルデヒド（特に4-ヒドロキシアルケナール）は強い毒性を示す．自動酸化リノール酸メチルをマウスに経口投与すると，小腸粘膜，肝臓，腎臓の糸球体，尿細管，肺胞の血管拡張，出血，壊死などが観察される[3]．

最近，トランス脂肪酸が問題となっている．トランス脂肪酸は不飽和脂肪酸に水素を添加して，飽和の脂肪酸に変換する製造過程や，食用油を脱臭す

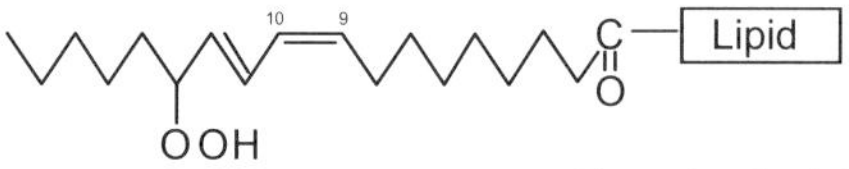

リノール酸ハイドロパーオキサイドを有する脂質

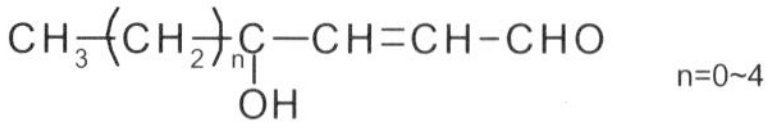

4-ヒドロキシアルケナール

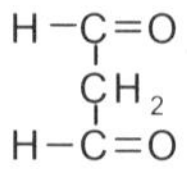

マロンジアルデヒド

図4.4　過酸化脂質

るために高熱で処理する過程で生成する．マーガリンは不飽和脂肪酸を含む植物を水素添加することによって，固化させたものである．食パンや焼き菓子などの製造にはショートニングが使われる．ショートニングは各種の油脂を主原料とし，これに10～20％のガス（窒素，炭酸ガス，空気など）を混入して製造された硬化油の一種であり，アメリカで製菓や製パン用に開発されたラードの代用品である．したがって，マーガリンやショートニングなどの加工油脂にはトランス脂肪酸が比較的多く含まれる．人体への影響として，LDL-コレステロールの増加による，動脈硬化，虚血性心疾患の誘発の危険性が指摘されている．WHO／FAOの2003年のレポートはトランス脂肪酸の摂取量を全摂取エネルギーの1％未満にすることを勧告している．先進国では，トランス型脂肪酸を含む油脂や食品（マーガリン，ショートニング）の使用を制限する動きが出ている．カナダでは2005年，アメリカでは2006年から含量の表示の義務化が行われているが，わが国では諸外国に比較して，摂取量が少ないことから，表示の義務化はされていない（内閣府食品安全委員会 2005年）．

5）過酸化脂質と疾病

生体内では，ミトコンドリアの電子伝達系，ミクロゾームでの薬物代謝，白血球などから，スーパーオキサイド（O_2^-），過酸化水素（H_2O_2），ヒドロキシラジカル HO・）などの様々な活性酸素種（Reactive Oxygen Species, ROS）が発生している．また，放射線，紫外線，喫煙，遷移金属，ダイオキシンやPCBなどの環境汚染物質などの外的要因によっても生成する．ROSは核酸，タンパク質などの生体構成成分を酸化的に変性させるが，最大の標的は細胞膜を構成する脂質の不飽和脂肪酸である．酸化ストレスにより非酵素的に生成する過酸化脂質は生体の機能に様々な障害を引き起こす．過酸化脂質としては，脂肪酸にハイドロパーオキサイド（-OOH）が付加したもの，ハイドロパーオキサイドが分解されて生成するマロンジアルヒドやヒドロキシアルケナールなどのアルデヒド類（図4.4）が過酸化脂質の主な研究対象となっている．脂質の過酸化が亢進する疾患が多岐にわたることは古くから知られている．脳血管障害，心筋梗塞や狭心症，動脈硬化，糖尿病，高脂血症，肥満，肝疾患，パーキンソン病など，様々な疾病で，過酸化反応が亢進している[4,5]．狭心症患者の血清TBA（チオバルビツール酸）値は健常人に比較して有意に高いなど，いずれの疾患においてもTBA値は上昇している．TBA反応物質は脂質の過酸化分解により生成するマロンジアルデヒドと考えられており，これまでの疾病の発症と過酸化脂質の生成に関する研究のほとんどはTBA反応を用いたものであった．TBA反応は過酸化脂質の分解産物を測定したものであって，脂質の過酸化体を検出したものではない．近年，過酸化脂質（リン脂質やコレステロールのハイドロパーオキサイド）を化学発光高速液体クロマトグラフィーで検出する方法が開発され，動脈硬化，高脂血症，アルツハイマー型認知症について，血液中のリン脂質ハイドロパーオキサイド量が測定されている[6]．健常人の血漿のリン脂質ハイドロパーオキサイドは平均150 nM存在しており，高脂血症患者では350 nMと約2倍に増加していた．また，血清リン脂質ハイドロパーオキサイドが500 nM以上のヒトの50％は心筋梗塞の既往歴を示していた．

過酸化脂質の動脈硬化の発症への関与についての研究も行われている．動脈硬化の発症の機構は明らかにされていないが，酸化された低密度リポタンパク（酸化LDL）が発症の要因となる仮説が有力である（酸化LDL仮説）．リポタンパクは血漿中の脂質の運搬を担っており，LDLはコレステロールを組織に供給するリポタンパクの一種であり，“悪玉のコレステロール”として知られている．血管は表面に一層の内皮細胞，その下に平滑筋細胞の層がある．動脈硬化巣には血管内皮細胞層と平滑筋細胞層の間に大量の細胞外の脂質の沈着と泡沫細胞が観察される（図4.5）．泡沫細胞はマクロファージが酸化LDLを取り込み，細胞内に多量のコレステロールエステルが蓄積した細胞である．その結果，血管は肥厚し，血管内腔が徐々に狭まり，同時に血管全体が硬化して，血管の弾力性が失われていく．動脈の粥状硬化の初期病変部には，脂質の過酸化体やリゾリン脂質，カルボニル化合物などの酸化体が存在している．細胞への未変性のLDLの取り込みは制御されているが，酸化LDLは特異的な受容体（スカベンジャー受容体）を介して，制御されることなく

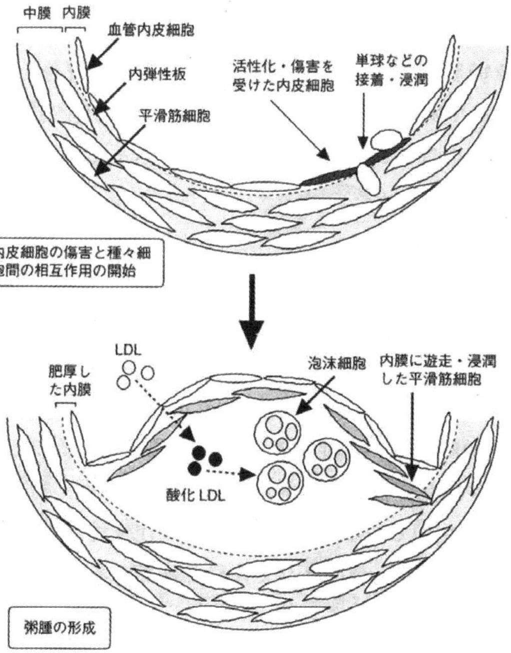

図 4.5　動脈硬化の発症機構
「動脈硬化と脂質栄養」学会センター関西学会出版センター（2001）

無制限に取り込まれ，細胞内に蓄積する．マクロファージは未変性の LDL は取り込まないが，スカベンジャー受容体を発現しており，酸化，または化学修飾された LDL を取り込む．マクロファージはアセチル化された LDL を積極的に取り込み，典型的な泡沫化細胞となることから，マクロファージから泡沫細胞への変化に化学的，または酸化修飾された LDL の関与が指摘されている．酸化 LDL として，非常に緩和な条件で酸化した LDL，脂質の過酸化反応による分解産物であるマロンジアルデヒドや4-ヒドロキシノネナールなどのアルデヒドで修飾された LDL が用いられており，マクロファージを泡沫化細胞に変化させる．これらの酸化 LDL がヒトやウサギの動脈硬化巣に存在することは，マロンジアルデヒド，または4-ヒドロキシノネナールの酸化 LDL を認識する抗体を用いて，動脈硬化巣組織を免疫染色することによって明らかにされた[7]．さらに，酸化リン脂質に特異的なモノクローナル抗体は正常なヒトの組織を染色しないが，動脈硬化巣の泡沫細胞を強く染色することから，泡沫細胞には酸化リン脂質が蓄積していることが示された[8]．健常人の血漿の過酸化リン脂質を含む酸化LDLは全LDLの0.01％程度であるが，急性心筋梗塞などの重篤な患者では，血漿の酸化LDLレベルは健常者の約4倍に上昇する[9]．酸化LDLの指標のひとつであるリゾリン脂質を冠動脈症患者で測定した報告によると，冠動脈症患者の総コレステロール，トリグリセリドの量は健常人の値と変わらないが，酸化LDL量は健常人の2倍であった（表4.2）．これまでコレステロールやトリグリセリドは動脈硬化の危険因子として知られていたが，酸化LDLも独立した危険因子と考えられるようになった．動脈硬化巣に検出された酸化リン脂質やアルデヒド類の生成の機構については不明だが，様々な酸化ストレスの環境にあるヒト体内では，血中でLDLが酸化されることは予想される．酸化ストレスにより生成した酸化LDLはマクロファージのスカベンジャー受容体を介して取り込まれ，泡沫細胞となり，動脈硬化巣を形成すると考えられている．

特徴的な生理作用を示す脂質の過酸化体が知られている．最近，EPAの酸化的代謝産物（レゾルビン，プロテクチン）が抗炎症作用を示し，炎症の収束に寄与していることが明らかになり，アトピーなどの炎症を軽減されている．EPAの生理作用の一面が説明できるようになった[10]．リノール酸酸化体は白血球遊走活性，細胞増殖活性，ミトコンドリア障害など，様々な活性を示す．リン脂質の過酸化体では溶血活性，血小板凝集，好中球活性化，スカベンジャー受容体の発現などの生理活性が知られている．

表4.2　冠動脈疾患患者の酸化LDL量

対象	冠動脈疾患患者	健康患者
患者数	67	181
年齢	59.8 ± 7	52.8 ± 7
酸化LDL（μg／dl）	20.1 ± 1.1	11.2 ± 3
総コレステロール（mg／dl）	196.6 ± 37	197.7 ± 33.0
HDLコレステロール（mg／dl）	43.0 ± 12	50.8 ± 12.8
トリグリセリド（mg／dl）	144.4 ± 64	112.0 ± 58.8

2．過酸化脂質と疾病に関する私たちの研究

1）EPAとがん発症抑制

魚油に含まれるn-3系脂肪酸にがん細胞の増殖を抑制する作用も有することが知られている．Azoxymethanで誘導される大腸がんの発生率はEPAで飼育したラットではn-6系脂肪酸であるリノール酸で飼育したラットに比較して，約50％に減少した[11)]．N-nitroso-N-methylureaで誘導した乳がんの実験においても，EPA群はリノール酸群に比較して，乳がんの発生率は約30％に減少した[12)]．哺乳動物ではEPAやDHAは必須脂肪酸であるγ-リノレン酸（n-3系脂肪酸）を摂取することにより生合成されるが，脂肪酸合成の基質であるアセチルCoAからは生合成されない．線虫のn-3系脂肪酸合成酵素の遺伝子をマウスに導入し，EPAの生合成活性を付与したマウスでは各組織のEPA含量は増加する．このトランスジェニックマウスにメラノーマ細胞や結腸がん細胞を移植すると，がん細胞の増殖はコントロールのマウスに比較して，抑制された[13)]．EPAや魚油で飼育したラットやマウスのがん細胞の増殖の抑制機構は不明であったが，最近，ヌードマウスを用いた検討から，その機構の一端が明らかにされた．魚油（n-3系脂肪酸）または大豆油（n-6系脂肪酸）で飼育したヌードマウスにヒトの乳がん細胞を移植したところ，魚油で飼育したマウスのがん細胞の増殖は大豆油で飼育したマウスに比較して，強く抑制された[14)]．EPAによる乳がん細胞の増殖の抑制はがん細胞の細胞死（アポトーシス）を誘導によることが明らかにされた．

アポトーシスは個体から不要になった細胞や有害となる細胞を除去するシステムである．アポトーシスは，発生過程ではヒトの胎児の指の水掻きやオタマジャクシの尾を脱落させることによって形態形成に寄与し，免疫系では異常リンパ球を排除して，正常なリンパ球を選択的に分化させる．がん細胞やウイルス感染細胞の排除過程もアポトーシスによる．アポトーシスによる自発的死の機構に異常が生ずると，がん，自己免疫疾患，エイズなどの疾患の発症原因になる．現在，様々な研究分野で，アポトーシスのメカニズムに

ついての研究が精力的に進められている．これまで多くのアポトーシスを誘導，抑制する因子が見出されており，アポトーシスのシグナル伝達の経路について明らかにされつつある．ミトコンドリアにはアポトーシスを実行，抑制する種々の調節因子が存在しており，アポトーシスの実行の調節に重要な役割を果たす細胞内小器官として知られている．特に，ミトコンドリア内に存在するシトクローム（cyt.c）やアポトーシス誘導因子（AIF）がミトコンドリアから放出はアポトーシスの誘導を決定的する過程であるが，実行因子がどのような機構でミトコンドリアから放出されるのかについては不明である．ミトコンドリアは活性酸素（ROS）を生成する最大の細胞内小器官である．腫瘍壊死因子によりアポトーシスを誘導すると，ミトコンドリア内のROSが発生し，その結果，アポトーシスが誘導されると考えられている．また，パーキンソン病の発症の一次的原因として，酸化ストレスによるミトコンドリア異常が考えられている．パーキンソン病患者の脳の黒質では，ミトコンドリアの電子伝達系の複合体の活性が低下しており，ラジカル，スーパーオキサイドなどのROSが発生している．ROSによる黒質の脂質過酸化が発症の要因になりうると考えられている[15]．

EPAがどのような機構で，がん細胞のアポトーシスを誘導するかについての研究はないことから，私たちはEPAによるアポトーシス誘導の機構，特にアポトーシス誘導の決定的過程であるミトコンドリアからのアポトーシス実行因子の放出，また，放出への過酸化脂質の関与の可能性について研究を行った．

2）EPAによるアポトーシス誘導の機構の研究

ラット好塩基球がん細胞（RBL2H3細胞）をEPAで処理すると，12時間で細胞死が誘導された．アポトーシスの指標であるDNAの断片化が見られたことから，EPAによる細胞の死はアポトーシスであることが示された[16]．n-3系脂肪酸であるDHAでもアポトーシスは誘導されるが，n-6系脂肪酸であるリノール酸，一価不飽和脂肪酸では誘導されないことから，この細胞の脂肪酸によるアポトーシスはn-3系脂肪酸によって誘導される（図4.6）．

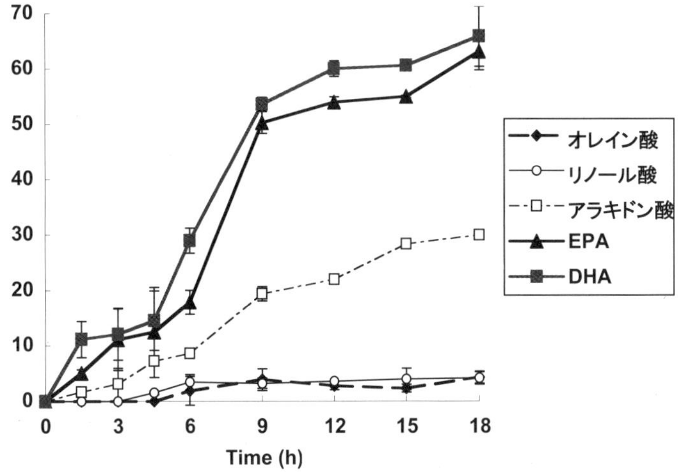

図 4.6　各種脂肪酸による細胞死の誘導

EPAによるアポトーシスの誘発の初期過程では，アポトーシスの実行因子であるcyt.cやアポトーシス誘導因子（AIF）がミトコンドリアから細胞質へ放出された．

細胞内カルシウム濃度はEPAの添加により，顕著に上昇した．細胞質のカルシウムの上昇に伴い，ミトコンドリア内のカルシウムレベルも上昇した[17]．さらに，EPAはミトコンドリア内の過酸化水素や脂質ハイドロパーオキサイドのレベルを上昇させた．細胞質のカルシウムのミトコンドリアへの流入を阻害するルテニウムレッドはEPAによるハイドロパーオキサイドの生成，および，アポトーシスの誘導を阻止したことから，カルシウムのミトコンドリアへの流入はハイドロパーオキサイドの生成，アポトーシス誘導に不可欠である．抗酸化剤であるMn-TBAPでスーパーオキサイド（O_2^-）の生成を阻止すると，アポトーシスは誘導されない．また，細胞内のリン脂質ハイドロパーオキサイドを還元する唯一の抗酸化酵素であるリン脂質ハイドロパーオキサイドグルタチオンパーオキシダーゼ（phospholipid hydroperoxide glutathione peroxidase, PHGPx）をミトコンドリアに高発現させたRBL2H3細胞では，EPAによるミトコンドリア内のハイドロパーオキサイドレベルの上昇，アポトーシスの誘導は強く抑制された．これらの結果はミトコンドリア内のO_2^-やハイドロパーオキサイドの生成がアポトーシスを誘導することを示している．高発現細胞では，EPAはミトコンドリア内のカルシウムレベルを上昇したが，アポトーシスは誘導されない．このことはミトコンドリアへのカルシウムの流入が直接アポトーシスを誘導するのではなく，アポトーシスは生成したハイドロパーオキサイドによって誘導されていることを示している．PHGPxの高発現によってアポトーシスが抑制されたことは，PHGPxの基質であるリン脂質のハイドロパーオキサイドがミトコンドリアからのアポトーシス実行因子の放出に関与していることを示している．

これらの結果をまとめると，EPAによるアポトーシスの誘導の経路は，次のように考えられる．①ミトコンドリア内のカルシウムレベルの上昇，②カルシウムによるO_2^-や過酸化水素などのROSの発生，③ROSによるリン脂質ハイドロパーオキサイドの生成，④アポトーシス実行因子のミトコンドリアからの放出，⑤アポトーシスの始動，⑥細胞死への誘導．

ミトコンドリア内のPHGPx高発現細胞はEPAのみならず，紫外線照射，スタウロスポリン，デオキシグルコースなどによるアポトーシスの誘導も強く抑制したことから，ミトコンドリア内の過酸化リン脂質の生成はアポトーシス実行の重要な過程であると考えられた[18]．

どのような過酸化リン脂質がアポトーシス実行因子のミトコンドリアからの放出に関与しているかについて検討した．cyt.cがミトコンドリアから放出されるためには2つの過程が必要となる．第一の過程では，ミトコンドリア内膜にゆるく結合しているシトクローム cの内膜から膜間腔への遊離，第二の段階では遊離したシトクローム c，膜間腔のAIFがミトコンドリアの外膜に存在するメガチャネルであるpermeability transition pore（PT pore）を通過して，細胞質に放出される過程である（図4.7）．この過程にミトコンドリアに特異的に存在するリン脂質であるカルジオリピン（図4.8）が関与していると考えられる．cyt. cはミトコンドリア内膜に緩く結合している．カルジオリピンはシトクローム cと高い親和性を持ち，cyt. cの内膜との結合のアンカーと考えられている．ATPとADPの交換タンパク質であるアデニンヌクレオチドト

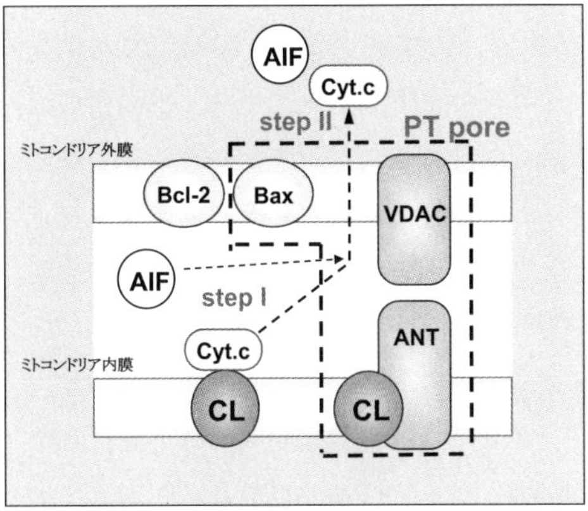

図4.7　シトクロームcのミトコンドリアからの放出過程
CL：カルジオリピン（cardiolipin）
Cyt.c：シトクロームc
AIF：アポトーシス誘導因子（apoptosis inducing factor）
ANT：アデニンヌクレオチドトランスロケーター
VDAC：電位依存陰イオンチャンネル（Voltage‑Dependent Anion Channel）
PT pore：Permeability transition pore（巨大チャンネルを示す）

ランスロケーター（ANT）はPTporeチャネルの開閉を調節に係るタンパク質である．ANTに結合しているカルジオリピンはANT活性発現に不可欠である．カルジオリピンは他のリン脂質に比較して，高度不飽和脂肪酸が多く存在しており，容易に酸化されやすい．そこで，過酸化カルジオリピンがシトクロームcのミトコンドリアからの遊離に関与しているかについて検討した[18]．非刺激の細胞ではカルジオリピンハイドロパーオキサイドは検出されないが，EPA刺激よりアポトーシスが誘導された細胞では，カルジオリピンハイドロパーオキサイドが検出された．cyt.cは，他のリン脂質に比較して，カルジオリピンに強い親和性を示したが，カルジオリピンハイドロパーオキサイドとの親和性は極めて弱いものであった．カルジオリピンハイドロパーオキサイドのANT活性への影響について，精製したANTタンパク質をリポソームに組み込んだ再構成リポソームを用いて検討した．カルジオリピンを含む再構成リポソームではANTの活性は発現したが，この再構成リポソー

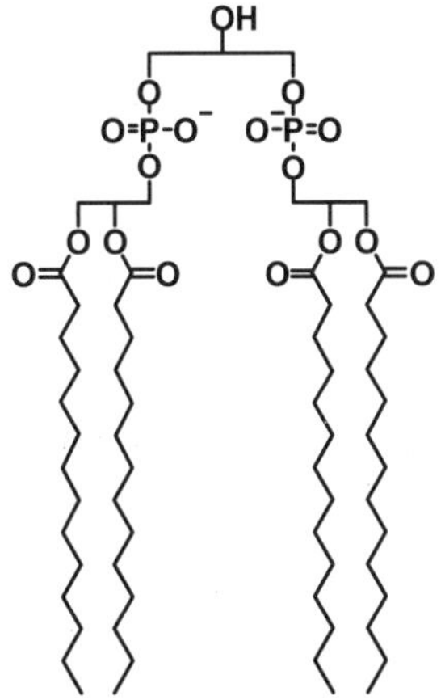

図4.8　カルジオリピン（CL：cardiolipin）

ムにカルジオリピンハイドロパーオキサイドを添加すると，ANT活性は消失した．ミトコンドリアでのカルジオリピンハイドロパーオキサイドの生成はANTを不活性化し，PT poreを開放すると考えられた．また，カルジオリピンハイドロパーオキサイドはミトコンドリア膜の安定性に大きな影響を与えた．カルジオリピンハイドロパーオキサイドを単離したミトコンドリアに融合させると，ミトコンドリア膜は極めて不安定となり，外界の刺激によって，容易に膨潤し，cyt.cやAIFなどのアポトーシス誘導因子が放出された．

これらの結果はEPAによるミトコンドリアの活性酸素レベルの上昇は高度不飽和脂肪酸に富むカルジオリピンを酸化し，ANTを不活性化，ミトコンドリア膜の不安定化し，ミトコンドリアからアポトーシス実行因子を放出し，アポトーシスを誘導することを示している（図4.9）．

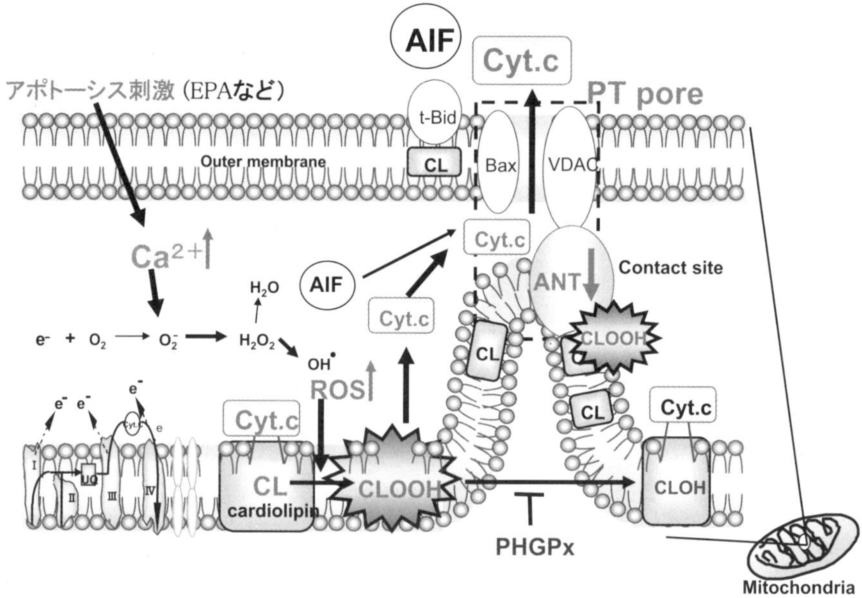

図4.9　過酸化カルジオリピンによるミトコンドリアからのシトクロームc, AIFの放出機構

3) 脂質過酸化と男性不妊症

リン脂質ハイドロパーオキサイドを消去する細胞内酵素であるPHGPxは他の組織に比較して，精子に非常に強く発現している．精子でのPHGPxの分布を抗体染色で調べたところ，PHGPxはミトコンドリアが局在しているミッドピース部位に存在していたことから，精子のPHGPxはミトコンドリアのPHGPxであった．精子の分化の過程では，異常な未分化の精子を除去するために，活発にアポトーシスが行われている．アポトーシスを制御するいくつかの因子の遺伝子を破壊，または高発現したマウスでは，いずれも精子形成に異常を生じることが報告されていることから，アポトーシスは精子の分化の過程で，重要な役割を果たしていることが知られている．アポトーシスを抑制する抗酸化酵素であるミトコンドリアのPHGPxが精子形成・機能異常を伴う男性不妊症に関与しているかについて検討した[19]．精子数の減少，精子の運動能の低下を伴う男性不妊患者の精子のPHGPxの発現を調べたところ，不妊患者73名のなかで7名に精子のPHGPxの発現が著しく低下していた．これらの患者の精子を電子顕微鏡で観察したところ，ミトコンドリアは膨潤しており，ミトコンドリアの明確なクリステ構造が見られず，明らかな形態の異常が観察された（図4.10）．WHOによる男性不妊患者の分類に従って，

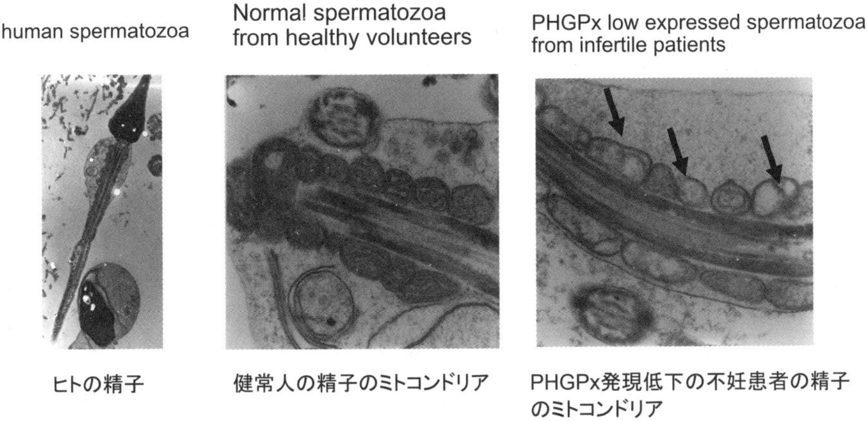

図4.10　精子のPHGPx発現が低下した患者のミトコンドリアの形態

男性不妊患者の分類を行ったところ，PHGPx発現低下のすべての7名の患者は精子数の少ない乏精子症，かつ運動能が低下した精子無力症の両症を有する重篤な男性不妊患者群に分類された．重篤な男性不妊患者群の約30％はPHGPx発現が低下しており，PHGPxの発現低下は重篤な男性不妊の発症の主な原因となることが明らかとなった．このことは，PHGPxの発現低下による過酸化リン脂質の生成が精子の分化・機能に大きな障害を引き起こすことを示している．

精子形成，機能へのPHGPxの関与をさらに明らかにするために，PHGPxのノックアウトマウスの作成を行ったが，胎生致死であり，解析することはできなかった．そこで，精巣のPHGPxを選択的にノックアウトしたマウスを作成した．精巣特異的にPHGPxを欠損したマウスの精子ではヒトの男性不妊患者で見られたミトコンドリアの形態異常，精子数，受精能の著しい低下が再現された．PHGPxにより精子の過酸化リン脂質の生成を制御することは正常な精子の形成過程，機能発現に不可欠であることが明らかとなった．

3．おわりに

健康志向の時代，食生活において，栄養素のなかでも脂質は大きな注目を集めている．わが国の脂質の過剰摂取の背景には食生活の欧米化にとどまらず，経済の発展，女性の社会進出，核家族化など，様々な要因がある．欧米では，健康維持への食の重要性についての認識が比較的定着している．一方，日本では，ファーストフードなどの高脂肪食品を多く，偏って摂取することは不健康な食生活であるとの認識が希薄であり，健康を志向する食生活の推進に逆行している．高度成長期に生まれた40代の成人の肥満などのメタボリックシンドロームが問題となっているが，現在の子供や若者たちが熟年となる20～40年後では，食による深刻な健康被害が危惧される．現在の歪んだ食生活の原因，また是正しなければならない理由として，社会的背景と健康面での問題点がある．社会的背景では，①外食や中食（弁当や総菜など調理済み食品の摂取）の普及によって，自分の好みの食品や料理を食べる偏食の傾向があり，栄養バランスがとれない一因となっている．②健康食品の普及の拡大に伴い必要な情報が不足している．③食品添加物，BSE，農薬など食の安全性に不安の解消のための適切な判断基準が国民で広く共有されていない．健康面では，①肥満の増加，②メタボリックシンドロームの増加，③朝食をとらないなどの不規則な食生活などがある．このような食に関する問題を改善するために「食育基本法」が定められた．この法律では，子供の教育だけでなく，あらゆる世代の国民一人一人が「食」に関する意識を高め，理解を深めて食に関する適切な判断を行う能力を身につけ，健全な食生活を実践できるよう，「食育」を推進することを目指している．こうした「食育」の活動が国民運動として広まれば，食の問題の改善は前進するであろう．

脂質の吸収を抑制，脂肪酸の分解を促進することを目的として，食物繊維，ジアシルグリセロール，植物ステロール，中鎖脂肪酸，大豆タンパク，キトサンなど，様々な特定保健用食品が市販されている．また，EPAやDHAを主成分とする食品，カプセルなども健康補助食品として販売されている．しかし，それぞれ自らの食生活を改善する努力もなく，安易に特定保健用食品を妄信し，依存する傾向に陥ることが懸念されている．

食品の脂質の過酸化では，加熱や酸化による食用油の変質が問題とされる．動物実験で，酸化脂質やその分解物であるアルデヒド類は毒性を示すことが報告されているが，日常の食生活での酸化油脂のヒトの健康への影響についての評価は充分されていない．また，現在，その毒性が懸念されているトランス脂肪酸においても，日本では欧米に比較して，摂取量が少ないとの理由で，表示の義務がなく，その毒性に関する情報の公開も少ない．劣化した食用油脂の小腸での吸収は低いこと，また，トランス脂肪酸の摂取量は少ないことなどの理由から，これらの変性脂質の摂取について，日本では，あまり関心を持たれていない．しかし，長期にわたって，これらの有害な脂質を摂取した場合の健康への影響については全く不明であり，緻密な摂取状況の調査や厳密な毒性評価を行うべきであろう．

肥満，高血圧，高脂血漿，糖尿病など内臓脂肪型肥満を原因とするメタボリックシンドロームでは体内の脂質の蓄積が元凶であることから，脂質の摂取量，摂取する脂質の種類に配慮することは，健康増進に大きく貢献することなる．EPAはがんの増殖を抑制する作用を有している．EPAの摂取の不足は血栓形成による心筋梗塞の発症だけでなく，がんの発症のリスクを高める危険性もある．

生体内で，酸化ストレスによって生成する過酸化脂質と疾病の発症との関連については，まだ研究の緒についたばかりである．生体は膨大な構造の異なる脂質の分子種によって構成されていることから，個々の脂質や過酸化脂質の分子種を解析することは容易なことではない．過酸化脂質が様々な疾病にかかわっていることは予想されるが，どの過酸化脂質分子がどのような疾病に関与しているかなどの分子レベルでの解析は，今後の研究の進展を待たなくてはならない．現在，高分離液体クロマトグラフィーと高精度質量分析計を用いて，様々な疾患での脂質分子種の変動を網羅的に解析（脂質メタボロミクス）し，疾病と脂質分子種の動態との関連についての研究が進行している．近い将来，どのような構造を有する酸化脂質がどのような疾病の発症・進展に関与するのか，その生成の生理的意義などについて，新しい情報が得られるものと期待される．

文献

1）Dyerberg J., Bang H. O., Stoffersen E., Mocda S. and Vane J. R.: Lancet 2, 117-119（1978）

2）Burr M. L., Fehily A. M., Gilbert J. F., Rogers S., Holliday R. M., Sweetnam P. M., Elwood P. C. and Deadman N. M.: Lancet. 30; 2（8666）, 757-61（1989 Sep）

3）白　台鴻・金田尚志：油化学，7851（1978）

4）Yagi K.: Chem. Phys. Lipids 45, 337-351（1987）

5）五十嵐脩・金田尚志・福場博保・美濃誠編集：過酸化脂質と栄養，p169-200，光生館（1986）

6）宮澤陽夫：現代医療，26，1457（1994）

7）Uchida K., Itakura K., Kawakishi S., Hiai H., Toyokuni S. and Stadtman E. R.: Arch. Biochem. Biophy., 324, 241-248（1995）

8) Itabe H., Yamamoto H., Imanaka T., Suzuki M., Kawai Y, Nakagawa Y., Suzuki A. and Takano T.: J. Biol. Chem., 271, 33208-33217 (1996)

9) Ehara S., Ueda M., Naruko T., Haze K., Itoh A., Otsuka M., Komatsu R., Mastsuo T., Itabe H., Takano T., Tsukamoto Y., Yoshiyama M., Takeuchi K., Yoshikawa J., and Becker A. E.: Circulation, 103, 1955-1960 (2001)

10) 有田　誠・磯辺洋輔：生化学80, 1042-1046 (2008)

11) Minoura T., Takata T., Sakaguchi M., Takada H., Yamamura M., Hioki K., Yamamoto M.: Cancer Res. 48, 4790-4794. (1988)

12) Takata T., Minoura T., Takada H., Sakaguchi M., Yamamura M., Hioki K. and Yamamoto M.: Carcinogenesis, 11, 2015-2019. (1990)

13) Wu M., Harvey K. A., Ruzmetov N., Welch Z. R., Sech L., Jackson K., Stillwell W., Zaloga G. P. and Siddiqui R. A.: Int. J. Cancer, 117, 40-348 (2005)

14) Christian A. Hudert., Karsten H. Weylandt., Yan Lu., Jingdong Wang., Song Hong., Axel Dignass., Charles N. Serhan. and Jing X. Kang.: PNAS 103, 11276-11281 (2006)

15) Saggu H., Cooksey J., Dexter D., Wells F. R., Lees A., Jenner P. and Marsden D.: J. Neurochem. 53 692- (1989)

16) Koumura T., Nakamura C., Nakagawa Y.: Free Rad. Res., 39, 225-235 (2005)

17) Koumura T., Nakamura C., Nakagawa Y.: Free Rad. Res., 39, 1083-1089 (2005)

18) Nomura K., Imai H., Koumura T., Arai M. Nakagawa Y.: J. Biol. Chem., 274, 29294-29302 (1999)

19) Imai H., Suzuki K., Ishizaka K., Ichinose S., Oshima H., Okayasu I., Emoto K., Umeda M. and Nakagawa Y.: Biology of Reproduction 64, 674-683 (2001)

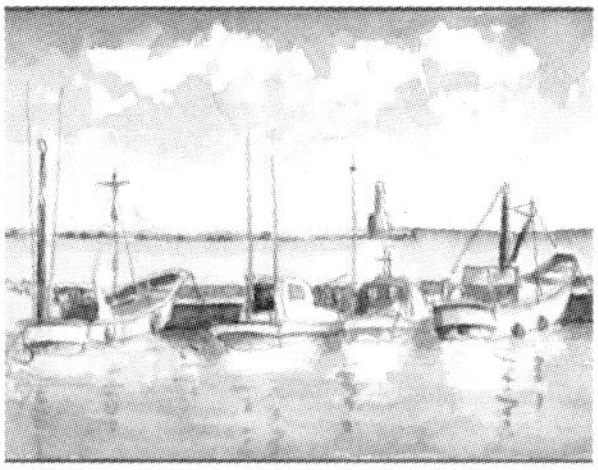

第5章
サルモネラおよびカンピロバクター食中毒―農の領域から―

中村政幸
北里大学獣医学部 教授

1. はじめに

わが国では，国内初のBSE（牛海綿状脳症）の発生以来，食の安全に対する関心が高まってきており，最近では食品の偽装問題が牛肉，豚肉，鶏肉をはじめチョコレートや饅頭など多くの分野で発覚している．しかし，これらの問題は，人が病気で入院するなどの実害がなかった（「輸入餃子」は犯罪の可能性もあり，食中毒とは別の問題と考えている）．一方，人の食品健康影響評価の観点からみると，食中毒では死者が出る場合もあり，その重要度は比較できないほど重い．私はこのように考え，食の安全に取り組んできた．

平成15年5月に成立した食品安全基本法の下，国民の健康保護を最優先に，科学に基づく食品安全行政を推進するため，規制や指導等のリスク管理を担当する厚生労働省や農林水産省等の行政機関（リスク管理機関）から独立して，科学的見地に基づき客観的かつ中立公正に食品健康影響評価を実施するため，7月1日に内閣府に食品安全委員会（以下委員会）が設置された．

今回は，2003年に設立された食品安全委員会の設立経緯とその食中毒に対する取り組み，また，現在食品安全委員会の微生物・ウイルス合同調査会で進行しているリスク評価の対象となっている「鶏卵のサルモネラ汚染」，「鶏肉のカンピロバクター汚染」について，農場での発生状況，その対策などについて述べる．

2．食品安全委員会からみたサルモネラ・カンピロバクター食中毒

わが国では，国内初のBSEの発生，輸入野菜の残留農薬問題など，食品の安全性を脅かす事件や，食品流通の広域化，プリオン等の危害要因の出現，遺伝子組み換えなどの新たな技術の開発などにより，食生活を取り巻く状況が大きく変化している．とくに，国内においてBSEが発生したことをきっかけに，食品の安全に対する国民の関心が高まるとともに，国民の健康の保護を最優先とする食品安全行政が求められることとなった．

1）食品の安全に係る最近の動向

(1) 食品に含まれる危害の多様化・複雑化

a) 利便性の追求に伴う危害の増大

相次ぐ新機農薬の開発，添加物やバイオ技術の応用，食のグローバル化による輸入食品の増大により，食品を取り巻く危害が増大している．米国では中国産の食品や調理器具・機器を使用しない生活は困難といわれるまでになってきており，最近の中国製品によるリスクをともなう多くの世界的事例は，まさにグローバル化による危害の増大といえる．

b) 新たな危害要因の発生

BSEや鳥インフルエンザなどに代表される人獣共通感染症のヒトへの感染が増加している．また，動物において半ば常在化しているカンピロバクター

や大腸菌O-157などによる食中毒の増加が顕著になっている.

c) 分析技術の向上

検出感度が上昇し,「ゼロ残留」が非現実的になり,ポジティブリスト制度で対応せざるを得なくなってきている.

(2) 世界の動向

a) 食品安全に関する国際的な考え方

食品の安全に「絶対はなく,リスクの存在を前提にして制御する」という考え方が一般的になっている.

b) WTO衛生動植物検疫措置の適用

1995年に本措置の適用に関する協定が締結され,加盟国はリスク評価に基づく,国際整合性と透明性が確保された一定の手続きにしたがった規則を確保する必要があるとされた.

c) 世界の動向

FAO／WHO合同食品規格委員会(コーデックス委員会)が,食品の安全性の問題に関する国内法を制定・改廃する際に,リスク分析の原則の採用を奨励する勧告を決議し,世界各国は,以下のように2000年前後に相次いで食品安全に関する新しい機関を設立した.

フランス:食品衛生安全庁(1999年),EU:欧州食品安全機関(2002年),ドイツ:連邦リスク評価研究所(2002年),日本:食品安全委員会(2003年)

d) FAO／WHO合同食品規格委員会

一般には国際食品規格委員会,またはCAC(Codex Alimentations Commission)とよばれ,日本は1966年に加入,国際的協調が必須となった.

目的:①消費者の健康を守り,②公正な食品防疫を確保し,③食品防疫の促進を図る.

規格:総会で採択された規格は,各国政府に求められる.食品の安全確保の基本的プロセスとしてリスクアナリシスを導入し,リスクベースとサイエンスベースを基本にする.

2）わが国でのBSE発生から委員会設立まで

2001年9月10日に動物衛生研究所でわが国初のBSE陽性牛を確認した．わが国におけるBSE発生の原因としては，BSE侵入などに対するリスク評価が不十分であること，具体的には，1996年のWHOによる変異型CJDに関する警告や肉骨粉の輸入禁止に関する警告を軽視したこと，「日本の牛がBSEに感染している可能性が高い」との評価を行ったEUにリスク評価の中断を要請したこと，危機管理マニュアルがなかったことなどが指摘された．

これ以降，反芻動物由来蛋白の牛への給与禁止，牛の特定危険部位（舌およびほほ肉を除く頭部，脊髄，回腸遠位部）の消却，さらには2001年10月18日に世界的に類を見ないBSEの全頭検査が開始された．

その後，2001年11月に，厚生労働大臣および農林水産大臣の私的諮問機関として「BSE問題に関する調査検討委員会」が発足し，2002年4月に「BSE問題に関する調査検討委員会報告」が提出された．その要約は以下のとおりである．

「BSE問題に関する調査検討委員会報告」

・危機意識の欠如と危機管理体制の欠落
・生産者優先・消費者保護軽視の行政
・政策決定過程の不透明な行政機構
・農林水産省と厚生労働省の連携不足
・専門家の意見を適切に反映しない行政
・情報公開の不徹底と消費者の理解不足

行政当局にとっては厳しい内容となっているが，これを契機に行政側は内閣府を中心に委員会の設立に動き出した．まず，2002年4月に「食品安全行政に関する閣僚会議」を開催し，同年6月内閣官房に委員会（仮称）設立準備室を設置し，2003年2月7日に「食品安全基本法」を国会に提出し，同年5月16日に参議院本会議において可決・成立，同年7月1日施行となった．

3）食品安全基本法の基本理念

(1) 基本理念

a) 国民の健康の保護が最も重要であるという基本的認識の下に，必要な措置が行われること.

b) 食品供給の各段階（いわゆるフードチェーン・アプローチであり，生産段階から加工→流通保存→調理・消費に至る各段階）において，安全性を確保すること.

c) 国民の健康への悪影響が未然に防止されるようにすることを旨として，国際的動向および国民の意見に十分配慮しつつ科学的知見に基づいて必要な措置が行われること.

(2) 委員会の組織と役割

a) 組織

国会で承認された7人の委員と表5.1に示した部門があり，各評価グループの調査会にはそれぞれ10～15人程度の専門委員（農水省，厚労省の研究機関所属職員，国公私立大学の教授等）がおり，総勢200人を越え，それぞれ時の内閣総理大臣から任命される.

（筆者の意見：委員会の職員の内，正規の職員は7人の委員のみといわれている．他の職員には農水省，厚労省，出身の国家公務員および畜産行政や衛

表5.1　食品安全委員会の構成

調査会専門委員（延べ200名余）
食品安全委員会委員（7名）　事務局（54名）

- 企画
- リスクコミュニケーション
- 情報・緊急時対応
- リスク評価
  - 化学物質系評価グループ
    （食品添加物，農薬，動物用医薬品，器具・容器包装，化学物質・汚染物質等）
  - 生物系評価グループ
    （微生物・ウイルス，カビ毒・自然毒等，プリオン（BSE等））
  - 新食品等評価グループ
    （遺伝子組換え食品，新開発食品，飼料・肥料等）

生行政にかかわる地方公務員等がなっており，数年後には本籍地に戻っている．したがって，委員会専属の職員や専門委員がほとんどいないことを示している．将来的には委員会専属の職員による業務の遂行，および専属の付属研究所の設立が必要であろう．）

b）役割

委員会が目指す新たな食品安全行政は，リスク評価（食品健康安全評価），リスクコミュニケーションの実施および緊急時への対応である．最も重要なリスク評価では，おもに農林水産省と厚生労働省から評価の要請を受けて実施する場合が多いが，委員会が自ら評価を実施し，両省に対して勧告することもできるようになっている．

c）関連する法律

食品に関する法律に関係する事項，改廃について，各省庁は委員会に諮問し了解を取る必要がある．なお，動物用医薬品を扱う薬事法において，食品になる家畜（馬も含まれる）は対象となるが，食品にはならない犬，猫等の愛玩動物は対象外である．

4）委員会が自ら実施する食中毒対策

(1) 背景

委員会が自らの判断でリスク評価を行う場合，その判断に当たっては，①国民の健康への影響，②健康被害要因等の把握の必要性，③国民の食品健康影響評価に対するニーズを考慮することとしている．

一方，わが国で発生している食中毒事件は，2005年（当時）に1,545件，患者数27,010人（うち死者7名）であり，近年ノロウイルス食中毒，カンピロバクター食中毒の増加，あるいはサルモネラ食中毒での少女の死亡などがみられ，これらの対策が重要な課題になっていた．このような状況から，2006年12月16日に委員会は自ら食中毒対策を実施することを決定した．

(2) 検討リスクプロファイル

委員会は平成18年10月19日に，微生物・ウイルス合同専門調査会においてとりまとめられた次の9の食品―微生物の組み合わせに関するリスクプロファイルを了承・公表した.

①鶏肉を主とする畜産物中のカンピロバクター・ジェジュニ／コリー，②牛肉を主とする食肉中の腸管出血性大腸菌，③鶏卵中のサルモネラ・エンテリティディス，④カキを主とする二枚貝のノロウイルス，⑤非加熱喫食調理済み食品・魚介類中のリステリア・モノサイトゲネス，⑥鶏肉中のサルモネラ属菌，⑦生鮮魚介類中の腸炎ビブリオ，⑧二枚貝中のA型肝炎ウイルス，⑨豚肉中のE型肝炎ウイルス

さらに，委員会は，微生物・ウイルス合同調査会において上記9案件の中から優先順位の高いものとして選定した4案件（①から④まで）を了承し，各専門調査会の下に項目ごとに検討グループを設置の上，食品健康影響評価の実行可能性・方向性について検討を行うこととした.

5）鶏肉を主とする畜産物中のカンピロバクター・ジェジュニ／コリー

(1) 養鶏場での衛生管理，食鳥処理場での汚染鶏と清浄鶏の区分けおよび調理を中心に，汚染率の減少を指標として想定される対策を講じた場合の効果を推定する方向で，リスク評価を実施することが可能である.

(2) カンピロバクターについては，用量―反応曲線の入手は困難であるが，発症菌数が少なく，食鳥処理場から食卓までの間，食材中で菌がほとんど増殖することがないため，汚染率を指標として以下のような評価を行うことが可能と考える.

a) 養鶏場での鶏のカンピロバクター感染率が高いというデータを基に，この段階での管理の徹底が重要であることを示し，当該感染率の低減を指標として評価を行うこと.

b) 古くから問題になっている食鳥処理場内での交差汚染防止の重要性を示すとともに，食鳥処理場において汚染農場，非汚染農場由来鶏を別々に処理するなど，食鳥処理場での汚染率の低減を指標として評価を行うこと.

c) 鶏肉の食べ方や不適切な調理方法等がカンピロバクター食中毒の原因となっていることから，加熱の徹底等，消費者教育の重要性を地方自治体の食

中毒事例報告とを基に示すとともに，リスクの低減効果について評価を行うこと.

(3) その他の意見

a) 当該感染率の低減を指標として評価を行う場合，養鶏場経営者の経済的負担が増えることから，当該汚染率の減少を行うためには，リスク管理機関の役割が相当大きくなると考えられる.

b) 汚染養鶏場と非汚染農場が明確に区別できるのであれば，食鳥処理場の処理ライン又は処理時間を分けることも考えられる.

6) 鶏卵中のサルモネラ・エンテリティディス

(1) 現時点では，鶏卵の生産から消費までの各段階におけるリスクに及ぼす要因に関する情報が不足しており，リスク評価は困難であり，引き続き情報収集に努めることが必要である.

(2) 鶏卵の汚染率増加が本菌による食中毒の大きな要因であり，かつ，管理措置が可能と考えられる農場段階での対応が重要である.

(3) 輸入検疫体制の見直しに係る科学的・統計学的な検証を実施，および種鶏の衛生管理の徹底等による採卵鶏のサルモネラ感染率の低減効果の推定について今後検討することが必要と考えられる.

(4) 鶏卵の流通に関し，卵問屋を中心とした経路は複雑であり，透明性が必要である（筆者による追加).

所感

自らの判断で食品健康影響評価を行うために，まず食品—微生物の組み合わせに関するリスクプロファイルをとりまとめ，本稿に示すように「鶏肉のカンピロバクター」ではリスク評価を実施,「鶏卵のサルモネラ・エンテリティディス」では情報不足でリスク評価は実施せず引き続き情報収集に努めることとなり，この間，約1年半を費やした．ここまでのとりまとめは，委員会として公表義務があるので，常時ホームページで公開するとともに，2007年6月22日東京（日本青年館）と2007年6月25日大阪（グランキューブ大阪）

で意見交換会を開催した．しかし，ここまではまだ序盤戦で，これから正念場を迎えることとなる．

これまでの経緯で筆者の予想に反したことは，情報の不足するリスク要因がかなり多かったことである．このような情報不足によって「鶏卵のサルモネラ・エンテリテイデイス」でのリスク評価は「お預け」になった．本件ではカンピロバクターとは異なり，農水省や厚労省においてすでに規制を設けており，筆者も20年の経験があり，当初リスク評価を実施するにあたりこのように情報が不足しているとは思わなかった．しかし，よく考えてみると，図5.1に示すように，畜産食品の生産から消費までの工程で法律が及ばない部分，すなわち「ブラックボックス」が存在しており，種鶏場や採卵養鶏場あるいは卵の流通に関しては，公的機関の調査が及ばない場合が多く，その結果，情報不足となるリスク要因が多くなっていた．今後，「鶏卵のサルモネラ・エンテリテイデイス」でのリスク評価を実施するためには，このブラックボックスの中身を一つ一つ明らかにし，生産段階から消費段階までにおける情報不足をなくさなければならず，そのためには当該諸団体等とのヒアリングを含めかなりの困難な作業を伴うものと考えている．

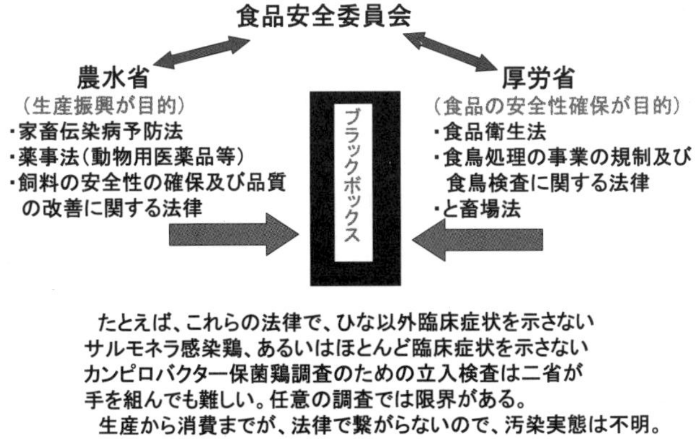
食品安全委員会
農水省
(生産振興が目的)
・家畜伝染病予防法
・薬事法(動物用医薬品等)
・飼料の安全性の確保及び品質の改善に関する法律
ブラックボックス
厚労省
(食品の安全性確保が目的)
・食品衛生法
・食鳥処理の事業の規制及び食鳥検査に関する法律
・と畜場法
たとえば、これらの法律で、ひな以外臨床症状を示さないサルモネラ感染鶏、あるいはほとんど臨床症状を示さないカンピロバクター保菌鶏調査のための立入検査は二省が手を組んでも難しい。任意の調査では限界がある。
生産から消費までが、法律で繋がらないので、汚染実態は不明。

図5.1　畜産食品の生産・流通・消費までに関する法律

3. 鶏卵のサルモネラ汚染

はじめに

わが国では，産卵鶏の母鶏にあたる種鶏を，毎年100万羽程度輸入し，採卵鶏を育成し，卵を産ませ食用に利用している．この輸入種鶏が *Salmonella* Enteritidis（SE）に汚染されたため，このSEの介卵感染性によって次世代の採卵鶏が汚染され，その採卵鶏が産んだ卵が汚染され，1989年以降SE食中毒が大発生し，社会的な問題になった．1990年代における食中毒の事件数として，サルモネラは腸炎ビブリオと首位を争っていたが，農水省や厚労省が，それぞれ，輸入検疫の強化，卵の賞味期限の表示などの対策を実施し，また，農場レベルでも種々の対策を実施したため，2000年以降は減少し，ここ数年は首位を争っているカンピロバクター，ノロウイルスに比べて著しく減少している．

1）生産段階

(1) 鶏卵生産の概要

世界に数千羽と言われているエリートからコマーシャル採卵鶏および鶏卵までの生産の流れは以下のようになっている．

エリート鶏→原原種鶏→原種鶏→種鶏→コマーシャル採卵鶏→鶏卵→消費者

（たとえば，肉用鶏では1羽のエリート鶏の雄と10羽の雌から最終的には5万トンの鶏肉が生産される．これは数千万羽のコマーシャル肉用鶏の生産を意味する．）

わが国にはこのようなエリート鶏はほとんど存在せず，原種鶏，種鶏を毎年100万羽程度輸入しており，さらに種鶏を購入した種鶏場で育成されコマーシャル採卵鶏の種卵を産む．この種卵が孵卵場でふ化され，育雛場（0～9週齢），育成場（10～17週齢），採卵養鶏場（18～105週齢）と移動する．産卵開始は20週齢時頃で，30週齢頃には産卵ピークを迎えるが産卵率は加齢と共に徐々に低下するので，70週齢前後に誘導換羽を1回実施するのが一般的である．誘導換羽とは10日間程度絶食させると，その後の産卵率が上昇するので，その経済的効果が大きいとされている．

なお，採卵養鶏場では日齢の異なる数ロットの鶏群によるローテーション制を採用している場合が多く，産卵率が低下したロットは順次更新される．また，採卵鶏舎は閉鎖系のウインドウレス鶏舎が多く，現在では大手における開放鶏舎は少ない．

(2) 汚染ひなの輸入

1980年代前半にエリート採卵鶏の一部がSEに汚染され，これらの汚染鶏を処分すると世界的な採卵鶏の供給不足になるため処分せずに治療したらしいが，結局SEフリーにできず，結果としてそれらの後代鶏がインエッグの介卵感染によって次々に汚染され，このような汚染原種鶏，種鶏ひなが世界中に輸出された．

一方，わが国において，1988～1989年に英国から輸入された3群の肉用鶏ひなの検疫中にSE（ファージタイプ4）感染が発生し，うち1群は全淘汰されたが，他の2群は解放された．また，1990年に輸入種鶏から *S.* Anatum が検出され投薬された．1996年にも輸入種鶏からSEが分離され全羽淘汰された．

なお，着地検疫においては，ひなに臨床的な異常がなくても，着地検疫時のサルモネラ検査法の規程に基づいて敷料などの検査試料についてロット毎にサルモネラ検査が実施されている．（農林水産省は1991年11月1日以降，SE，*S.* Typhimurium（ST）を初生ひなのサルモネラ検査対象として，輸出国に対し検疫証明書添付と着地検疫による感染ひなの淘汰ないしは返送を通達）

(3) ふ化時，飼育時の感染

インエッグの介卵感染（数千個に1個程度），環境由来，さらに飼育時における種々のストレスが原因とされている．なお，産まれたてのひなの腸管は無菌的であり，1個のサルモネラの経口感染によっても致死的である．このような感受性の非常に高い時期は，外界での抵抗性が強く環境中に潜んでいる可能性のあるサルモネラに感染しやすい．このような時期を過ぎ腸内細菌叢が形成され始めると経口感染を受けても無症状で保菌鶏となる場合が多い．

一方，飼育中に種々のストレスを受け，SEに感染しやすく，あるいは感染していれば感染が増悪する[1]．ストレスとしては暑熱，寒冷，社会的（鶏舎に他のロットが導入された時），輸送，他の病原体との複合感染，一時的断餌・断水（管理上のミス），誘導換羽，産卵開始（20週齢時頃の産卵開始時期には，ホルモンバランスが崩れたりして，サルモネラに対する感受性が高まり，感染鶏では感染が増悪する）などが知られている．

（農林水産省は孵卵場等養鶏施設における衛生対策指針（1992），採卵養鶏場におけるサルモネラ衛生対策指針（1993）を設定し，家畜伝染病予防法の改正でSE，STなどのサルモネラ症を届出伝染病とした（1998）．業界団体の日本養鶏協会も「採卵養鶏場におけるサルモネラ対策指針」を設定し（1998），清浄ひなの導入や飼料の給与，一般衛生管理に加えて汚染養鶏場における誘導換羽の中止を要請している．2004年9月1日に「飼養管理基準に係る指導指針」を策定した．さらに，農林水産省は種鶏場，孵卵場および採卵養鶏場における総合的な衛生管理対策を示し，生産段階における鶏卵のサルモネラ汚染を防止するため，2005年1月26日に「鶏卵のサルモネラ総合対策指針」を設定した．）

（4）採卵鶏農場由来卵のSE汚染率

米国で1992～1994年までに実施されたペンシルベニアSEPP（SE Pilot Project）では，738,000個を調べ，1万個中2.75個であった（10～20個プール卵で陽性なら1個陽性とした[2]．また，1994～1995年に米国カルフォルニア州南部のSE汚染採卵鶏群における調査（20個プール卵2,512検体，総数70,240個）でも1万個当たり2.28個とほぼ同様であった[3]．米国の2000年の報告では，1年間に生産されるSE汚染鶏卵は0.005％と推定されている[4]．

実験的な経口感染産卵鶏における大部分の新鮮汚染卵中のSE菌数は，卵黄あるいは卵白1 ml当たり1個以下であった[5]．すなわち，鶏卵1個当たり数10個である．

(5) SE経口感染試験による鶏卵の汚染率

わが国における食中毒食品由来株3株，食中毒患者由来株18株，鶏由来2株，計23株では7株では6.74％，4.00％，3.67％，1.90％，1.20％，1.15％，0.86％の汚染率であったが，残りの16株では陰性であった[6].

(6) 誘導換羽の影響

SEPPでは，誘導換羽前後の汚染率はそれぞれ0.0140％，0.0630％と誘導換羽によって汚染率は増加した[2]. なお，断餌しない誘導換羽飼料も開発されている.

(7) 採卵養鶏場のSE汚染率

家畜保健衛生所や食肉衛生検査所がそれぞれ単独で1992～1998年に実施した1道9県の調査をまとめると，平均15％の採卵養鶏場が汚染されていた. ある機関による4,500戸の採卵養鶏場の約10％の調査で，養鶏場のSE汚染率は1995年には8.5％であったが，2001年には3.5％に低下した. 現在では2～3％と推察される.

日本養鶏協会[7]によって2005年に実施された1府1道38県の203採卵養鶏場の調査で48株のサルモネラが分離されたが，SEは分離されなかった（任意の検査なので，自信のある養鶏場が調査に協力したかもしれない).

(8) 感染機序

インエッグの介卵感染と，環境（汚染飲水，媒介動物（汚染飲水，ネズミ，犬，猫，甲虫など)，気道感染）由来感染などが報告されている[8]. これらによる感染の機会は上記のストレスによって増加し，感染鶏では感染が増悪する. なお，一般にウインドウレス鶏舎（30／60陽性率50％）は開放鶏舎（23／139（16.5％）よりサルモネラに汚染されているとする報告はある[7]. 換気やストレスなどの影響，自然光による殺菌などが考えられている.

2) わが国の採卵養鶏場における対策

清浄ひなを導入し，一般的な飼育管理は「採卵養鶏場およびGPセンターにおけるHACCP方式による衛生管理」[9]を遵守する.

(1) ワクチン等の対策資材

1998年からサルモネラ不活化ワクチンワクチンが使用されている[10, 11]．効能・効果はSEの排菌抑制である．現在の接種率は40％程度といわれている．また，サルモネラに非常に感受性の高いふ化直後のひなには，成鶏の盲腸内容の嫌気的培養物あるいはその希釈液を投与し早期に腸内細菌叢を形成させ，後から感染するサルモネラを競合的に排除する製品も使用されている[12]．さらに，生薬（ガジュツ）の飼料添加[13]，生菌剤[14]などが使用されている．なお，抗菌剤は，損耗の激しい時には使用され，損耗防止には有効であり排菌も無くなるが，投与を中止すると投与前に排菌され周囲を汚染したサルモネラに食糞などによって再感染するため推奨されていない．

(2) ワクチンによる効果

米国SEPPにおける鶏卵汚染率は，ワクチン接種19群由来193,000個中7個，ワクチン非接種42群由来卵135,000個中12個であった．ワクチン接種は衛生的な管理を実施している2企業経営であり，結論を導くには不十分ではあるが，ワクチン接種は汚染卵軽減の可能性がある[8]．

わが国において1990年代初期に実施された調査で，ワクチン接種群由来液卵はワクチン非接種群由来液卵に比べてSE汚染率は低かった[15]．なお，サルモネラ不活化ワクチンの排菌抑制効果は報告されている[16, 17]．介卵感染抑制効果については，SEの経口攻撃では対照群における鶏卵の汚染率が極端に低く試験が成立しないので言及できない．SEの静脈内攻撃，腹腔内攻撃，介卵感染能力を有する（約30％）ひな白痢菌（O9群）を用いた経口攻撃では，ワクチンが汚染卵産出を有意に低下させることは報告されている[18]．

日本では，ワクチン使用（1998年1月認可）と賞味期限の表示（1998年）がほぼ同時期に始まり，この頃からSE食中毒が減少しているので，SE食中毒の減少に対してどちらがより効果的であったかを論ずるには慎重を要する．このことに関しては，以下の意見が述べられている[19]．

当時のワクチンの販売量からみて全てのワクチンが接種されたとしても，その接種率は全産卵鶏の約10％程度に過ぎず，また，ワクチンの汚染卵産出防止効果は約50％程度であることなどから，2000年以降のSE食中毒の減少には，鶏卵の賞味期限の設定・冷蔵保管などを柱とした鶏卵の流通規制と養鶏場における検査の励行，消毒の徹底など衛生管理の推進によるSE汚染卵の産出・流通の軽減効果が大であったと考えられる．因みに，英国における鶏のSE感染症の発生件数は，下記のように 1993年に養鶏場の厳重な衛生管理とモニタリングの徹底を踏まえた認可制度（パスポート方式）による「ライオン品質管理実施規定」が導入された翌年から半数以下に急減している．

3）英国，米国における対策

(1) 英国の対策[19]

1989年に農林漁業食料省が感染種鶏のみならず産卵鶏群の淘汰を含む強力な対策を実施した．1993年2月までの4年間に卵用種鶏20群，採卵鶏272群，ブロイラー種鶏88群を淘汰した．一方，1993年には英国の卵業協会が自主的にライオン品質管理実施規定（Lion Quality Code of Practice）を設定し，約75％の農場が参加した．この規程に合格した鶏群には登録証明書が交付される．

採卵鶏群，育成群の衛生管理には，農場施設の消毒，ネズミ・野鳥の防除対策，強制換羽の禁止などが規定されている．1998年の改訂ではすべての採卵鶏群に SEワクチンの接種が義務づけられた．農場では，鶏卵は20℃以下で保管し，鶏卵の生産記録と鶏卵の取り扱いに関する記録を保管する．GPセンターでは飼育方法によって（放飼，舎飼，ケージ飼育など）によって包装資材を色分けし，包装には産卵日齢，飼育方法，農場名などを表示し，卵殻表面には賞味期限と赤ライオンマークを表示する．鶏卵はすべて20℃以下で流通され，賞味期限は産卵日から21日以内とされている．すべての登録施設では自主的なサルモネラ検査のほか，協会が認定した第三者機関による無作為抽出，時には予告無しの検査を受ける．この検査で不合格と認定された施設は，期限内に適切な処置を行わないと失格となり，赤ライオンマークを使用できなくなる．

英国では以上のような官民一体となった厳格な防除対策により鶏の SE感染症，ヒトの SE食中毒は減少した．

(2) 米国の対策[20)]

1991年のSE緊急全国廃鶏調査，SEPP（1992～1994年）により養鶏場の深刻な汚染実態が明らかにされ（廃鶏のSE汚染率は，1992年27％，1995年45％），1994年に農務省のSE防除対策が改定された．また，ペンシルベニア州などの鶏卵生産地帯では鶏卵品質保証規程が設定され，業界，州政府機関，大学などが協力してSE防除対策を推進している．さらに，2001年6月から全米で殻付卵の低温（7.2℃）流通規制が施行された．さらに，1999年12月にクリントン大統領のアクションプランが策定され，1998年のSE食中毒の発生を基準として，2005年までに半減，2010年までに撲滅することとした．この計画は二つの戦略から構成されており，戦略1は農場におけるSE検査により感染鶏群を摘発し，その卵を加熱加工用へと転換する方法（米国ではこのように公表されたSE汚染鶏舎の存続が可能である．しかし，わが国ではSE汚染鶏舎と公表すると，鶏卵の販路を失い，その後の存続はできなくなるので，自分の養鶏場のSE汚染を公表しづらいと聞く），戦略2はGPセンターや鶏卵処理場での殻付卵の殺菌処理方法の検討である．

4）鶏卵選別・包装施設および流通

(1) 鶏卵の流通経路[21)]

全国で生産される鶏卵の80％は，鶏卵選別・包装施設（grading and packing center : GPセンター）に搬入され，洗卵殺菌・乾燥・検卵された後，選別・包装されパック卵として，直接量販店や小売店に向けて配送されるものと，問屋に配送されるものがある．さらにダンボール箱に詰められ箱詰卵としてホテルや給食センターなどの飲食店や製菓・製パン業などに配送されるものと，パック工場に送られパック卵として量販店や小売店に配送されるもの，さらに問屋を通して各店に配送されるものなど様々な経路がある．農場からGPセンターで処理され出荷されるまでの経過日数は通常1～2日であるが，パック工場や卵問屋で数日間保管される場合もあり，消費者に渡るのは数日あるいはそれ以上の場合もある．

なお，農場で集卵された卵は，インライン方式では，そのまま同じ敷地内の直結したGPセンターへ自動的にベルトコンベアで搬入される．その他の場合（オフライン方式）は専用のコンテナトレイあるいはダンボール箱に詰められ運搬車で近場のGPセンターへ運ばれる．

他方，農場で生産された鶏卵の約20％は割卵工場で割卵され，液卵としてマヨネーズの原料や各種製品の原材料として用いられている．割卵工場の多くはGPセンターに併設されているが，消費地型割卵工場では需要と供給のバランスによっては箱詰卵（正常卵）も使用される場合があるので，産地型割卵工場に比較し，産卵後の保管日数の長いものが用いられる傾向がある．以上のように鶏卵の流通経路は複雑である．

5）流通段階での鶏卵の汚染率

(1) SEインエッグ汚染卵

SEのインエッグ介卵感染は数千個に1個の割合で生じその菌数は数10個とされているが，このような汚染卵は直接消費者に渡るので，流通時の温度やその経過時間が問題となる．鶏卵内に接種された少数個のSEの増殖に関しては，20℃以下で保存すれば，3～4週間は増殖しないとの報告[15]がある（一方では，16℃や21℃における増殖の報告[22]もある）ので，流通において20℃を超えなければ問題にはならないであろう．なお，最近，20℃以下の保存であれば6週間は増殖しないとの報告[23]があり，これは前文を後押しする成績である．

以上より，夏場の高温多湿時の流通には注意する必要がある．すなわち，夏場に20℃を超える流通過程には，鶏舎からのインライン方式ではGPセンターまでベルトコンベアで運ばれる時間，トラックでの輸送時間（冷やしすぎて到着後の流通センターとの温度差が5℃以上になると鶏卵表面に結露を生じるため，30℃以上の外気温で輸送する場合に問題），その他空調施設のない保管場所で外気温と同じ温度で保存される場合などがある．

(2) GPセンターにおける汚染率

1995～1998年に実施された調査で，未殺菌液卵の汚染率は9／59（15.3％），GPセンターのプール破卵あるいは糞便汚染卵では，それぞれ3／34（8.

8％)，10／58（17.2％）であった[24)].

(3) 市販パック卵のSE汚染率（高率汚染の例）

2003年11月初旬，埼玉県でSEによる家庭内食中毒が発生した．卵かけ納豆ご飯を食した家族3人が罹患した．残っていた冷蔵庫保存のパック卵6個を調べたところ，2個からそれぞれ8.8×10^4個／g，＜300個／100 g（MPN）のSEを検出した[25)]．このパック卵10個中3個がSEに汚染されていたことになり，鶏卵の汚染頻度としては類をみない極端な高率であった．このような場合，採卵養鶏場で大きな感染あるいは何か大きなストレスを与えた可能性がある．的確な情報が得られれば，対策に大いに貢献できる．なお，採卵養鶏場は隣県と聞く．

(4) SEオンエッグ汚染卵

日本ではGPセンターで洗卵殺菌・乾燥・検卵を実施しているので，オンエッグ感染は除去できるであろう．

まとめ

「鶏卵のサルモネラ汚染」については，これまで経験のない鶏卵のサルモネラ汚染であり，死者も発生しテレビや新聞等のマスコミも騒いだため大きな社会問題となり，生産者は社会的制裁を受けた．その結果生産者の意識も向上し，農場の清浄化に努め，ワクチン接種，CE法の使用などに取り組んだ．一方，農水省，厚労省ではこれまで食中毒ではあまり例のない規制を次々に設け対応した．前者では輸入検疫の強化など，後者では鶏卵の賞味期限の設定などである．その結果，生産者の意識も向上し，SE食中毒は減少しつつある．日本，米国，英国における1996年から2005年までの，SE分離株数とその減少率を表5.2に示す．分離方法が国によって異なっているので，分離株数の直接的な比較では意味がないので，減少率で比較した．この10年間で日本は1／6に，米国では1／2，英国では1／3に減少しており，日本の減少率が際だっている．

わが国は世界に類のない鶏卵の生食文化を維持しつつ，欧米各国ほどは厳格ではない対策を実施しつつ，欧米各国と同程度のSE食中毒を減少させてい

表5.2　日英米における過去10年間のSE分離株

年	日	米	英
1996	3,830 (100)	10, (100)	17,850 (100)
1997	2,836 (74.0)	210 (93.7)	2,2254 (127)
1998	3,072 (80.2)	9,570 (68.8)	16,048 (89.9)
1999	2,874 (75.0)	7,024 (59.1)	10,454 (58.6)
2000	1,731 (46.0)	6,030 (52.3)	5,267 (29.5)
2001	1,510 (39.4)	5,343 (63.5)	10,491 (58.8)
2002	1,322 (34.5)	6,487 (55.2)	9,505 (53.2)
2003	1,413 (36.9)	5,634 (50.4)	9,785 (54.9)
2004	639 (16.7)	5,145 (48.1)	5,389 (30.2)
2005	653 (17.0)	4,914 (49.1)	6,677 (37.4)

（日：厚労省，米：CDC，英：PHSL）

ることに注目すべきである．

4．ブロイラー農場におけるカンピロバクターの疫学と対策

はじめに

Campylobacter jejuni（以後カンピロバクター）を原因とする食中毒が，1970年代後半にベルギーで報告されて以来，わが国や世界各国で多発してきている．わが国におけるカンピロバクターの食中毒事件数は，1995年位までは年間数十件に留まっていたが，検査法等の改良もあってと思われるが，1996年から爆発的に増加し，2001年にはそれまで第1位と第2位を争っていたサルモネラと腸炎ビブリオを抜き第1位となった．その後，2003年～2005年には第1位を維持し，2006年にはノロウイルスに僅かに及ばなかったが，2007年には再び第1位となった．以上より，カンピロバクター食中毒は現在では，わが国において最重要の食中毒原因物質となっている．これを反映してか，食品安全委員会では，各種食中毒のリスク評価の最初にカンピロバクターを取り上げ，現在リスク評価を実施中である．このカンピロバクターのヒトへの主な伝播源は，カンピロバクターに汚染されたブロイラー鶏肉（肝臓や砂肝も含む）の摂取であり，加熱不足はもとより，生で喫食することに

より，ヒトに急性胃腸炎を生じる．一方，ブロイラーはカンピロバクターには抵抗性で感染しても症状を示すことがない．すなわち，生産性にはほとんど影響を与えないため，生産者の意識は非常に低く，これがブロイラー農場での汚染を減少できない大きな原因となっている．そこで今回，新たな知見も加えて，農場でのカンピロバクターの疫学と対策について考察してみたい．

1）介卵感染性

1986年～1997年に発表された論文では介卵感染は否定されている場合が多い．Shankerら[54]は①本菌陽性14種鶏群由来ひなは出荷時の6週齢までカンピロバクターフリーであったこと，②実験的に卵殻侵入試験を実施し，成功しなかったこと，③卵白内にカンピロバクターを接種した種卵167個からふ化した12羽のうち2羽のみが陽性であったことから介卵感染を否定した．なお，Lindblomら[43]は異なった環境で飼育し，カンピロバクターに自然感染した状態を観察し，感染源として飲水や飼料は細菌学的に否定したが，介卵感染，ハエや他の昆虫の感染源としての可能性は残している．Jacobs-Reitssma[41]は種鶏群とそれらの育成ひなのカンピロバクターを血清学的に調べ，介卵感染を否定した．Chumaら[30]も同様に種鶏群とそれらのひなから分離したカンピロバクターを用いてRFLP（restriction fragment length polymorphism）を実施し，すべて異なるパターンを示したことから介卵感染の可能性を否定した．一方，2000年代に入り，種鶏や受精卵が次世代のブロイラーへの感染源となる可能性が報告されてきた．Coxら[31]はブロイラー種鶏群とそれらのひな由来カンピロバクターの遺伝子型（*fla* A）を分析し，同じクローン由来であることを証明した．また，健康な産卵鶏やブロイラー種鶏の輸卵管からカンピロバクターが分離されている[28, 29, 37]．さらに，通常の培養法で孵卵器の残渣からカンピロバクターが分離され（文献32に記載），PCRでこのような残渣からカンピロバクターのDNAが検出され[38]，さらに発育中の鶏胚の腸管からも同様にカンピロバクターのDNAが検出された[39]．また，Coxら[32]は成長後期のブロイラー種鶏の卵胞を調べ，未成熟卵胞55検体中7検体から，成熟卵胞47検体中12検体からカンピロバクターを分離し（盲腸55検体からは41検体陽性)，このような種鶏は受精卵にカンピロバクターを感染できることを示唆した．以上のように，カンピロバクターの介卵感染性を示唆する知見が，かなり多く報告されてきた．しかし，後述するように，鶏におけるカンピロバクター感染は3～5週齢頃から始まるとする成績が数多く報告されている．このことを考えれば，介卵感染したカンピロバクターが，ひな体内等に潜んでいて3～5週齢頃から腸管で増殖してくると考えるべきなのか？明瞭な解答は得られていない．なお，野外ではカンピロバクターフリーの鶏群も散見されており，また，食鳥処理場でカンピロバクター陰性の鶏群が認められることも報告されている．このような報告から，カンピロバクターが介卵感染性を有していてもその頻度は低いと考えられる．筆者は総合的に見て，たとえカンピロバクターが介卵感染性を有していても，*Salmonella* Enteritidisのように大きな影響は与えていないと考えている．

2）ブロイラーにおける汚染実態と輸送

表5.3に示すように，通常，初生ひなはカンピロバクター陰性であり，週齢が進むに連れて陽性率が上昇する[34, 43]．Berndtson[27]も12ロットのひな群を調べ，入雛時は陰性であるが，2週～5週後にはすべて陽性になると報告している（表5.4)．わが国の状況をみると，向原ら[47]が加齢とともに陽性率が高くなる傾向があると報告している（表5.5)．また，小野[50]が4鶏舎のカンピロバクター浸潤状況を1週間毎に調べ，表5.6のようにB鶏舎（20日齢時）が陽性（糞便8検体中1検体陽性）になった翌週にB鶏舎の糞便のほとんど（7

表5.3　鶏におけるカンピロバクターの感染日齢，週齢

孵化後	感染率%)	孵化後	感染率（%)	孵化後	感染率（%)
8時間	0	10日齢	2.3	導入時	0
5週	5	20日齢	9.5	2-3週齢	陽性出現
16週	72	30日齢	29.7	9週齢	100
35週齢	32	40日齢	47.9		
65週齢	22	45日齢	65.7		
		50日齢	78.6		
Lindoblom（1986)		Genigeorgis（1986)		出典不明	

表 5.4　週毎のブロイラー農場におけるカンピロバクターの出現

鶏群	10	11	12	13	14	15	16	17	18	19	20	21	22	23	24	25
A1	●	0	8	+	+	+	+	+#		●	0	0	0	8	8	
A2	●	0	8	+	+	+	+	+#		●	0	0	0	0	1#	
B1		●	0	0	0	8	+#		●	0	0	8	+	+#		
B2		●	0	0	0	8	+#		●	0	8	+	+	+#		
C1			●	0	8	0	+	+#			●	0	0	0	8	+#
C2			●	0	8	0	+	+#			●	0	0	0	8	+#
D1	8	+#			●	0	0	8	+	+#					●	0
D2	8	+#			●	0	0	8	+	+#						●
E1	8	+	+#			●	0	0	8	+	+#					
E2	8	+	+#			●	0	0	8	+	+#					
F1	0	7	8	+	+#		●	0	0	0	0	7#				
F2	0	5	8	+	+#		●	0	0	0	0	7#				

●：入雛，数字：8検体中の陽性検体（糞便とwater-cupのスワブ）
+：検体採取せず，しかし，前回訪問時に陽性，#：と殺
(Berndston et al, Int. J. Food. Microbiol. 32, 35-47 1996)

表 5.5　カンピロバクター陽性群の日齢

	日齢				
	～20	21～30	31～40	41～50	51～
検査群数	22	24	36	11	14
陽性群数	3	4	13	6	5
%	13.6	16.7	36.1	54.5	35.7

各群検体数：3～10
●陽性群の検出は日齢が進むにつれて高くなる傾向
（向原ら，鶏病研報，27：16-20，1991）

／8）と隣のA鶏舎（4／8）が陽性になり，翌翌週にはC鶏舎，D鶏舎も含めすべての鶏舎のほとんどの糞便と飲水が陽性になり，加齢と共に鶏舎内，鶏舎間において感染が拡大していることを報告している．以上より，カンピロバクターは3～5週齢位で鶏舎に侵入し，その後飲水が汚染され，鶏舎全体に感染が拡大してゆくと考えるのが一般的であろう．

このようにして，食鳥処理場へ出荷されることになるが，通常前日の夕方の餌切，その後の捕鳥，輸送篭へのとじ込め，さらに輸送等がかなりのストレスになり，また，輸送篭自体が汚染されていることもあって，体表および盲腸内菌数が増加し，また，同一輸送篭内での伝播も生じている．夕方の餌切はしかたがないが，餌切自体がかなりのストレスになるとの話も聞く．輸

表5.6　各鶏舎の糞便，飲水および飼料のカンピロバクター汚染状況

鶏舎	検体の種類	採材日						
		8/17	8/23	8/31	9/5	9/12	9/19	9/26
A	糞便	0	0	0	0	0	4	6
	飲水	−	−	−	−	−	−	+ *1
	飼料	−	−	−	−	−	−	−
B	糞便		0	0	0	1*2	7	7
	飲水		−	−	−	−	−	+
	飼料		−	−	−	−	−	−
C	糞便			0	0	0	0	7
	飲水			−	−	−	−	+
	飼料			−	−	−	−	−
D	糞便				0	0	0	8
	飲水				−	−	−	+
	飼料				−	−	−	−

*1 8ヵ所の飲水場の水約40 mlをプールして検査に供した
*2 各鶏舎糞便8検体採取した際の陽性検体数

送前後の盲腸内菌数の増加はそれほどでもないが，体表の菌数は大きく3logほど増加し，個体の陽性率は4倍にも増加している[58]（表5.7）．輸送篭については，農場で洗浄・消毒したにもかかわらず，カンピロバクター陽性の輸送篭を用いて輸送した場合，農場でのクロアカが陰性であっても，と殺時のクロアカ，同頸部皮膚が汚染されること[36]（表5.8），また，輸送篭の洗浄・消毒は非常に困難で，洗浄・消毒後にも半数以上が汚染されたままになっていることも報告されている[57]（表5.9）．

表5.7　ブロイラー輸送前後のと体表面のカンピロバクター生菌数

農場	輸送前	輸送後
1	2.40	5.80
2	4.30	6.00
3	2.65	5.53
4	−	4.93
5	6.23	9.62
6	6.15	−
7	2.37	6.61
8	−	6.36
9	−	−
10	2.88	6.67
平均	2.71 ± 1.50[a]	5.15 ± 2.38[b]
陽性率	12.1％	56.0％

Stern NJ. Et al. Poult. Sci. 74 : 937-941. 1995.

このように汚染されたブロイラーがさらに汚染された輸送篭で輸送されれば食鳥処理場での，カンピロバクター分離率は個体別で見ても非常に高率になっている．Ono and Yamamoto[49]は，1994～1997年に埼玉県の2カ所の食鳥処理場で，20農場由来ブロイラーについて個体別に糞便中のカンピロバク

表 5.8　ブロイラー輸送時のカンピロバクター汚染度

と殺群	農場クロアカ	輸送篭	と殺時クロアカ	同頸部皮膚
4	-	+	+	+
1	-	+	+	-
6	-	+	-	+
5*	ND	+	+	+
1*	ND	+	+	-
4*	ND	+	-	+
6	-	ND	+	+
1	-	-	+	+
7*	-／ND	ND／-	-	+
3	-	-	+	-

＊：しばしば陽性鶏群を搬入
(Hansson I. et al. J Appl Microbiol. 99 : 1149-1157. 2005.)

表 5.9　未洗浄および処理輸送篭におけるカンピロバクター

洗浄	消毒	輸送篭（陽性数／検査数）
-	-	5／5
+	-	6／6
+	10％ Holqul 噴霧	4／4
+	10％ Holqul 浸漬	2／5
+	0.25％ peracetic acid 浸漬	5／5
+	100 ppm 塩素浸漬	3／5

Holqul：第4級アンモニウム製剤
(Slader J. et al. AEM. 68 : 713-719. 2002.)

表 5.10　二カ所の食鳥処理場へ輸送されたブロイラーの糞便からのカンピロバクター分離処理場分離年農場日齢分離率（%）

処理場	分離年	農場	日齢	分離率（%）	処理場	分離年	農場	日齢	分離率（%）
A	1994	A	54	113／115 (98.3)	K	1996	J	62	30／30 (100)
	1995	B	60	95／110 (86.4％)		1996	F	56	32／32 (100)
	1996	B	54	99／100 (99.0)		1996	K	46	62／62 (100)
	1997	C	62	0／120 (0.0)		1996	H	60	0／47 (0.0)
	1998	D	60	100／100 (100)		1996	K	60	30／30 (100)
K	1996	E	60	29／29 (100)		1997	L	34	0／27 (0.0)
	1996	F	55	60／60 (100)		1997	F	59	30／30 (100)
	1996	G	60	22／23 (100)		1997	L	55	25／25 (100)
	1996	H	60	0／27 (0.0)		1997	J	60	30／30 (100)
	1996	I	41	21／21 (100)		1997	L	36	0／50 (0.0)

Ono and Yamamoto Int. J. Food. Microbiol. 47 : 211-219 (1999)

ターを分離したところ，15農場由来ブロイラーが陽性で，その内個体別に100％陽性となった農場が11農場，残りの4農場も，それぞれ98.3％，86.4％，

99.0％，95.7％と非常に高率に汚染されていた（表5.10）.

3）進入経路

カンピロバクターの鶏舎への進入経路については，明確な結論が出ておらず難しい（表5.11）．Lindblom[43]は，侵入経路を探ると言うよりは，鶏舎内の伝播経路について述べているようである．水と飼料は細菌学的には陰性であることを確認しているが，従業員，ハエ，昆虫による鶏舎内伝播の可能性について言及している．

Pearsonら[51]は感染ルートとして垂直感染，飼料，敷料，小型哺乳動物，環境を示唆し，空気は持続的な感染源（伝播源）として除外でき，農場における主要な感染源（伝播源）は引用水としている．Gregoryら[35]の報告は複雑である．すなわち，4鶏舎を調べ，鶏舎2，3，4のブロイラーは孵化2～3週後に感染が認められ，42日後には充分定着した．鶏舎1のカンピロバクターは2週後に低率に認められたが，以後消失した．鶏舎3では，ブロイラーから分離される前に，従業員の長靴と野鳥から分離され，その後，盲腸便，飲水，飼料，敷料，羽，ハエ，牛，野鳥から分離された．鶏舎2では，ブロイラーが

表5.11　カンピロバクター感染源（伝播源）についての報告

報告者	Lindblom	Pearson	Gregory
報告年	1986	1993	1997
感染源		垂直感染（-）a)	ハエ，甲虫（-）
	水（-）	水（+伝播源）	飼料（-） 水，長靴（+-）
	飼料（-）	飼料（-）	
	従業員（?）	敷料（-）	野鳥（+-）
	ハエ（?）	空気（-）b)	その他（+-）
	昆虫（?）	野生哺乳動物3／141（+）c)	
		野鳥19羽（-） 環境（-）d)	

a)：650個の受精卵，230羽の初生ひな
b)：陽性鶏のいる小屋の空気
c)：トガリネズミ
d)：ドリンカー，水タンク，壁，天井，ファン，空調施設

初めて陽性になる5週以前に，牛糞と野鳥から分離された．その後，飲水，飼料，昆虫，野鳥，盲腸便から分離され，さらにその後，従業員の靴，牛糞，羽，昆虫，他の野鳥から分離された．以上より，特に共通した感染源は特定できなかったが，いくつかの感染源の可能性を示したと報告している．Berndston[27]は表5.4に示すように，12鶏舎に導入後，それぞれ出荷まで毎週16週間カンピロバクター分離を行った．その結果，導入1週後に定着した鶏群はなく，初めて陽性となる週と鶏群数は，2週後5群，3週後7群，4週後5群であった．このことは，農場全体を同時に空舎にしなかったことで説明されるであろう（常に2鶏群以上が陽性であった．平均4／6）．陽性鶏舎のハエは1／3匹が陽性であったのでハエは媒介出来るとしている．陽性鶏舎の空気検体の43％は陽性なので，伝播源になるし，ヒトへの感染も危惧される．ネズミはいないので，防鼠対策は成功した．厳重な日常衛生管理で，鶏群への定着を遅延出来るだろう．しかし，この農場のローテーション導入は推奨出来ない．農場全体のオールイン・オールアウトが最良である．なお，感染鶏舎のハエや空気は伝播源になると述べている．

以上より，最初の感染源は明確には示されていないが，可能性のある感染源がいくつか示された．なお，甲虫類のレゼルボアとしての役割について，Skovら[56]は4種類の甲虫からカンピロバクターを分離したが，それらはすべて陽性鶏舎で分離されたこと，空舎期間中の甲虫類は陰性であったことから，甲虫類のレゼルボアとして重要な役割を果たしていないと述べた．

また，空気伝播について，筆者ら[48]はカンピロバクター実験感染ひなを飼育しているケージから，90 cmあるいは40 cm離したケージ内のひなに伝播しなかったことから，伝播に果たす空気の役割はあまり大きくはないものと考えている．

4）ブロイラー側のカンピロバクター感受性に対する一考察

筆者らはこれまで数多くの感染実験を実施してきているが，小数菌接種あるいはseeder bird接種法での同居群において，盲腸内容を指標にした感染が成立しない場合が希ではあるが認められていた．これに関しては例数が少ないので，実験手技上の問題として処理してきたが，釈然としないことも多々あった．そこで今までの実験例を集めて調べてみると，小数菌接種あるいはseeder bird接種法での同居群のように，経口接種時の菌数が少ない場合に，盲腸内容からカンピロバクターが分離できない，感染が遅れる，一度陰性になり暫くしてから陽性になる例が認められた．図6.2は，ふ化当日にカンピロバクターを10^6 CFU経口接種したseeder bird 2羽をケージ飼育の20羽のひなと同居させた群（4群），その両隣に密着させたケージを配置し，それぞれ20羽のひなを入れた群（2，3群）およびこれらのケージから90 cm離したケージで飼育した群（1群）の盲腸内生菌数を示した成績である[48]．接種3日後（ふ化3日後）の3群の5羽を解剖したところ，盲腸内容生菌数は平均で10^3 CFU程度であったが，接種7日後の解剖では，5羽とも陰性であった．その後14日後では爆発的に増殖していた．また，1群では3日後に僅かに生菌が認められたが，以後は陰性であった．これらは3日齢時までに一度ケージ内に小数（seeder birdを入れたケージの隣接ケージおよび90 cm離したケージなので，感染菌数は小数菌である）のカンピロバクターが侵入し小数のひなを汚染したが，その後，生菌が極端に減少あるいは消失したことを示している．また異なる実験で，5日齢と28日齢のひなに同時にカンピロバクターを接種したと

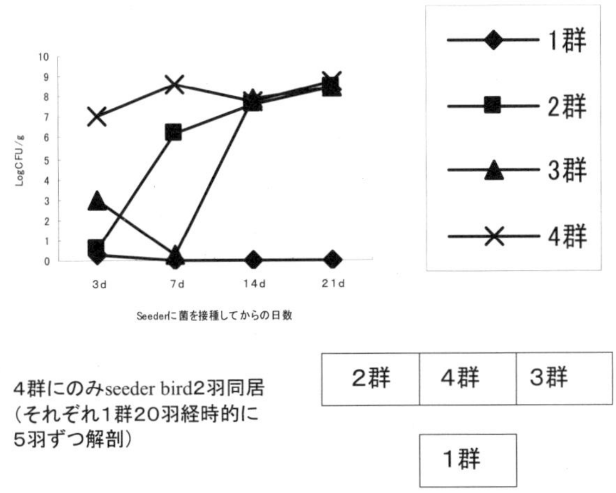

図5.2　盲腸内容における生菌数の推移

ころ，接種3日後と10日後では，5日齢時接種群において，有意に盲腸内容の生菌数が少なかった（未発表データ）．すなわち，ふ化1週間位のひなでは，3〜5週齢ひなよりカンピロバクターに抵抗性であり，小数菌の侵入でははじいてしまう場合もありうると考えられた．

Achenら[26]は，ふ化当日のひなにカンピロバクターを経口接種し，接種24時間後，48時間後にそれぞれ50％，70％が排菌したと述べているが，接種菌数が10^7 CFUと大量菌であったので，筆者らの成績とは異なる．先に述べたGregoryら[35]の成績では，鶏舎1では2週後に低率にカンピロバクターが認められたが，以後消失した．彼らは，一過性の定着で鶏群では定着できず，その様なカンピロバクター株であった可能性を指摘している．筆者らの用いた株の定着性は多くの実験で証明されているので，株の定着性というより，腸管内の諸条件が，ひなの場合はカンピロバクターの爆発的増殖に適していないのでないかと考えている．

考えられている要因は①移行抗体と②腸管内環境であるが，3週齢時までと，3〜5週齢時のカンピロバクター感受性については分けて考える必要があると筆者は考えている．まず，3週齢未満では，①については，野外では2〜3週齢未満のひなからカンピロバクターが検出されないことから，Shahinら[55]は若いひなにおける移行抗体の作用としている．なお，最近，Knudsenら[42]はSPFひなを用いたカンピロバクターの最小感染菌量を求める試験において，1日齢ひなでは2CFU，14日齢ひなでは2〜3 log多い菌量が必要であることを確かめ（表5.12），移行抗体のないSPF1日齢ひなでは低い菌量による定着に感受性としている．②については多くの意見がある．Knudsenら[42]は，消化管内正常細菌叢が発達し，より複雑になる14日齢では新しい細菌の定着にはよりカンピロバクター定着の感受性を低下させ，14日齢の筋胃の酸度や酵素バリアーもよりカンピロバクター生残菌を減少させると考えた．

また，Shahinら[55]が3日齢で感染したひなより，3週後に感染したひなにおいて，より早期により強力な免疫応答を生じると報告していることを受けて，Knudsenら[42]は，14日齢ひなは1日齢ひなよりカンピロバクター定着への感受性が低下しているとも述べている．以上はいずれも3週齢未満のひな

表 5.12　SPF1，14日齢ひなにおける経口接種カンピロバクターの最小定着菌量

			最小感染菌量（CFU）	
菌株	宿主	ペナー型	1日齢	14日齢
DV1-SC11	鶏	2	2.2	470
DV-1SC181	鶏	2	1.7	1700
HM-5040	人	2	2.4	150
HM-5126	人	19	2.5	1900

(Knudsen ら，Avian Dis. 50, 10-14, 2006)
SPFひなでは，移行抗体が無いため，14日齢ひなは1日齢ひなより多い菌量で定着し，より抵抗性

では，初生ひなより，2〜3週齢ひなの感受性が低下しカンピロバクターが定着しやすいとしていることに関する意見である．しかし，野外では，3〜5週齢になれば上記とは大きく異なり，カンピロバクターが侵入すると個体内，あるいは鶏舎内で爆発的に増殖する．このような変化をどのように考えればよいのか．

3〜5週齢時になれば，①の移行抗体は消失するし，②の腸管内環境も一変し，増殖に都合よくなるのではないか．すなわち，カンピロバクター自体の栄養要求はかなり厳しく，生息部位も粘膜深部（腸陰窩）[60]であることを考えて，栄養面，生息部位等が，3週齢未満のひなの増殖には不十分なため，爆発的な増殖が生じないのではないか．野外ではカンピロバクターは3〜5週齢時頃から分離されるようになるのが一般的であることを考えれば，なにか関連がありそうにも思える．3週齢未満のひなでは，小数菌の感染を場合によってははじいてしまうのではないか．野外におけるカンピロバクターの鶏舎への侵入は経路が不明ではあるが，大量菌による侵入とは考えにくく，小量菌であろうこともはじかれる要因になっているのではないか．

以上について簡潔に筆者は，3週齢未満においては，移行抗体の存在により，初生時より2週齢時頃においてカンピロバクター感受性が低下するがその程度は軽微で，3〜5週齢になれば移行抗体も消失し，腸管内環境が，カンピロバクターの爆発的増加を助長するように変化すると考えたい．したがって，出荷時期までを考えると，3週齢未満における感受性の変化はさほど重要ではなく，それ以降の対策，すなわち侵入させないことが重要であろう．

5）対策

農場における対策の基本は，カンピロバクターを農場に侵入させないため

の基本はバイオセキュリティーと輸送時における衛生管理である．ここでは補助手段ではあるが対策資材について述べる．

(1) 粘膜競合排除法

Stern ら[59]が6週齢ブロイラーの盲腸粘膜掻爬物の嫌気培養物を用いて，粘膜競合排除法として実験したところ，表5.13に示すように効果があった．

(2) プロバイオテックス（生菌剤）

Morisita ら[46]は，鶏特有の *Lactobacillus acidophilus* と *Streptococcus faecium* を含む生菌剤が腸管内カンピロバクターの定着（27％減少）と排菌（70％減少）を抑制することを報告した．

なおプロバイオテックスでもサルモネラとカンピロバクターで有効性が異なることは報告されている．*Saccharomyces boulardii*（真菌の一種）の効果はサルモネラでは認められるが，カンピロバクターでは認められない[44]．カンピロバクターがサルモネラとは異なり，マンノース特異的結合反応を示さないことが原因と考えられる．

(3) プレバイオテックス

4％シュークロス[40]や0.7％カプリル酸[53]（中性脂肪酸）添加はカンピロバクターに有効と報告されている．

(4) バクテリオシン

Stern ら[61]は，*Lactobacillus salivarious* からバクテリオシン OR-7を分離し，*in vitro* と *in vivo* でカンピロバクターに対する抗菌活性を確かめた．その結果，表5.14に示すように，約6 log／gの減少を示した．一見卓越した効果

表5.13　CE法とMCE（粘膜競合排除）法におけるカンピロバクター分離の比較

実験	CE		MCE		対照	
	菌数	陽性率	菌数	陽性率	菌数	陽性率
1	6.9	29／30	5.0	3／30	7.5	10／10
2	6.9	29／30	5.0	10／30	7.4	10／10
3	7.0	30／30	5.9	27／30	7.1	10／10
合計	7.0[a]	88／90[x]	5.3[b]	40／90[y]	7.3[a]	30／30

MCE法：腸粘膜深部の掻爬物の嫌気培養物．
演者の試験では無効であった．
(Stern, N. J. et al. Poult. Sci. 80 : 156-160, 2001)

と見られるが，1日齢時はまだ腸管内の諸条件がカンピロバクターの爆発的増殖に適していないのではないか．その時期に10^8 CFUを接種しても，未発達の腸陰窩に定着できず単に管腔内で増殖しているだけで，この時期にバクテリオシンを投与すれば死滅はするであろうが，これで真の抗菌活性と言えるだろうか．出荷近くなっても効果が認められることが重要なので，5週～出荷直前の成績を見て判断したい．

表5.14　バクテリオシンのカンピロバクター抑制効果

菌株	投与日齢	logCFU/g
AL-22	0	7.2 ± 0.3
AL-22	7～9	ND
BH-6	0	7.1 ± 0.4
BH-6	7～9	0.7 ± 1.2
BL-1	0	7.8 ± 0.2
BL-1	7～9	1.3 ± 1.8

1日齢ひなに，10^8CFUのカンピロバクター経口接種試験群に7～9日齢にバクテリオシンOR-7添加飼料（250 mg／1 kg）給与，10日齢時に盲腸内容菌数を測定
Stern et al. Antimicrobiol. Agent Chemother. 50, 3111-3116 (2006) 改変

(5) バクテリオファージ

バクテリオファージのカンピロバクター定着減少効果については，カンピロバクターを定着させた25日齢ひなにファージを経口接種し，5日間観察した．0.5 logから5 logまでの減少が観察され，カンピロバクターの菌株とファージとの組み合わせにより効果が異なっていた[45]．

(6) ワクチン

現在までに，生ワクチン，不活化ワクチン，リコンビナントワクチン，DNAワクチン，組換ワクチンなど多数のワクチンの成績がまとめられている[33]（表5.15）．効果は無いものから，少しあるもの，あるいはカンピロバクター関連遺伝子を弱毒サルモネラに組み込んで作製した組換ワクチンのように卓越した効果を示すものまで列挙されている．

この弱毒サルモネラ組換ワクチンについて，Wyszynska[63]は，ふ化当日ひなを4時間絶飲食させた後，経口接種（10^8 CFU）し，2週間後に追加免疫し，その2週間後にカンピロバクター野外株で経口接種した．その後のカンピロバクターの消長を表5.16に示す．対照群と比べてワクチン群は6 log以上の生菌が減少した．血清（IgG）と腸管（IgA）のカンピロバクター抗体の産生を誘導した結果と述べている．

表5.15　鶏におけるカンピロバクターワクチンの効果（レビュー）

ワクチンの種類	投与方法	効果
野生株での定着	経口	ホモ株攻撃で～1 log減少
否定着株での定着	経口	ホモ株で効果無し
ホル不活化＋／－LT	経口追加	～1.5 log減少，LTの効果無し
ホル不活化＋FCA	皮下追加	2週間少し減少
リコンビナントa)	経口追加	陽性鶏減少40／145vs70／142
鞭毛遺伝子入プラスミッドDNA	筋注追加	2 log減少
免疫原性蛋白（67－77.5 kD	腹腔	効果無し
CJaA発現弱毒サルモネラb)	経口	＞6 log減少

a)：Recombinant flagellin fused to LT
b)：putative ABC transporter protein
Zoete, M. R. et al. Vaccine 25 5548－5557（2007）

表5.16　カンピロバクター遺伝子を組み込んだ弱毒サルモネラワクチンの効果

攻撃後日数	ワクチン群	対照群
	盲腸内 CFU/g	盲腸内 CFU/g
3	$<1\times10^3$	3.6×10^7－3.2×10^9
6	$<1\times10^3$－3×10^3	8.0×10^6－3.7×10^9
9	$<1\times10^3$	1.8×10^8－2.1×10^9
12	$<1\times10^3$－5×10^3	1.0×10^9－1.6×10^9

ワクチンをふ化当日ひなに経口接種，2週間後に再接種し，その2週間後にカンピロバクター野外株で経口攻撃
Wyszynska et al. Vaccine. 22, 1379－1389（2004）改変

6）生産者の意識

ある大手ブロイラー会社と生産者との関係をみると生産者の多くは土地を提供し，鶏舎は会社が建築し，生産者は契約によってブロイラーを育成し，ブロイラーは会社が買い取っている．

こうした場合，生産者は会社の社員ではないので，どうしても会社が生産者に少し遠慮をしてしまう場合が多い．言い換えれば衛生面で会社側の言うことを余り聞かないことが多い．このような場面を見かねて，会社に変わって押しかけ講演したこともある．社長は関連会社への講演も依頼した．それらの講演の中で，生産者への提言として，以下を述べた．①ご自分達の財産であるブロイラー（鶏肉）の安全性，消費者への責任をどのように考えます

か？②現実にカンピロバクターやサルモネラに汚染されている鶏肉が，スーパーで売られており，食中毒が多く発生しています．③消費者に騒がれてから，対応しますか，あるいは指摘される前に，安全を宣言するように準備をしておきますか？しかし，以下が問題になっていることも述べた．

①しかし，何の規制もない状況下で，収入が増えないのに，生産者が衛生対策を積極的に実施するか．高い生産性を上げる（利益が多い）ベテラン生産者は，出荷後結果としてカンピロバクターやサルモネラに汚染されていただけと述べている．(衛生費は誰が負担するのか？社会的コストとすると，負担は生産，加工，流通，消費のいずれか？)

②鶏肉市場は冷え込んでいる．従って，食鳥処理場への設備投資は出来ない．(日本での洗浄水は1.5L／羽，米国では2～3L／羽，浄化槽の能力が限界)

③種々の対策を実施すれば，鶏肉の価格が高騰し，安い外国産に押されてしまう．

④消費者が高くても安全な鶏肉を買うか？現在，約3割が輸入されているが，輸入鶏肉のカンピロバクター汚染は冷凍のためか国産に比べてかなり低い．食品安全基本法（平成15年5月23日法律第48号）では以下が述べられている

「第8条　肥料，農薬，飼料，動物用の医薬品その他食品の安全性に影響を及ぼすおそれがある農林漁業の生産資材，**食品**（その原材料として使用される**農林水産物**を含む）…の**生産**，輸入又は販売その他の事業を行うに当たって，自らが安全性の確保について**第一義的責任を有していることを認識**して，食品の安全性を確保するために必要な措置を食品供給行程の各段階において**適切に講じる責務を有する**」

したがって，生産者も責務を有することになるので，生産者自体の意識の向上は欠かせない．

7）食鳥処理場での交差汚染とlogistic slaughter

農場でカンピロバクターに汚染され，輸送中にさらに汚染が増悪されて，食鳥処理場での行程で，交差汚染をうけ，カンピロバクターフリーのブロイラー

も汚染されてしまう．一般にと体汚染菌数は湯漬けで減少，脱羽と内臓摘出で増加，洗浄・冷却で減少するが，特に冷却で交差汚染を生じ，と体ひいては部分肉の汚染が増加する．交差汚染については田中[62]によって，表5.17のように結果は明瞭である．

このような交差汚染を避けるために，Codex（WHOとFAOの合同食品規格委員会）が特別な勧告として，汚染鶏群を週末あるいは少なくともその日の最後にと殺すべきであると発表した．これを受けて，スエーデン，デンマーク，アイルランドなど規模の小さい食鳥処理場を有している国で実施されており，効果を挙げている．しかし，わが国で実施可能か．以下が問題点としてあげられている．①業者によるひな導入日，育成期間，捕鳥者の招集，出荷日，空舎時の消毒などは半年以上前から決定されており，同じ日の後半のと殺なら問題はないと考えられるが，週末まで数日ずらすことは不可能．②大手肉用鶏会社は2～3カ所の食鳥処理場を所有しているので，清浄鶏群と保菌鶏群を分けて処理することも可能と考えられるが，場所があまり離れていると混乱を招く．なお，検査結果が明らかになり，処理場で対応するためには出荷2週間前の採材が必要である．したがって，出荷4～5日前に処理日が決定される（PCRなら短縮可能）．③現在のように，汚染鶏群が多い場合は，

表5.17　各工程におけるカンピロバクター汚染

農場		盲腸便＊	湯漬け水		と体洗浄油	チラー水	拭き取り				部分肉
			第一	第二			モモ肉		ムネ肉		
R農場	9月	2／5	NT	NT	15／15	NT	まな板 包丁 手袋	2／5 0／5 0／5	まな板 包丁 手袋	3／5 0／5 0／5	5／5
R農場	11月	4／5	1／1[a]	0／1	15／15[b]	ND	まな板 包丁 手袋	2／5 0／5 2／5	まな板 包丁 手袋	1／5 0／5 1／5	5／5[c]
I農場		0／5	NT	NT	0／15	ND	まな板 包丁 手袋	0／5 0／5 0／5	まな板 包丁 手袋	0／5 0／5 0／5	0／5

＊：陽性数／検体数　NT：検査実施せず　ND：不検出
a)：9 MPN／100 ml　　b)：非汚染群（10羽）菌量＝3.6×10^5 CFU／羽（中央値），汚染群（5羽）菌量＝2.8×10^6 CFU／羽（中央値）　c)：菌量＝1.5～24.0 MPN／g
田中ら，鶏病研究会平成17年度北海道・東北地区技術研修会講演要旨集（2005）

その効果が小さい，もう少し汚染鶏群が減少（汚染率20～30％程度）してから実施すれば効果は大きい．

さらに，Potturi-Venkata ら[52]が，最近以下について述べている．

① **Logistic processing system** は鶏群の陰性状態の維持を保証するための比較的簡易なシステムである．

②本システムは処理前の生鳥からの検体数を減らすことで，さらに簡素化が図られる．

③効果的な洗浄・消毒等様々な対策に加えて，カンピロバクターフリーと体の汚染を避けるために，処理業者に利用されうる．

④農場における汚染除去戦略の実際のコストは，単純な **Logistic processing system** の実施よりコストは高く，効果は低い．

以上はわが国にもあてはまるので，十分検討する余地があろう．

おわりに

現在（2009年1月），食品安全委員会で「カンピロバクターと鶏肉」に関して，リスク評価を行っており，筆者も委員の一人として参加しており，その成り行きに注目し，また，意見を述べている．

カンピロバクター食中毒の場合，重要なポイントは，①農場での汚染，②食鳥処理場での交差汚染，③調理不十分の鶏肉およびレバーなどの生肉の喫食である．今回は消費段階については言及しなかったが，食中毒対策の基本は，農場→処理場→加工・流通→消費であるが，カンピロバクターの場合は，加工・流通段階では微好気性のため増殖できず，評価が実施しやすくなっている．しかし，その代わり，農場では感染源・伝播源の特定が困難で，農場への侵入を防ぐのは容易ではない．さらに，一部地域では諸外国ではみられないレバーなどの生食文化が依然として盛んである．これらの問題解決にはさらに時間がかかると予想される．農場→処理場→加工・流通→消費に関係するすべての人達の連携が必要である．

文献

1) 中村政幸：鶏のサルモネラ感染に及ぼすストレスの影響．鶏卵・鶏肉のサルモネラ全書，54-66，鶏病研究会編，日本畜産振興会（1998）

2) 中村政幸：*Salmonella* Enteritidisパイロットプロジェクト中間報告（II），鶏病研究会報 31：193-205（1995）

3) Kinde, H. *et al*: *Salmonella* Eenteritidis, phage type 4 infection in a commercial layer flock in southern California. Avian Dis. 40, 672-676（1995）

4) Ebel, E. and Schlosser, W.: Estimating the annual fraction of eggs contaminated with *Salmonella* Enteritidis in the United States. Int. J. Food. Microbiol, 61, 51-62（2000）

5) Gast, R. K. and Holt, P. S: Depositoin of phage type 4 and 13a *Salmonella* enteritidis in the yolk and albumen of eggs laid by experimentally infected hens. Avian Dis. 44：706-710（2000）

6) 中村政幸ら：高介卵感染性*Salmonella* Enteritidis株の検索と介卵感染への断餌・断水の影響，鶏病研究会報，37：36-43（2001）

7) 日本養鶏協会．平成16年度サルモネラ汚染実態調査（養鶏生産・衛生管理技術向上対策事業）

8) 中村政幸：鶏のサルモネラ感染と環境要因，鶏卵・鶏肉のサルモネラ全書，60-65，鶏病研究会編，日本畜産振興会（1998）

9) 鶏病研究会：採卵養鶏場およびGPセンターにおけるHACCP方式による衛生管理，鶏病研究会報37：86-107（2001）

10) 中村政幸ら：*Salmonella* Enteritidis不活化ワクチンのO9，O4，O7群サルモネラに対する排菌抑制効果，鶏病研究会報38，149-152（1999）

11) 中村政幸ら：二価サルモネラ不活化ワクチンの有効性評価，鶏病研究会報40，96-99（2004））

12) 中村政幸ら：CE製品の投与方法および投与場所の検討：寒天固化物を中心として，鶏病研究会報36，82-90（2000）

13) 中村政幸ら：採卵育成鶏における生薬の*Salmonella* Enteritidis排菌抑制効果，鶏

病研究会報27：217-223（2001）

14）今井康雄ら：採卵鶏ひなにおける生菌剤混合物の *Salmonella* Enteritidisに対する増殖抑制効果およびCE製品との併用効果，鶏病研究会報36：139-144（2000）

15）Yamane, Y. *et al.*: A case study on *Salmonella* enteritidis（SE） origin at three Egg-laying farms and its control with an *S.* enteritidis bacterin. Avian Dis. 44 : 519-526（2000）

16）山田果林ら：鶏用サルモネラ不活化ワクチンの有効性評価，鶏病研究会報 35：13-21（1999）

17）立崎　元ら：二価サルモネラ不活化ワクチンの介卵感染抑制試験，第140回日本獣医学会学術集会講演要旨集， p135.

18）佐藤静夫：欧米ならびにわが国におけるサルモネラ対策．家禽疾病分科会報，9：2-4（2003）

19）中村政幸：1991年以降におけるSEの増加（米国食品安全調査局の調査），鶏病研究会報，32：172-174（1996）

20）小沼博隆：GPセンターにおける殻付卵の微生物制御，鶏卵・鶏肉のサルモネラ全書，88-97，鶏病研究会編，日本畜産振興会（1998）

21）Humphrey, T. J. Contamination of eggs and poultry meat with *Salmonella* enterica serovar Enteritidis. In *Salmonella* enterica serovar Enteritidis in human and animals. Pp183-192, Saeed, A. M. ed. Iowa State University Press （1999）

22）Kim, C. J. *et al*: Effect of time and temperature on growth of *Salmonella* entritidis in experimentally inoculated eggs. Avian Dis. 33 : 735-742 （1989）

23）日本養鶏協会：鶏卵需給安定化特別対策事業（2006）

24）Murakami, K. *et al*: Environmental survey of Salmonella and comparison of genotype character with human isolates in western Japan. Epidemiol. Infect. 126 : 159-171（2001）

25）大塚佳代子ら：*Salmonella* Enteritidis汚染された市販鶏卵による difuse ourbreakについて．第87回日本食品衛生学会学術講演会 講演要旨集（2004．5）

26）Achen, M. A., Morishita, T. Y. and Ley, E. C. Shedding and colonization of *Campylobacter jejuni* in broilers from day-of-hatch to slaughter age. Avian

Dis. 42, 732-737 (1998)

27) Berndston, E. *Campylobacter* incidence on a chicken farm and spread of *Campylobacter* during slaughter process. Int. J. Food Microbiol. 32, 35-47 (1996)

28) Buhr, R. J. *et al*: Recovery of *Campylobacter* from segments of the reproductive tract of broiler hens. Avian Dis. 46, 919-924 (2002)

29) Camarda, A. *et al*: Genotyping *Campylobacter jejuni* strains isolated from the gut and oviduct of laying hens. Avian Dis. 44, 907-912 (2000)

30) Chuma, T. *et al*: Analysis of distribution of *Campylobacter jejuni* and *Campylobacter coli* in broilers by using restriction fragment length polymorphism of flagellin gene. J. Vet. Med. Sci. 59, 1011-1015 (1997)

31) Cox, N. A. *et al*: Identification of a new source of *Campylobacter* contamination in poultry: transmission from broiler hens to broiler chickens. Avian Dis. 46, 535-541 (2002)

32) Cox, N. A. *et al*: Presence of naturally occurring Champylobacter and Salmonella in the Immature ovarian follicles of late-life broiler breeder hens. Avian Dis. 49, 285-287 (2005)

33) de Zoete, M. R. *et al*: Vaccination of chickens against *Campylobacter*. Vaccine. 25, 5548-5557 (2007)

34) Genigeorgis, C. *et al*: *Campylobacter jejuni* infection on poultry farms and its effect on poultry meat contamination during slaughtering. Int. J. Food Prot. 49, 895-903 (1986)

35) Gregory, E. *et al*: Epidemiological study of *Campylobacter* spp. in broilers: source, time of colonization, and prevalence. Avian Dis. 41, 890-898 (1997)

36) Hansson, I. *et al*: Transmission of *Campylobacter* spp. to chickens during transport to slaughter. J. Appl. Microbial. 99, 1149-1157 (2005)

37) Hiett, K. L. *et al*: Genotype analysis of *Campylobacter* isolated from distinct segments of the reproductive tracts of broler breeder hens. Current Microbiol. 45, 400-404 (2002)

38) Hiett, K. L. *et al*: Direct polymerase chain reaction detection of *Campylobacter* spp. in poultry hatchery samples. Avian Dis. 46, 219-223 (2002)

39) Hiett, K. L. *et al*: PCR detection of naturally occurring *Campylobacter* spp. in commercial chicken embryos. In: Proc. 11th International Workshop on *Campylobacter*, Helicobacter and related organisms. Freiburg, Germany. P. 132 (2003)

40) Hinton, A. *et al*: Carbohydrate-based cocktails that decrease the population of Salmonella and *Campylobacter* in the crop of broiler chickens subjected to feed withdrawal. Poult. Sci. 81, 780-784 (2002)

41) Jacobs-Reitssma, W. F. *Campylobacter* bacteria in boiler flock. Avian Dis. 39, 355-359 (1995)

42) Knudsen, K. N. *et al*: *Campylobacter jejuni* strains of human and chicken origin are invasive in chickens after oral challenge. Avian Dis. 50, 10-14 (2006)

43) Lindblom, G. B., Sjoegren, S. and Kaijser, B. Natural *Campylobacter* colonization in chickens raised under different environmental condition. J. Hyg. 96, 385-391 (1986)

44) Line, J. E. *et al*: Effect of yeast-supplemented feed on Salmonella and *Campylobacter* populations in broilers Poult. Sci. 77, 405-410 (1998)

45) Loc Carrillo, C. *et al*: Bacteriophage therapy to reduce *Campylobacter jejuni* colonization of broiler chickens. Appl. Environ. Microbiol. 71, 6554-6563 (2005)

46) Morisita, T.Y. *et al*: Evaluation of an avian-specific probiotic to reduce the colonization and shedding of *Campylobacter jejuni* in broiler. Avian Dis. 41, 850-855 (1997)

47) 向原要一，清浦邦彦，上山紀子，福田輝俊，毛利　卓：長崎県下のブロイラー農場におけるカンピロバクターの浸潤状況とその実験的伝播，鶏病研報，27，16-20 (1991)

48) 中村政幸，梅原英輝，岡村雅史，竹原一明：ブロイラーひなにおける *Campylobacter jejuni* のケージ間およびケージ内伝播．鶏病研報 41，89-99 (2005)

49) Ono, K. and Yamamoto, K. Contamination of meat with *Campylobacter jejuni* in Saitama, Japan. Int. J. Food Microbial. 47, 211-219 (1999)

50) 小野一晃：養鶏場におけるカンピロバクター汚染状況．鶏病研報，42（増刊号）27—

51) Pearson, A. D. *et al*: Colonization of broiler chickens by waterborne *Campylobacter jejuni*. App. Environ. Microbiol. 59, 987-996 (1993)

52) Potturi-Venkata, L-P. *et al*: Evaluation of logistic processing to reduce cross-contamination of commercial broiler carcasses with *Campylobacter* spp. J. of Food Protect. 70, 2549-2554 (2007)

53) Santos, S. *et al*: Caprylic acid supplemented in feed reduce enteric *Campylobacter jejuni* colonization in ten-days-old broiler chickens. Poult. Sci. 87, 800-804 (2008)

54) Shanker, S., Lee, A. and Sorrell, T. C. *Campylobacter jejuni* in the role of vertical transmission. J. Hyg. 96, 153-159 (1986)

55) Shahin, O. *et al*: Effect of *Campylobacter* specific maternal antibodies on *Campylobacter jejuni* colonization in young chickens. Appl. Environ. Microbiol. 69, 5372-5379 (2003)

56) Skov, M. N. *et al*: The role of litter beatles as potential reservoir for *Salmonella enteritidis* and thermophilic *Campylobacter* spp. between broiler flocks. Avian Dis. 48, 9-18 (2004)

57) Slader, J. *et al*: Impact of transport cate reuse and of catching and processing on *Campylobacter* and *Salmonella* contamination of broiler chickens. App. Environ. Microbiol. 68, 717-719 (2002)

58) Stern, N. J. *et al*: *Campylobacter* spp. in broiler on the farm and after transport. Poult. Sci. 74, 937-941 (1995)

59) Stern, N. J. *et al*: Comparison of mucosal competitive exclusion and competitive exclusion treatment to reduce *Salmonella* and *Campylobacter* spp. colonization in broiler chickens. Poult. Sci. 80, 156-160 (2001)

60) Stern, N. J. *et al*: Mucosal competitive exclusion to diminish colonization of

chickens to *Campylobacter jejuni*. Poult. Sci. 73, 402-407 (1994)

61) Stern, N. J. *et al*: Isolation of a *Lactobacillus salivarious* strain and purification of its bacteriocin, which is inhibitory to *Campylobacter jejuni* in the chicken gastrointestinal system. Antimicrobiol. Agent Chemother. 50, 3111-3116 (2006)

62) 田中瑞穂：食鳥処理場の処理・加工工程における *Campylobacter* 属菌汚染実態調査，鶏病研究会平成17年度北海道・東北地区技術研修会講演要旨集 (2005)

63) Wyszynska, A. *et al*: Oral immunization of chickens with avirulent *Salmonella* vaccine strain carrying C. *jejuni* 72Dz／92 *cjaA* gene elicits specific humoral response associated with protection against challenge. Vaccine 22, 1379-1389 (2004)

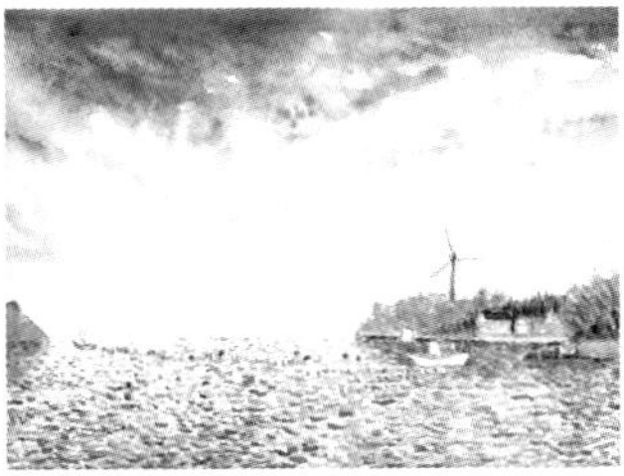

第６章 ヒ素による健康障害：海藻類多食者におけるヒ素による健康影響の問題点

山内　博
北里大学医療衛生学部 健康科学科公衆衛生学教室

1．はじめに

人類はヒ素を長い歴史の中で毒物として徴用し，また，毒物として認識しながらも産業界では不可欠な素材として大量に利用してきた．一方，ヒ素は自然界の大気，淡水・海水，土壌に広く分布しており，そのヒ素の源は火山活動と密接に関係している．自然環境にヒ素が広く分布することから，ヒ素を高濃度に含有する物質や生物が存在し，代表的なものとして温泉水や海産物（魚介類，海藻類）が知られる．このうち，魚介類と海藻類に高濃度のヒ素が含有している実態は古くから認識されていた．魚介類は広く国際社会で食され，これに対して，海藻類を食する習慣はアジア諸国でも日本，韓国，中国など限られた国民である．

以前より，欧米諸国では魚介類に含有する高濃度なヒ素化合物を「*fish-arsenic*」と呼び，経験的にこのヒ素からの健康障害はないとの認識を持っていた．1980年代以降，ヒ素の化学形態別の分析法が確立され，この*fish-arsenic*はアルセノベタイン（AsB）であることが解明された[1]．一方，海藻類に含有するヒ素は海藻の種類により複雑に異なり，そのなかで褐藻類のヒジキには高濃度の無機ヒ素が含有していることから，今日，このヒジキの摂取と健康影響が国際的に議論され，一部の国において行政的に摂取規制が勧告されている．さらに，他の海藻類に含有するヒ素化合物についての毒性や生体影響の有無なども議論され始めた．

このような議論が生じた背景には，20世紀初頭から今日においても，無機ヒ素が原因で生じた急性・慢性ヒ素中毒，そして，発がん性など重大な健康障害が生活環境や産業界に歴然と存在することから，国際社会において強い関心が持たれている[2]．

この項では，魚介類や海藻中に含有する高濃度のヒ素化合物を食事から摂取した場合，そのヒ素化合物による健康影響を理解するために，ヒ素化合物の毒性・代謝・排泄・蓄積，ヒ素中毒と発がん性，魚介類や海藻中ヒ素の化学形態と毒作用，海藻類多食者における食事からのヒ素摂取と健康影響，そして，最近の国内外における海藻類摂取と健康影響に関しての見解と対応などについて包括的に論じる．

2. ヒ素とは

ヒ素は第15族に属す元素で，十数種類のヒ素鉱石が知られる．ヒ素は特殊な元素で，半金属（メタロイド）の性質を持っている．ヒ素鉱石や非鉄製錬から産出されたヒ素は，金属ヒ素や無機ヒ素，有機ヒ素化合物に製品化され，過去および現在でも産業界において大量な需要がある．過去の需要はヒ素農薬（ヒ酸鉛，ヒ酸カルシウム），除草剤（カコジル酸），木材防腐剤（Cu-Cr-As；CCA），医薬品，そして，現在は液晶硝子製造（清澄剤）やヒ素系化合物半導体（ガリウムヒ素）など電子部品などが主な用途で，年間に三酸化ヒ素として約5万トンが消費され，その大部分は日常使用している家電製品内に含有している．近年，三酸化ヒ素は内外で急性前骨髄球性白血病（APL）に対する有効な治療薬として使用されている．

他方，ヒ素化合物はヒトの生活環境（大気，水，土壌），食品，そして，体内の組織・臓器など様々な試料から検出され，検出されるヒ素の化学構造は無機ヒ素とメチルヒ素化合物が主で，これらのヒ素化合物は厳密には3価と5価の化学種に区別される．今日でもヒトを含む高等動物においてヒ素の必須性を肯定する明確な科学的根拠は乏しく，逆に，欠乏性の問題は議論されていない．

3．ヒ素による健康被害

ヒ素による健康障害は，急性と慢性中毒が食品汚染や職業性暴露，医薬品の使用から内外で多数発生した．職業性ヒ素暴露からの慢性ヒ素中毒は，銅製錬所，非鉄精錬所，ヒ素鉱山，農薬工場において発生し，原因は無機ヒ素化合物であった．食品へのヒ素汚染からの大規模な亜急性や慢性中毒事件は，わが国でのヒ素ミルク事件（無機の5価ヒ素）[3]やイギリスのビール事件（無機ヒ素）[4]，ドイツでのワイン事件（無機ヒ素；ヒ酸鉛，ヒ酸カルシウム）[5]などが有名である．梅毒の治療薬に使用したサルバルサン（芳香族有機ヒ素）と皮膚乾癬の治療薬としてフォーレル水（亜ヒ酸カリウム）を長期に使用し

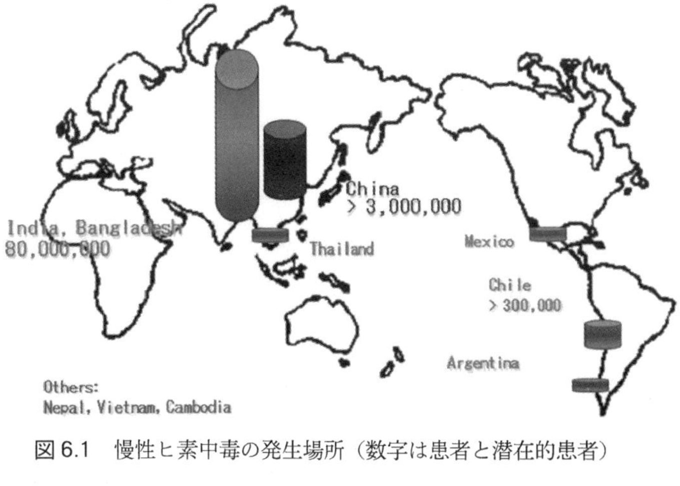

図 6.1　慢性ヒ素中毒の発生場所（数字は患者と潜在的患者）

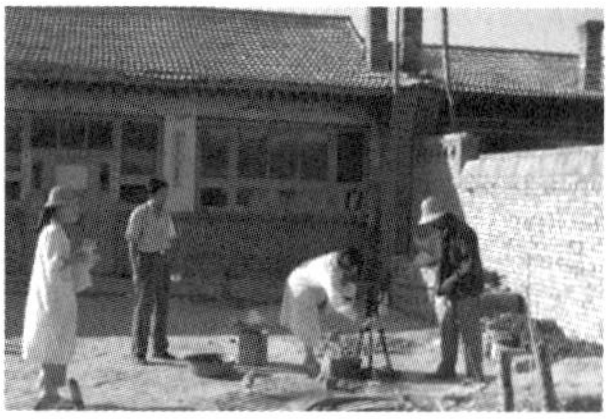

図 6.2　中国山西省における慢性ヒ素中毒の原因井戸（無機ヒ素濃度：0.2〜1 ppm）

た患者のなかには，ヒ素医薬品による慢性中毒である皮膚癌の発生も認められている．なお，三酸化ヒ素は無味・無臭で刺激性がないことから，他殺や自殺に用いられた．

近年，自然由来の無機ヒ素（3価および5価）による地下水（井戸水）（図6.1）汚染が原因した大規模な慢性ヒ素中毒が，アジア（インド，バングラディシュ，中国，タイ，ネパール，ベトナムなど）[6,7]と中南米諸国（メキシコ，チリ，アルゼンチン）に発生した[8,9]．現在，潜在的な患者を含めた総数は8,000万人を超え[10]，人類がこれまで経験したことのない規模で拡大している（図6.2）．すなわち，これまでのヒ素による健康被害の原因の大部分は，無機ヒ素の過剰暴露から発症している．

4．ヒ素の毒性・代謝・排泄・蓄積

1）毒性

無機ヒ素やメチル化ヒ素化合物は消化管や呼吸器系から吸収され，消化管からのヒ素化合物の吸収率は約90％と高く，一方，呼吸器系からのヒ素化合物の吸収には，溶解性と粒子のサイズが影響する．三塩化ヒ素やアルシン（水素化ヒ素）は皮膚吸収をするが，他のヒ素化合物にその作用は認められない．

一般的にヒ素化合物の毒作用は，蓄積毒ではなく細胞毒である．ヒ素はSH基を含む酵素に対してキレート化合物を形成し，酵素活性阻害を発生させる．この作用は無機ヒ素とメチル化ヒ素化合物に共通して，3価ヒ素が5価ヒ素に比較して強い傾向がある．最近の研究から，無機の3価ヒ素の代謝物である3価の monomethylasrsonous acid（MMA^{3+}）と dimethylarsinous acid（DMA^{3+}）は，無機の3価ヒ素より毒性の強いことが細胞試験で明らかとなり，無機ヒ素による毒作用の主因は，体内で一過性として生成される MMA^{3+} による関与の可能性が論議され始めた[11, 12]．

2）無機ヒ素の代謝

ヒトと実験動物における無機ヒ素の代謝研究を概要すると，3価の無機ヒ素は肝臓中でS-アデノシルメチオニン（SAM）がメチル基供与体として作用し，図6.3に示したような代謝を受け，最終代謝産物はDMA（ジメチル化ヒ素）になると解釈されてきた．最近の研究から[11, 12]，無機ヒ素のメチル基転移酵素（*methyltransferase*；*AS3MT*）が同定され，また，グルタチオン転移酵素（GST）によりグルタチオン（GSH）抱合化され，代謝・排泄される機序が報告された．さらに，Nrf2転写因子の作用によりγ-glutamycysteine synthase（γ-GCS）とGSTの活性化によりヒ素のメチル化が亢進することも明らかになった[13]．逆に，グルタチオン枯渇剤（BSO）によりメチル化は阻害される．

ヒトにおける無機ヒ素のメチル化は共通した作用機序で，今日でも解毒機序との主張は肯定されているが，メチル化の過程で生じるMMA^{3+}やDMA^{3+}の存在から，メチル化が解毒機序ではないとの否定的な意見も存在する．日本人，韓国人，モンゴル人，トルコ人，アフリカ人などを研究対象とした調査において，*AS3MT*遺伝子エクソン内の遺伝子多型性をSNP（一塩基変異多型）法で比較した研究では[14]，ヒトのメチル化作用能力（メチル基転移酵素）には人種間でやや相違が示唆される傾向があり，アジア人，南米人，東ヨー

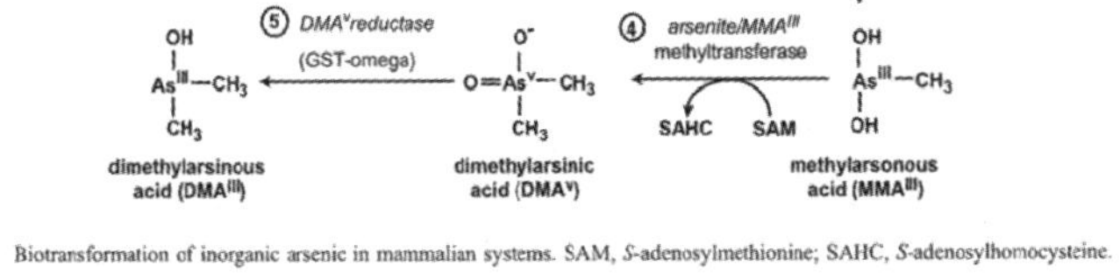

図6.3　哺乳動物における無機ヒ素のメチル化機序（Aposhian et al., 2004）[12]

ロッパ人における慢性ヒ素中毒患者における尿中ヒ素の化学形態を基にメチル化能力を検証した結果，やや異なる傾向も報告されている[15]．

他方，ヒトに近いとされているチンパンジーのメチル化能力は低く，さらに，マーモセットサルの能力は殆どないとする研究がある．これに対して，家畜（牛，羊）や，げっ歯動物（マウス，ラット，ハムスター），犬，ウサギを用いた無機ヒ素の代謝実験の結果から，これらの動物にメチル化能力は存在している．すなわち，動物種においてもメチル化能力に違いは存在する．

3）メチルヒ素化合物の代謝

ヒトでのメチルヒ素化合物の代謝について概要すると，AsB（図6.4）とアルセノ糖（As-Sug）化合物の研究がある（図6.5）．エビに含有するAsBを摂取した結果[16]，このヒ素は脱メチル化されない特徴が認められた．一方，As-Sug化合物は約20種類以上が存在していると言われ，そのうち，化学構造が明らかになっている，oxo-As-Sug（2，3-dihydroxypropyl-5-deoxy-5-dimethylarsinoyl-β-d-riboside）をヒトが一回経口摂取し代謝物を検討した結果[17]，主要な代謝物は5価のDMA（dimethylarsinate；DMA）で，これに微量なトリメチルアルシンオキシド（TMAO），oxo，thio-dimethylarsenoacetate も含まれていた．このDMAはヒトや哺乳動物における無機ヒ素

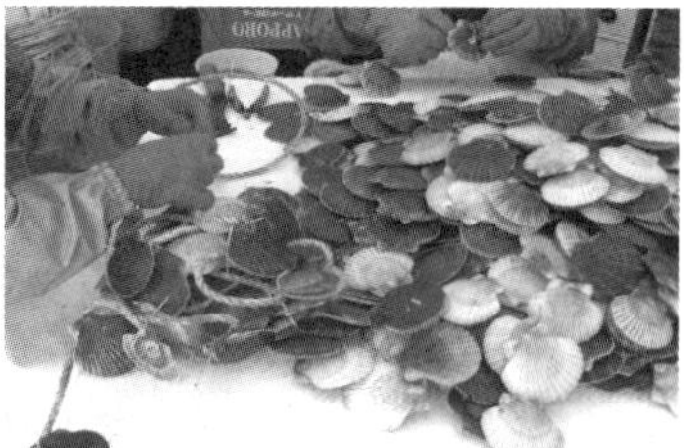

甲殻類、魚類に含有するAB

魚介類中AB濃度
1 - 10 ppm

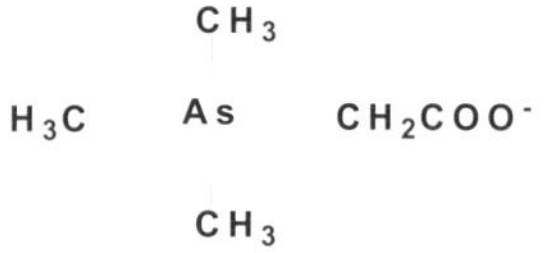

アルセノベタイン: AB

無毒化ヒ素：アルセノベタイン（AB）　LD_{50} 10g/kg
無機ヒ素の毒性に比較して1/300のレベル

無機ヒ素：三酸化ヒ素　LD_{50} 0.03g/kg
発ガン性物質

ABは体内蓄積性がなく、半減期は3－5時間、
体内で他の形態へのヒ素に分解されず、敏速に
尿中排泄される。

図6.4　アルセノベタイン（AsB）の化学構造と毒性

の最終代謝産物でもある．

動物実験でのメチルヒ素化合物の代謝については，モノメチルアルソン酸は体内でDMAに変換し[18]，DMAの一部はTMAOに変換され[19,20]，また，TMAOは体内で還元されトリメチルアルシンに変換され，その一部は呼気排泄もされる．しかし，哺乳動物にMMA，DMA，TMAOを投与しても，AsBにまで変換された証拠は得られていない．

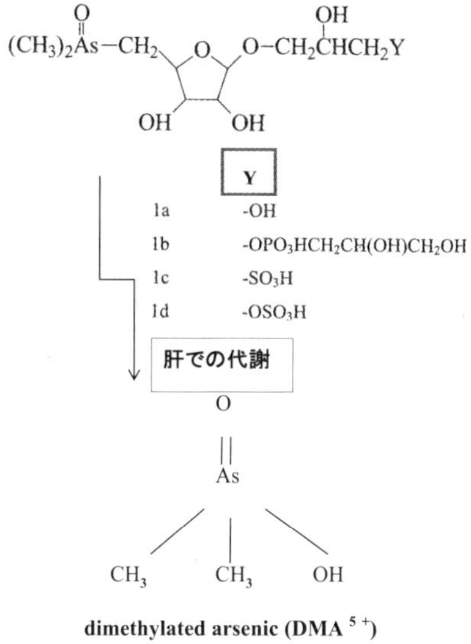

図6.5　アルセノシュガー（As-Sug）の化学構造：アルセノシュガーは構造式の糖鎖側の位置「Y」に様々な置換期が存在し，15～20種のアルセノシュガーが確認されている．

本来，AsBやAs-Sugは海洋生物が哺乳動物や陸上の植物が保有しない機序により生成している．海洋生物においては，海水中のごく微量な無機ヒ素を植物性プランクトンがAs-Sugに変換し，さらに，動物性プランクトンを介して魚介類に移行する過程でAs-Sugがアルセノコリンへ，そして最終的にAsBが生成される（図6.6）．これに対して，AsBはヒトと哺乳動物では生成されず，ヒト尿中から高濃度（約0.1 mg／L）に検出するその全ては，魚介類由来である．哺乳動物の体内での脱メチル化は殆ど生じないと推測されている．しかし，化学的に安定といわれるAsBも，活性汚泥に含まれる微生物の組み合わせにより，特殊な環境下においては脱メチル化が生じる可能性がある．

4）排泄と蓄積

無機ヒ素とメチル化ヒ素化合物は排泄が速やかな物質であるが，肺，肝，腎，脾などに分布しやすい傾向がある．無機ヒ素は頭髪や皮膚に分布するが，概してメチルヒ素化合物は僅かであり，特に，AsBはヒトの頭髪や動物の体

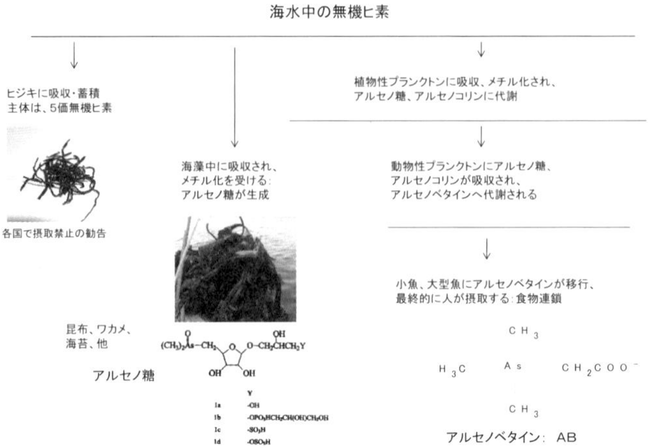
海水中の無機ヒ素
ヒジキに吸収・蓄積
主体は、5価無機ヒ素
各国で摂取禁止の勧告
海藻中に吸収され、
メチル化を受ける:
アルセノ糖が生成
昆布、ワカメ、
海苔、他
アルセノ糖
植物性プランクトンに吸収、メチル化され、
アルセノ糖、アルセノコリンに代謝
動物性プランクトンにアルセノ糖、
アルセノコリンが吸収され、
アルセノベタインへ代謝される
小魚、大型魚にアルセノベタインが移行、
最終的に人が摂取する:食物連鎖
アルセノベタイン: AB

図 6.6　魚介類と海藻中ヒ素のヒ素化合物の生成過程

毛への蓄積性がない．ヒ素化合物は胎盤を容易に通過する物質であり，胎児に移行する．胎児は羊水にヒ素化合物を排泄することから，過剰な体内蓄積性は少ないと推測されているが，ヒ素による臓器や組織への侵襲を否定するものではない．なお，成人においてはヒ素化合物の脳への取り込みは痕跡程度である．しかし，脳-血液関門が未成熟な胎児や新生児，乳児では脳組織への移行が認められる．また，ヒ素ミルク事件における乳幼児の患者のうち（約10,000名，死亡者100名），後遺症として中枢神経障害が一部の患者に確認されている[20, 21]．妊娠動物を用いた実験でも，これらの現象を示唆する結果が得られている[22]．

ヒ素化合物は腎臓を介して尿へ大部分が排泄され，一部は糞便，頭髪，皮膚，汗からも排泄される．尿中へのヒ素排泄パターンは三相性を示す．一般的にヒ素化合物の体外排泄は敏速であり，無機ヒ素の半減期は24～28時間，DMAやAsBの値は約5～6時間である[23]．無機の5価ヒ素は骨のリンと置換し，骨組織に一度沈着することから体外排泄は緩慢となり，2～3週間の時間を要すると推測されている．ラットのヒ素化合物の排泄は例外的な作用が示され，たとえばラットは無機ヒ素の最終代謝物質であるDMAと赤血球との間に強い親和性が存在し，体外排泄は極めて緩慢となる．その結果をヒトに外挿してはならないと勧告されている．

ヒ素化合物は体内蓄積性の少ない物質であるが，このうち，無機ヒ素は体毛のケラチンに含有するSH基と結合する性質がヒトと実験動物において共通して認められる．無機ヒ素以外では，無機ヒ素に比較すると弱いがDMAにも類似の機序が認められる．一方，職業性曝露のような作業環境が無機ヒ素に汚染される場合は，頭髪から検出するヒ素には体内性と外部付着があり，作業由来の無機ヒ素が頭髪に付着し異常値を示すことがある．これに対して，経口摂取によるヒ素中毒の判定には極めて有効であり，一般的に1 μgAs／g以上の値を認めた場合，異常値であり原因の解明が必要である．

5．急性・慢性ヒ素中毒，発がん性

1）急性ヒ素中毒

急性中毒の大部分は無機ヒ素の経口摂取が原因で起こる．成人の致死量は100～300 mg（吸収量），マウス経口投与での半致死量（LD_{50}）は30 mg／kg，ヒトは動物より感受性が高いと推測されている．症状の出現は結晶と溶解された無機ヒ素では異なり，結晶は約6時間，溶解された無機ヒ素（三酸化ヒ素）では約5～10分で腹部症状を認める．嘔気・嘔吐は患者に共通する症状で，下痢や腹痛が続いて出現してくる．中・重症者では低血圧が数日続き，頻脈，虚脱，ショックもみられ，循環器障害が主な死因となる．重症者では中枢神経障害として，頭痛，脱力感，痙攣，精神障害をみる．中・重症者では2週間前後から，四肢末梢部に両側対称性末梢神経障害が出現し，感覚異常と疼痛を特徴とする．この時期，重症者に皮膚障害として，紅斑性発疹（無痛）が腹部と腋の下，首筋に認められる（汗がでやすい部位）．爪にMees線（白線）を認めることもある．この他に，結膜炎，顔面浮腫，口内炎，落屑，脱毛なども認められる．三酸化ヒ素の結晶を摂取した場合の急性中毒においては，腹部X線単純撮影でX線非透可性物質として消化管内にヒ素の点状陰影が認められる．

2）慢性ヒ素中毒

慢性ヒ素中毒の発症は暴露量に依存的である．米国環境保護庁（US-EPA）は慢性ヒ素中毒の最小影響量(Lowest Observed Adverse Effect level: LOAEL)は700～1400 μg／日[24)]，この暴露量が数年間継続した場合，最初の症状が腹部・躯幹部に色素沈着と色素脱失が認められ（図6.7），ついで，手掌や足底部に角化症（5～6年）が発症する（図6.8）．しかし，一日の暴露量が3～5 mgと高い場合には，段階的な症状の出現ではなく，色素沈着や色素脱失と同時期に角化症が発症する．患者群のなかにボーエン病や皮膚がんの発症も認められる（図6.9）．さらに，皮膚障害のように一律の発症ではないが，末梢神経炎や循環器障害なども観察される．一方，無作用量（No Observed Adverse Effect Level : NOAEL）は0.8 μg／kg／日（60 kgの体重として，48 μg／日）と推測されている．

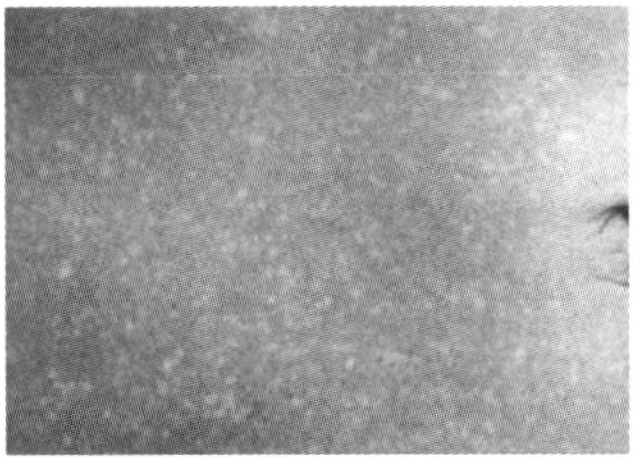

図6.7　色素沈着・色素脱色が混在（雨滴状）

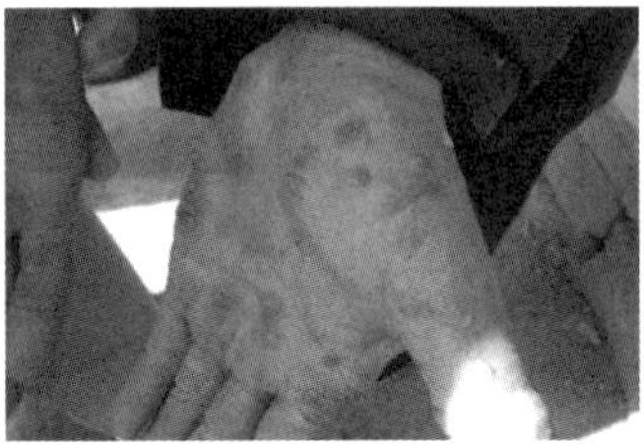

図6.8　手掌の角化症

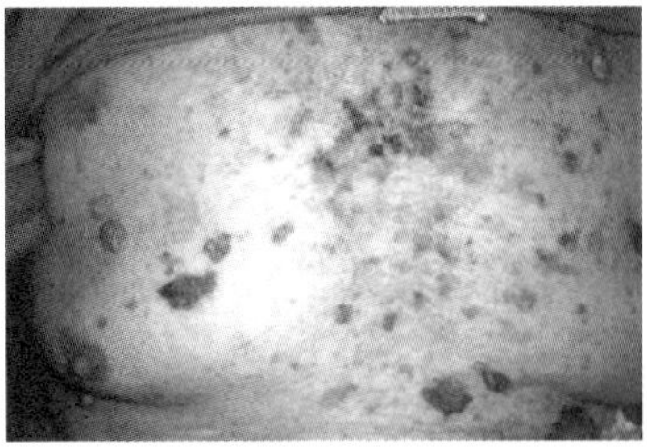

図6.9　ボーエン病，皮膚がん

3）発がん性

無機ヒ素の発がん性は，ヒトでの疫学調査から主に因果関係が認められている．国際癌研究機構（IARC）[25)]が肯定している無機ヒ素の発がん性の分類では，グループ1に，無機ヒ素に汚染された井戸水の長期飲水者や，ヒ素含有の医薬品使用者での皮膚がん，高濃度の職業性無機ヒ素暴露者からの呼吸器系癌，これに膀胱癌がある．一方，最近の評価作業から，無機ヒ素の代謝物であるジメチルアルシン酸（カコジル酸）にも発がん性があるとされた．動物実験においては十分な証拠があるとしている．一般的に無機ヒ素の発がんまでの潜伏期は約30年である．

6. 海藻中ヒ素の化学形態と毒性

今日，ヒ素の化学形態別の測定精度が向上したことにより，図6.10に示されるヒ素が確認されている．陸上の動植物からは無機ヒ素が，海洋性の食品群からはメチルヒ素化合物が主体に検出される．なお，一部の海藻からは無機ヒ素が検出される．ヒ素濃度を比較すると[26, 27]，土壌で栽培や生産する植物や畜産品（肉，卵，ミルク）に含有するヒ素濃度は低く，これに対して，海洋性生物から検出するヒ素化合物の濃度は高い．なかには数から数十ppm（μg／g）のヒ素化合物を検出する海洋生物もあり，陸生と海洋の生物のヒ素濃度の間には，おおよそ1,000倍ぐらいの差が存在する．高濃度のヒ素化合物が含有する海洋生物においても，海藻類と魚介類では含有しているヒ素化合物の化学構造や化学形態に明確な違いが存在する．魚介類には高濃度なヒ素化合物が含有するが，その主体はトリメチルヒ素化合物のAsBである．この

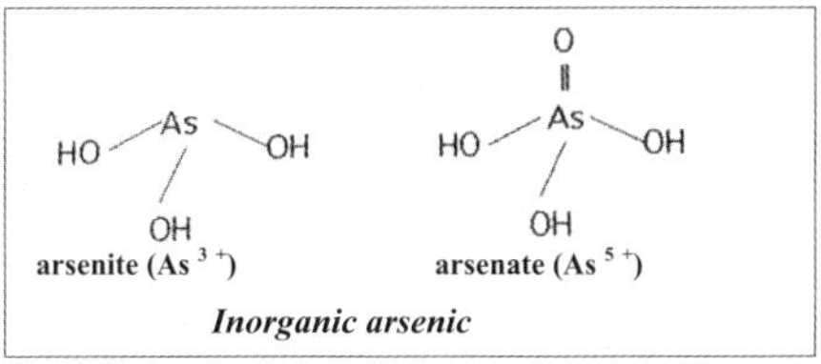

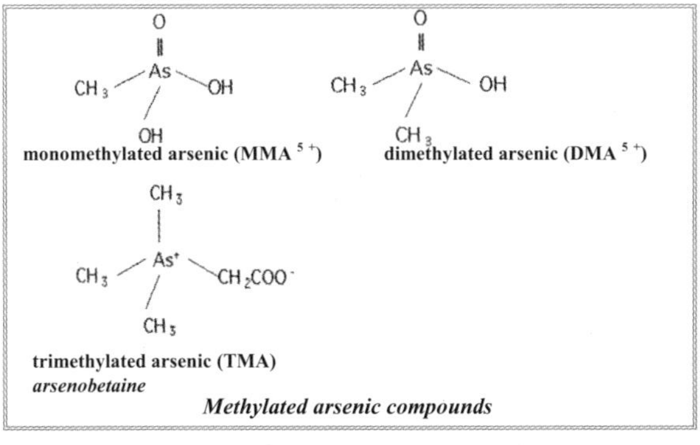

図6.10　食品やヒト生体試料から検出するヒ素の化学構造

AsBは無毒のヒ素であり，急性毒性の指標となる半致死量は10 g／kgで，無機ヒ素（三酸化ヒ素；0.03 g／kg）の値に比較して約1／300である．ヒトが魚介類を連続的に多食しても健康障害の発生がない背景には，このような魚介類に含有する無毒のAsBの存在がある．

これに対して，同様に高濃度なヒ素化合物が含有する海藻類中のヒ素濃度と化学形態は複雑である．これまでの研究成果から，海藻類中から検出するヒ素を大別すると2種類で，無機ヒ素とジメチルヒ素化合物である．無機の5価ヒ素は褐藻であるヒジキから検出される特徴があり，市場に流通している乾燥ヒジキの無機5価ヒ素濃度は約10～100 μg／gと高濃度である．今日，ヒジキの粉末は様々な加工食品にミネラル源として添加されており，その一例がコンニャクで，コンニャクの灰色はヒジキの粉末である．加工食品にヒジキが添加された場合，無機ヒ素を高濃度に含有する食品が市場に拡散されることになり，結果的に食事からの無機ヒ素摂取量の拡大につながり，無機ヒ素の毒性を考えると国民への啓蒙活動から軽減の方策が望まれる．

次いで，他の海藻類からは高濃度の無機ヒ素は検出されず，その主体はジメチルヒ素化合物である．今日，その化学構造が解明され[28]，As-Sugと称され，ジメチルヒ素に糖鎖が付いた形をしている．As-Sugには様々な種類がある．HPLC-ICP-MSによる高感度な機器分析の成果により20種類以上が確認され，海藻中から検出される濃度は，数から数十ppmと高濃度である．

As-Sug類に関する詳細な毒性研究は限られているが，無機ヒ素のような急性毒性は認められないとの見解が支持されている[29]．As-Sug類の毒性研究が少ないのは，複数の化学構造が存在し，それらの化合物を対象とした有機合成が難しいなどの理由からである．なお，As-Sugの半致死量の参考として，As-Sugの骨格となるジメチルヒ素であるジメチルアルシン酸の半致死量は約0.15 g／kgであり，無機ヒ素より毒性は弱く，AsBよりは強いと考えられる．

7. 一般人と海藻類多食者における食事からのヒ素摂取量と尿中ヒ素濃度

1) 食事からのヒ素摂取量と尿中ヒ素濃度

日本人健常者における1日の食事からのヒ素摂取量は，欧米人に比較すると高い傾向にある．その理由は，魚介類と海藻類の相対的な摂取量と判断される．日本人健常者36名を対象に陰膳方式で算出した結果では[30]，総ヒ素での平均摂取量は195 ± 235 μg／日で，男性は女性に比較してやや高い傾向にある．化学形態の割合は，無機ヒ素17％，MMA 1％，DMA 7％，AsB 75％で，食事から摂取しているヒ素の主体はAsBであるという結果が得られている．さらに日本人についての調査結果で，Mohriら[31]は201.6 ± 142.9 μg／日としている．ヒ素化合物の体外排泄は速やかなことから，食事から取り込まれた大量のヒ素は，直ちに尿中ヒ素濃度に反映される．日本人健常者248名の化学形態別の平均尿中ヒ素濃度は，149 ± 129 μgAs／g creatinine（無機ヒ素2.4％，メチル化ヒ素1.3％，DMA 26.8％，AsB 69.1％）であり，食事からのヒ素摂取量のパターンと相関している[32]．ヒ素化合物は体内蓄積性が希薄な特性から，尿中ヒ素濃度は年齢の増加に伴い上昇する見かけ上の傾向を示す．その原因は，低年齢者より高年齢者の方が海産物の摂取量が多い傾向にあることを反映している．

2) 海藻類多食者における食事からのヒ素摂取量と尿中ヒ素濃度

海藻類多食者における食事からのヒ素摂取と生体影響の関係を明らかにするために，ワカメを養殖しアワビやウニの養殖漁業従事者とその家族79名，およびホヤの養殖業者とその家族40名の合計119名（男59名，51.4 ± 14.0歳；女60名，52.1 ± 12.9歳）を対象者として，調査を試みた．陰膳実測法による食事調査を実施し，対象者の1日分の全飲食物を朝食，昼食，夕食，間食に分けて回収し，同日のスポット尿も採取した．この調査期間，被験者はヒジキの摂取はなく，大部分がワカメであった．一般的な日本人の海藻類摂取量（約14 g）に比較して，調査群119名の平均値は21.8 ± 26.62 gと高値の傾向を認め，さらに，女性の値は28.2 ± 28.22 g，男性は15.2 ± 23.32 gで，女性群に海藻類の摂取が多量である顕著な結果を得た（図6.11）．調査群の魚介類摂取量は108 ± 71.77 gで，全国平均値（約106 g）に比較して相違は示されなかった．しかし，調査群のうち男性（121 ± 75.5 g）は，女性（96.6 ± 66.26 g）に比較して摂取量が多くなる傾向が認められた．

（1）食事からの1日の総ヒ素摂取量

食文化において日本人は，海藻類と魚介類の摂取が他の民族に比較して多い．このことから食事からの総ヒ素摂取量は，必然的に高くなる傾向が従来より知られている．本調査における1日の総ヒ素摂取量は，119名の平均値で336 ± 417 μg／日であり（図6.12），都市部の住民[27]に比較して約2倍弱の高値であることが明らかとなった．このうち男性の平均値は297 ± 216 μg／日，女性の平均値は374 ± 546 μg／日で，女性の値が高い傾向にあったが，両者に統計学的な有意差は認められなかった．この研究では食事からのヒ素摂取量を総ヒ素量として求めたが，筆者の経験からはAsBやDMAの含有割合が高くなることが推測され，下記に示す尿中ヒ素濃度が参考になると判断される．

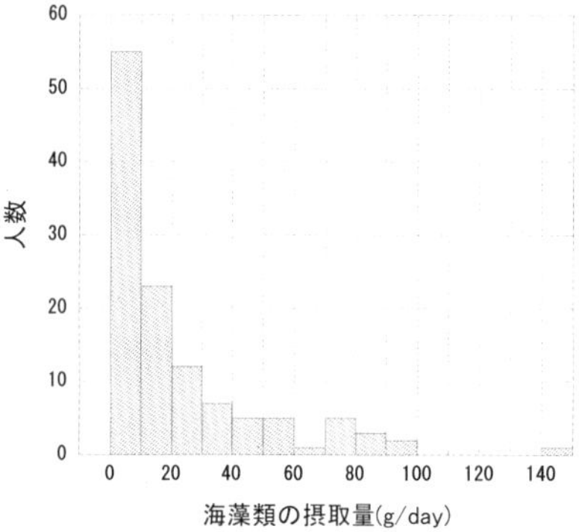

図6.11　海産物多食者における1日の海藻類の摂取量の分布

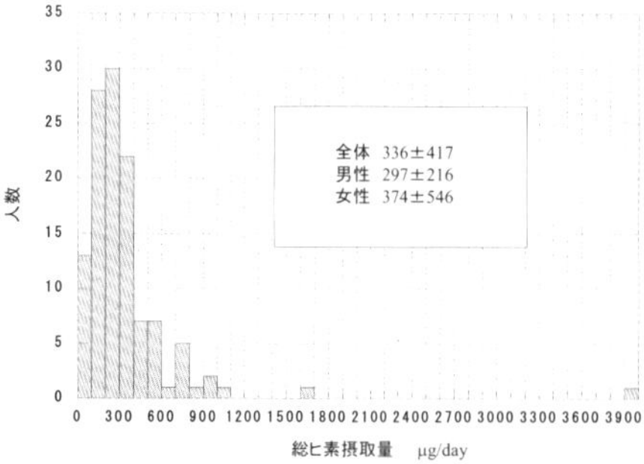

図6.12　海産物多食者における1日の食事

（2）尿中ヒ素濃度と化学形態

海藻類多食者から得られた結果から，119名の尿中ヒ素濃度の平均値は304 ± 391 μg／gクレアチニン（iAs, 0.5％；MMA, 2.5％；DMA, 36.8％；AsB, 60.2％）で，対照群248名の平均値に比較して約2倍の高値であった（図6.13）．男性の平均値は251±202 μg／g クレアチニン（iAs, 0.6％；MMA, 3.4％；DMA, 36.7％；AsB, 59.0％），女性の平均値は357±5105 μg／g クレアチニン（iAs, 0.5％；MMA, 1.9％；DMA, 36.7％；AsB, 61.0％）で，男女の値を比較すると，女性の値が高い特徴を認めた．この調査時期，女性はワカメの摂取量が多く，このことからワカメに含有する主要なヒ素がAs-Sugであり，As-Sugの代謝物がDMAであるから，尿中DMA濃度の上昇が推測された．結果において，海藻摂取量と尿中DMA濃度との間には有意な相関関係（r＝0.357）が成り立っていた（図6.14）．なお，魚介類摂取量と尿中AsBとの間にも有意な相関関係（r＝0.375）が認められ，従来からの魚介類に含有するヒ素の主体がAsBであることを反映していた．

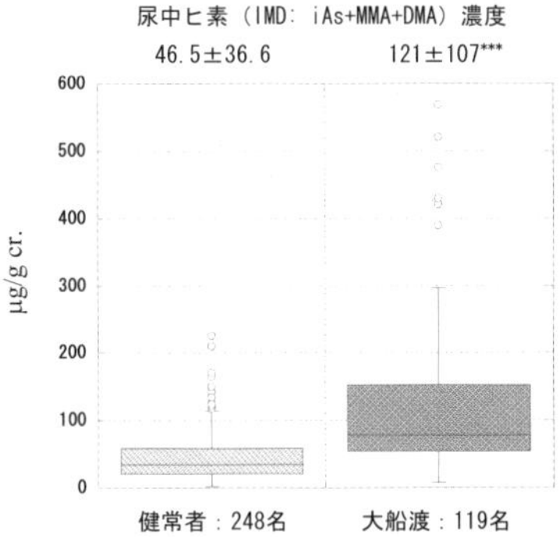

図6.13　健常者と海産物多食者における尿中ヒ素濃度の比較

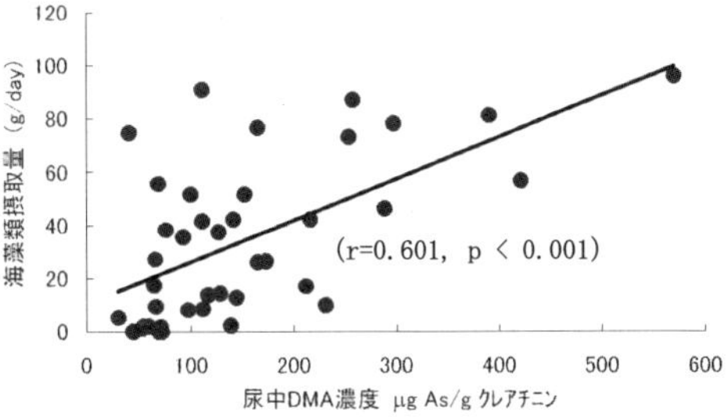

図6.14　海藻類摂取量と尿中DMA濃度の相関関係

今回の尿中ヒ素濃度で示されたDMA濃度は高く，今日，IARC[25]はこのDMAを発がん性物質と肯定していることから，今後，海藻類を多食することからの体内でのDMAの滞留は議論される問題と考える．

（3）ヒ素摂取と酸化的DNA損傷

現在，酸化的DNA損傷の有効なマーカーとして，8-ヒドロキシ-デオキシグアノシン（8-OHdG）は広く認識されている．無機ヒ素が酸化的ストレス

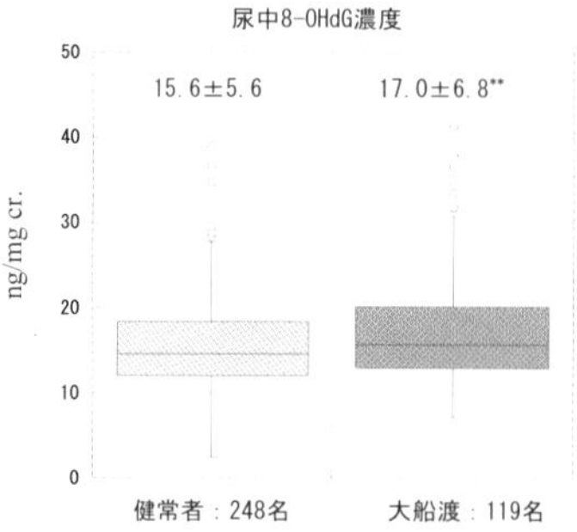

図6.15　健常者と海産物多食者における尿中8-OHdG濃度の比較

を発現させることは，慢性ヒ素中毒患者でも確認されている[33]．筆者は，尿中8-OHdGを用いた健常者における酸化的DNA損傷の実態調査を国内6地域248名の参加者を募り，ELISA法により検査を実施した．248名の平均尿中8-OHdG濃度は15.4 ± 5.60 ng／mgクレアチニン，このうち男性128名は15.2 ± 5.19 ng／mgクレアチニン，女性120名は15.6 ± 5.49 ng／mgクレアチニンで，これらの値に性差と年齢差（20～65歳）は認められなかった[32]．さらに，この調査集団に関して酸化的DNA損傷の因果関係を統計解析した結果，喫煙歴や生活習慣より，尿中8-OHdGと尿中ヒ素の間には有意な因果関係を認めた[34]．本調査（海産物多食者）で得られた結果から，119名の尿中8-OHdG濃度の平均値は17.3 ± 6.79 ng／mgクレアチニンで対照群（248名）に比較してやや上昇する傾向を示し，両者の間に統計学的な有意差が認められた（$p < 0.01$）（図6.15）．男女の値を比較すると，男性は17.6 ± 6.98 ng／mgクレアチニン，女性は17.0 ± 6.64 ng／mgクレアチニンで有意差は示されなかった．119名の尿中8-OHdG濃度と海藻類，魚介類摂取量との間に統計学的な有意差は認められなかった．しかし，無機ヒ素暴露が海藻類多食者より高い集団では，具体的には，無機ヒ素による急性ヒ素中毒患者（和歌山カレー毒物事件）や中国の慢性ヒ素中毒患者の研究結果から，無機ヒ素暴露中では尿中8-OHdG濃度が上昇する特徴は既に明らかにされている[32]．急性や慢性中毒患者を発生させる無機ヒ素の最終代謝産物はDMAであり，なお，海藻類中As-Sug類の最終代謝物もDMAであり，このDMAの生体影響については強い関心を持つ必要があると考える．

8. ヒジキと海藻中に含有するヒ素と健康影響に関する国際的な動向

筆者は，1970年代から，ヒトが食する日常食品から無機ヒ素とメチルヒ素化合物が検出されること[26)]，さらに，ヒジキには無機ヒ素が高濃度に含有すること，そして，ヒトが摂取すると無機ヒ素でなく主にDMAに代謝され尿中排泄することを報告してきた[35)]．今日，国際社会が議論している海藻中ヒ素の安全性について，国際機関やヒ素研究者は，海産物には高濃度のヒ素が含有していること，さらには，魚介類と海藻類に含有するヒ素は異なる特徴があることを理解していた．

それでは，何故この時期に国際社会はヒジキを中心に海藻中ヒ素と健康影響に関して高い関心を持ったかである．最近の英連邦諸国では2001年のカナダ食品検査庁（CFIA）[36)]，2004年の英国食品基準庁（FSA）[37)]，ニュージーランド食品安全庁（NZFSA）[38)]，オーストラリア・ニュージーランド食品基準機関（FSANZ）[39)]によるヒジキ摂取禁止の勧告は，無機ヒ素が持つ有害性を広く国民に知らせ，予防医学の視点で対応を求めたものである．WHO／JECFAは無機ヒ素の経口摂取の暫定耐容1週間摂取量を15 μg／kg／weekに設定した[40)]．ヒジキの摂取は，この値を時として超える．この危惧が英連邦諸国の勧告に共通する内容である．本来，彼らは日本人のようなヒジキを食する習慣はなく，無機ヒ素を高濃度に含有する危険な食材としての周知を目指すものである．なお，オーストラリア・ニュージーランド食品基準機関（FSANZ）は，食材としてヒジキの販売を停止するにまで踏み込んでいる．またFSAは，英国にヒジキが食材として流通しているが，これはアジア人が食するのみで，英国人がヒジキを摂取する機会は殆どない現状を説明している．他方，英国においてはヒトのみならず羊への影響が議論された．海岸近くで放牧されている羊は，海岸に生育している生のヒジキを摂取する機会があり，その摂取行動によるヒ素の影響を懸念している問題もある．

英連邦諸国の行政対応に対して，他の先進国では行政的な措置は取られていない．なお，米国FDAでは海藻（ケルプ）の粉末サプリメントに高濃度のヒ素が含有していることから，摂取について危惧を表明している[41]．

中国政府は海藻類の輸出促進に関して，海藻中ヒ素の安全性の獲得について，ヒ素の化学的形態分析法の公定法の確立も含めて積極的な行動をとっている[42]．中国において海藻類の輸出は重要な産業であり，わが国にも多くの海藻類が輸入されている．

わが国の行政機関の対応は極めて穏やかであり，海産物製造企業に配慮が伺える．国民に対する危険性の指摘も英連邦諸国とは大きくかけ離れている．その中で，内閣府食品安全委員会では[43]，食品健康影響評価として，平成18年度にヒジキ中の無機ヒ素に関するファクトシートを作成し広く情報を提供している．さらに，食品に含まれるヒ素の国際機関・諸外国のリスク評価に必要な情報についての分析・整理を開始している．

現在，ヒ素専門家において，ヒジキに含有する無機の5価ヒ素から，慢性ヒ素中毒の発生を予測する者はいないと考える．それでは何故，これ程まで国際社会が「ヒジキ—ヒ素」を問題にするかと言えば，無機ヒ素が発がん性物質であるからと理解される．その科学的な根拠は，IARCの見解からも明らかである．職業性無機ヒ素暴露が懸念される産業現場では，無機ヒ素を取り扱う労働者に対して許容濃度や生物学的暴露指標が定められている．米国ACGIHによる尿中ヒ素の提案値は35 μg／L（無機ヒ素とその代謝物；MMA，DMAの総和）[44]，わが国では15 μg／L（無機ヒ素と第一代謝物；MMAの総和）と大変に厳しい管理基準である[45]．ちなみに，本章で紹介した海藻類多食者119名の平均尿中ヒ素（無機ヒ素とその代謝物の総和）濃度は121 μg／Lである．すなわち，海藻類の多食は，過去に慢性ヒ素中毒を発症した職業性無機ヒ素暴露者の尿中ヒ素濃度に匹敵する可能性が推測される．

ヒジキに含有する高濃度な無機ヒ素や他の海藻物（昆布，ワカメ，海苔，他）を安全な食べ物であると論じることは，ヒ素中毒学の経験則からするとやや無理があり，将来の評価は更に厳しくなり，緩和されることはないと考えられる．

9. まとめ

今日まで，ヒジキや海藻類を食べて，無機ヒ素やAs-Sug類が原因となる健康障害の発生は，内外において科学的に証明された事例は存在しないと判断される．海藻中ヒ素による健康障害について，Codexは問題点や将来の課題に関して提言している[46]．従来，栄養学的な視点から，海藻には豊富なミネラルや食物繊維，抗酸化作用など偏った有効性のみが一般大衆に対して論じられ，負の問題である有害性の高い物質を含む事実の公表が欠落している．本来，これらの問題は正しく社会に公表されるべき時代であると考える．海藻摂取量と頻度には相応の個人差が存在すると思われるが，大量の海藻類の連続的な摂取については，安全性を担保できない可能性を考えるべきである．

ヒジキや他の海藻類を食材にする日本の食文化は大事に守り，それではどのような対策が現実に可能かを考えるとき，妊婦や乳幼児を中心に摂取を控える国民的な啓蒙活動を展開し遵守することは最低限に必要と考える．ついで，成人や子供においては一度に大量摂取する食べ方を改め，また，食する間隔を比較的長くする習慣や工夫の努力が当面重要と考える．将来的には，海藻を食する習慣は他国に比較してわが国は遙かに高い頻度を持つことから，さらに，日本食が国際社会において既に定着した料理であることから，海藻中ヒ素の安全性や耐用1日摂取量などについて，わが国の責任と活動が望まれる．

引用文献

1) Edmonds, J. S. and Francesconi, K. A.: Transformations of arsenic in the marine environment. Exerienitia, 43, 553-557 (1987)

2) WHO: Food Additives Series 18, http://www.inchem.org/documents/jecfa/jecmono/v18je17.htm

3) Yamashita, N., Doi, M., Nishio, M., Hojo, H. and Tanaka, M.: Recent observations of Kyoto children poisoned by arsenic tainted "Morinaga Dry Milk". Jap J Hyg, 27, 336-399 (1972)

4) Arsenic in beer. Lancet, 1, 496 (1901)
5) Butzengeiger, K. H.: Uber periphere zinkulationsstorungen bei chronischer arsen vergifung, Klin. Wochensch, 19, 523-527 (1940)
6) Chowdhury, A. M.: Testing of water for arsenic in Bangladesh, Science, 284, 1622 (1999)
7) Yoshida, T., Yamauchi, H. and Sun, G. H.: Chronic health effects in people exposed to arsenic via the drinking water: dose-response relationships in review. Toxicol Appl Pharmacol, 198, 243-252 (2004)
8) Cebrian, M. E., Albores, A., Aguilar, M. and Blakely, E.: Chronic arsenic poisoning in the north of Mexico. Hum Toxicol. 2: 121-133 (1983)
9) Pi, J., Yamauchi, H., Kumagai, Y., Sun, G. F, Yoshida, T., Aikawa, H., Hopenhayn-Rich C. and Shimojo, N.: Evidence for induction of oxidative stress caused by chronic exposure of Chinese residents to arsenic contained in drinking water. Environ Health Perspect, 110, 331-336 (2002)
10) WHO, Arsenic in drinking water.: http://www.who.int/water_sanitation_health/dwq/arsenic/en/
11) Styblo, M., Del Razo, L. M., Vega, L., Germolec, D. R., LeCluyse, E. L., Hamilton, G. A., Reed, W., Wang, C., Cullen, W. R. and Thomas, D. J.: Comparative toxicity of trivalent and pentavalent inorganic and methylated arsenicals in rat and human cells, Arch Toxicol, 74, 289-299 (2000)
12) Aposhian, H. V., Zakharyan, R. A., Avran, M. D., Sampayo-Reyes, A. and Wollenber, M. L.: A review of the enzymology of arsenic metabolism and a new potential role of hydrogen peroxide in the detoxication of the trivalent arsenic species., Toxicol Appl Pharmacol, 198, 327-335 (2004)
13) Kumagai, Y. and Sumi. D.: Arsenic signal transduction, transcription factor, and biotransformation involved in cellular response and toxicity., Annu. Rev. Pharmacol. Toxicol, 47, 243-262 (2007)
14) Fujihara. J., Kunito. T., Agusa. T., Yasuda. T., Iida. R., Fujii. Y. and Takeshita. H.: Population differences in the human arsenic ($^{+}3$ oxidation state)

methyltransferase（AS3MT） gene polymorphism detected by using genotyping method. Toxicol Appl Pharmacol, 225, 251-255（2007）

15）Loffredo, C. A., Aposhian, H. V., Cebrian, M. E., Yamauchi, H. and Silbergeld, E. K.: Variabillty in human metabolism of arsenic, Environ Res, 92, 85-91（2003）

16）Yamauchi, H., Yamamura, Y.: Metabolism and excretion of orally ingested trimethylarsenic in man. Bull Environ Contam Toxicol, 32, 682-687（1984）

17）Francesconi, K. A, Tanggaard, R. T, McKenzie, C. J. and Goessler, W.: Arsenic metabolites in human urine after ingestion of an arsenosugar, Clinical Chemistry, 48, 92-101（2002）

18）Yamauchi, H. and Yamamura, Y.: Metabolism and excretion of orally administered dimethylarsinic acid in the hamster. Toxicol Appl Pharmacol. 74, 134-40（1984）

19）Vahter, M., Marafante, E. and Dencker, L.: Tissue distribution and retention of 74As-dimethylarsinic acid in mice and rats. Arch Environ Contam Toxicol. 13, 259-64（1984）

20）佐藤武男：ヒ素ミルク中毒児の難聴，医学のあゆみ，74，25-27（1970）

21）湯浅亮一：1955年の森永ヒ素ミルク被害者におけるてんかんの罹病について，医学のあゆみ，77，26-32（1971）

22）仁藤裕子，坂部　貢，山内　博，相川浩幸，吉田勝美：急性砒素中毒の妊娠ラットの胎仔における脳障害の研究， Biomed Res Trace Elements, 11：300-305（2000）

23）Yamauchi, H. and Fowler, B. A.: Arsenic in the Environment. John Wiley & Sons Inc, 35-53（1994）

24）US-EPA: Arsenic in drinking water, http://www.epa.gov/safewater/arsenic.html

25）IARC: Volume 84, Some Drinking-water Disinfectants and Contaminants, including Arsenic, http://monographs.iarc.fr./ENG/Monographs/vol84/mono84.pdf

26）山内　博，山村行夫：食品中の３価ヒ素，５価ヒ素，メチル化ヒ素について，日本公衛誌，27，647-653（1980）

27) 国立医薬品食品衛生研究所：各種食品中のヒ素に関する文献データの調査結果から http: //www.nihs.go.jp/hse/food-info/chemical/hiso_level/index.html
28) 柴田康行，森田昌敏：環境中ヒ素の化学形態，海洋環境を中心に，Biomed. Res. Trace. Elements, 11, 1-24 (2000)
29) Andrewes, P., Demarini, D. M., Funasaka, K., Wallace, K., Lai, V. W., Sun, H., Cullen, W. R. and Kitchin, K. T.: Environ. Sci Technol, 38, 4140-4148 (2004).
30) Yamauchi, H., Takahashi, K., Mashiko, M. and Yamamura, Y.: Intake of different chemical species of dietary arsenic by the Japanese and their blood and urinary arsenic levels, Appl Organometal Chem, 6, 383-388 (1992)
31) Mohri, T., Hisanaga, A. and Ishinishi, N.: Arsenic intake and excretion by Japanese adults: A 7-day duplication diet study, Fd Chem Toxic, 28, 521-529 (1990)
32) Yamauchi, H., Aminaka, Y., Yoshida, K., Sun G, Pi, J. and Waalkes, M. P.: Evaluation of DNA damage in patients with arsenic poisoning: urinary 8-hydroxydeoxyguanine. Toxicol Appl Pharmacol, 198, 291-296 (2004)
33) Pi, J., Yamauchi, H., Kumagai, Y., Sun, G. F., Yoshida, T., Aikawa, H., Hopenhayn-Rich, C. and Shimojo, N.: Evidence for induction of oxidative stress caused by chronic exposure of Chinese residents to arsenic contained in drinking water.　Environ　Health　Perspect, 110, 331-336 (2002)
34) Kimura, S., Yamauchi, H., Hibino, Y., Iwamoto, M., Sera, K. and Ogino, K.: Evaluation of urinary 8-hydroxydeoxyguanine in healthy Japanese people. Basic Clin Pharmacol Toxicol. 98, 496-502 (2006)
35) 山内　博，山村行夫：5価ヒ素に富む海藻食品摂取後の尿中無機ヒ素およびメチル化ヒ素の動態，産業医学，21: 47-54 (1979)
36) CFIA: INORGANIC ARSENIC AND HIJIKI SEAWEED CONSUMPTION http: //www.inspection.gc.ca/english/fssa/concen/specif/arsenice.shtml
37) FSA: Agency advises against eating hijiki seaweed http://www.food.gov.uk/news/pressreleases/2004/jul/hijikipr
38) NZFSA: Hijiki seaweed high in arsenic http://www.nzfsa.govt.nz/publications/

media-releases/2004-10-21.htm

39) FSANZ: Australian consumers are advised to avoid hijiki seaweed http://www.foodstandards.gov.au/newsroom/mediareleases/mediareleases2004/australian-consumersa2778.cfm

40) WHO: Food Additives Series 24 http: //www.inchem.org/documents/jecfa/jecmono/v18je17.htm

41) Amster, E., Tiwary, A. and Schenker, M. B.: Case report: potential arsenic toxicosis secondary to herbal kelp supplement. Environ Health Perspect. 115 (4), 606-608 (2007)

42) Wei, C., Li, W., Zhang, C., Van Hulle, M., Cornelis, R. and Zhang, X.: Safety evalauation of organosrsenical species in edible porphyra from the China Sea. J Agric Food Chem., 13, 5176-5182 (2003)

43) 食品安全委員会:「ひじきに含まれるヒ素の評価基礎資料調査」 http://www.ifsis.fsc.go.jp/fsilv1/do/FSILogon

44) ACGIH: http://www.acgih.org/home.htm

45) 日本産業衛生学会：許容濃度委員会, http://www.sanei.or.jp/

46) Codex: REPORT OF THE THIRTY-FIRST SESSION OF THE CODEX COMMITTEE ON FOOD ADDITIVES AND CONTAMINANTS http://www.codexalimentarius.net/download/report/25/Al9912ae.pdf

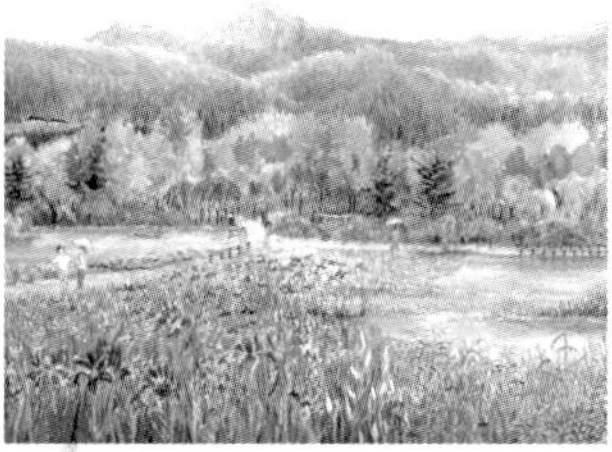

第７章
これからの動物実験施設：北里大学医学部遺伝子高次機能解析センターの試み

篠原信賢
医学部遺伝子高次機能解析センター長 免疫学教授

１．はじめに

医学の基礎研究の大きな部分が動物実験によって支えられてきたことは言うまでもないことであるが，生殖工学技術の進歩とゲノムの基礎データの充実により，これからの医学研究にとって動物実験が果たす役割の重要性は飛躍的に増大した．このような流れに伴い実験動物施設に求められる役割も増大したばかりではなく質的にも変化をせまられている．20世紀末から今世紀初頭にかけてヒト，マウスを始めとする動物種で全ゲノムの塩基配列が決定された．これはいわば辞書ができたようなもので，今や生物学研究は辞書を片手に進めることができる時代（ポストゲノム時代）となった．いくら辞書で個々の単語の意味を知ってもそれは外国語を理解する基礎に過ぎないのと同様，生命現象は単純な物質論の組み合わせだけでは到底理解し得ない極め

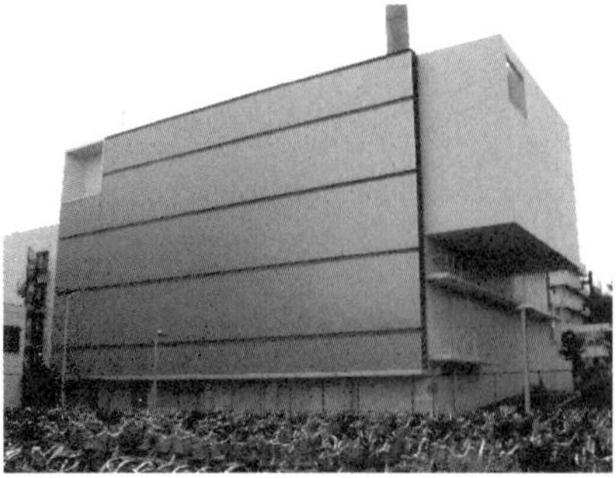

図 7.1　遺伝子高次機能解析センター

て複雑な事象である．医生物学研究において，遺伝子機能は多細胞生物体の発生・分化・ホメオスタシスなど高次の生体制御プログラムの文脈中で理解されなければならない．特定の遺伝子を導入，破壊，修飾などした実験動物は個々の遺伝子（産物）の生理的機能，役割，発現の制御，またそれらの失調が引き起こす病態を解析するのに極めて有用であり，医学研究には欠かせないもので，今後の医生物学研究において永続的に必須な手段としての位置を占め続けるだろう．このような状況において動物実験施設に期待される役割・機能も従来の範囲を遥かに越えるものとなっている．

次々と作出される遺伝子改変動物はほとんどが病原微生物管理レベルについて無条件には信頼できないソースからしか供給され得ないが，これからの実験動物施設はそれらの導入・利用が円滑に行えるような環境を提供することも必須の条件である．それと同時に新たな遺伝子改変動物の作成，貴重な遺伝子改変動物の保管，信頼性の高い実験環境の提供の為のSPF環境の厳格な維持も要求される．清浄度の向上と施設の利便性は相容れない問題として捉えられがちだが，本当にそうなのだろうか．現在新しく造られている多くの動物施設では清浄度を保つ為に，他の施設との動物のやり取りが極端に制限され非常に研究が制限されてしまうという弊害が出ている．大学の実験動物施設はきれいな動物の博物館ではなく研究を支援する施設である．

2．遺伝子高次機能解析センター

北里大学医学部付属施設である遺伝子高次機能解析センターは上述のような需要の変化に対応すべく従来とは大きく異なる考え方で設計され運営されている動物実験施設である．その主な特徴を列挙すると，

① 動物の高い清浄度を保つだけではなく流通性を円滑にするためのSPFエリ

アに加えて「流通エリア」と言う部分を持つ．このエリアには清浄度において多少問題のある動物も直接受け入れ，実験に使用する事ができる．

② 生殖工学技術を日常業務の中に取り入れ動物のクリーン化，胚の凍結等を一般のサービスに組み込んだ．流通エリアに入れた動物でさらに長期（3世代以上）にわたる維持が必要な場合は，動物を提出して貰いクリーン化（*in vitro* の受精，胚の仮親の子宮への移植）を行い，SPFエリアに入れると同時に凍結胚の保存を行う．これにより他の施設で作出された様々な遺伝子改変動物を利用することを容易にした．

③ このような機能を持つ流通エリアを防波堤とし，SPFエリアの運営規則は例外を全く認めない完全なものとした．SPFエリアには指定業者からの動物，SPFエリア内で生まれた動物，当施設でクリーン化した動物以外は一切入れない．

④ 利用者の必要性を充分に考慮して徹底的に動線を工夫し，不必要な迷信と考えられる規則を排することにより利便性を飛躍的に向上させた．

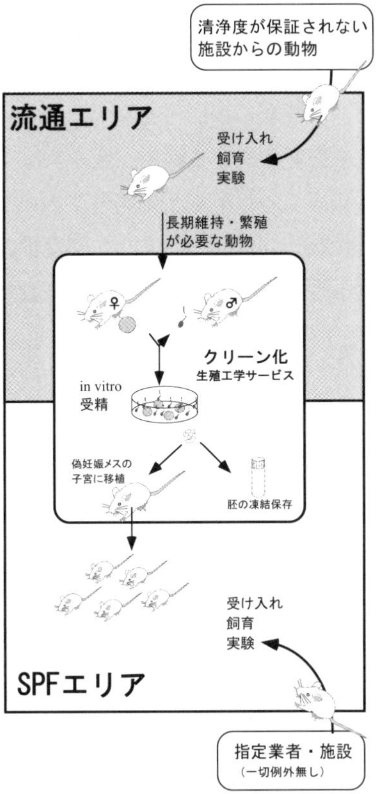

図 7.2　遺伝子高次機能解析センターの仕組みと運営
流通エリアに機能的柔軟性を持たせることにより研究者の便宜・研究進行の円滑化をはかる．一方流通エリアの存在と生殖工学技術の日常的サービスへの組み込みにより，SPFエリアの運営原則に一切例外を許さないことを極めて容易にした．

⑤ 利用者は毎年研究計画書により登録され，登録した利用エリアのみ解錠できるカードキーによって出入りするシステムにより，利用者の動線を管理する．

このようなやり方で6年間運営して来たが，非常に円滑かつ順調に行っている．SPFエリアへの病原微生物の混入事件も初期で運営規則の徹底が不十分だった時期に数回起きたが，すべて汚染動物の持ち込みによるもので，運営法を徹底してからは全く起こらなくなった．現在当施設はコンパクトで利便性が高く，しかもSPFエリアの清浄度を含めた飼育環境の質も高いレベルが保たれている．このような利便性と高い飼育環境両立の成功は，これからの大学等医学研究所の動物施設の設計・運営の参考になると考えられる．

3．建物の構造

遺伝子高次機能解析センターの建物は地階（半地下）から4階の5フロアからなっている（図7.3．4階は倉庫や機器室なので省略）．

地階は管理室，動物など汚れていないものの受け入れのためのサービスヤード（太矢印で示す），倉庫，実験室などがある．サービスヤードはトラックが入り荷の積み降ろしをする．ここで小動物，飼料などを受け入れ，清浄エレベーター（CE）で各階に上げる．

1階にはウサギエリア（ウサギ，モルモットなど），中大動物エリア（イヌ，ブタ，ヤギなど飼育および大掛かりな手術などができる実験室など），および職員の居室がある．さらに汚れたものや中大動物専用の出入り口（太矢印で示す）を備えている．この階は本館に渡り廊下で連絡されており，利用者はここを通って出入りする（横向き点線矢印）．

2階にはこの施設を特徴づける流通エリア（後述）と3階のSPFエリアにつながっているクリーン化室，および感染エリア（病原体を用いた実験用）がある．感染エリアは一方通行の動線からなり，このエリアから出す物はすべてオートクレーブを通す構造になっている．

3階はSPFエリア，生殖工学エリアからなる．後述のようにこの階のエリアでは，様々な系統の動物の維持と新しい遺伝子改変動物の作成も行なわれるため，厳格な管理のもとに運営される．SPFエリアは広くとる為に飼育室4部屋が外に突き出す形で作られている．

4．流通エリアの役割と機能

1）SPF・生殖工学エリアの運営方針

SPFエリアは様々な遺伝的特性を持つマウスラットの系統維持とそれらを用いた動物実験のための最上の環境を提供する．生殖工学エリアは遺伝子改変動物の作成，動物のクリーン化を行なう専門家のためのエリアである．これらの役割を全うするため空調，温湿度の厳格な制御，動物の搬入，利用者の出入りの管理，定期的な微生物モニタリングが実施されている．

ハードウェア的には標準のSPF施設とあまり変わらないが，運用面では後述の流通エリアのバックアップがあるため例外のない厳格な基準を施行している．このエリアに入れる．

動物は，①指定施設から供給されるもの，②当施設でクリーン化したもの，③SPFエリア内で生まれたもののみで，それ以外は一切入れない．このルールには例外はない．指定施設とは1年3回以上の定期的な微生物モニタリングを実施していて，過去3年間当施設のSPF基準に適合した状態か保たれており運営委員会で承認された施設である．現在当施設で認められているのは日本クレア，日本チャールズリバー，実験動物中央研究所の3カ所だけである．外国からの動物，大学や研究所からの動物は添付されたモニタリングの結果がどんなに良くても，決してこのエリアに直接入れることはない．外国の業者からのものを入れない理由はSPFの基準が違うためである．

2）流通エリアの機能

上記の様な厳しい基準では研究者間の動物のやりとりが制限されてしまい，新しい情報に迅速に対応して研究を進めることが極めて難しくなってしまう．この問題を解決するために生まれたのが流通エリアという概念である．流通エリアではSPFエリアで受け入れることのできない動物を直接受け入れることによりこの問題を解決し，さらに必要に応じてSPF化へと有機的につなげる施設である．これらの機能によりSPFエリアの防波堤としての役割を果た

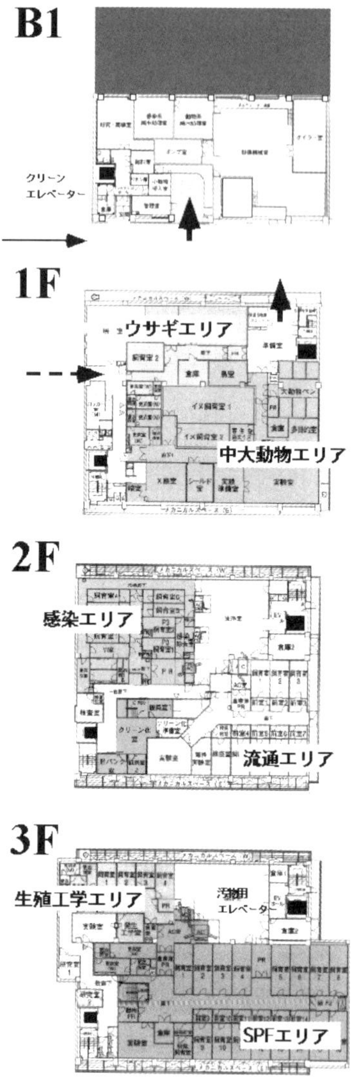

図 7.3　遺伝子高次機能解析センターの構造

し，SPF エリアの運営基準を絶対的なものとすることを可能にする．このエリアはSPF化を必要としない1，2世代で完了できる実験を行なう場所をも提供する．このエリア内には病原体陽性（の疑いのある）の動物のための検疫室も備えてあり問題のある動物の SPF 化にも対応できる．この様なシステムにより研究者は動物を入手すると同時に実験を開始し，その間にクリーン化を進めることも可能であり，現に多くの研究者がそうしている．このバックアップの効果は絶大で，研究の効率を上げるばかりでなく研究者の不満を解消し，SPF エリアの運営基準の絶対性を守ることを容易にした．

流通エリアも基本的には SPF を保つように運営される．しかしながら，このエリアでの病原微生物の侵入は，基本的に年に数回起こる日常範囲内のこととして対処する．この点が従来の動物施設運営の基本的考え方と決定的に異なる．無論病原微生物の混入が発見された場合は速やかに対応し，最終的に感染の可能性がある動物の処理と部屋用具の殺菌を行なうが，できる限り進行中の実験が完了できる様に対応する．SPF エリアを持つ同じ施設内でこのような悠長でだらしのないやり方をする事に対しては強い批判があるだろう．しかしながら後で述べる様に動線や設計の工夫で対処する事により，このやり方は非常にうまく機能するのである．この運営法のおかげで，北里大学相模原キャンパスの研究者は他施設から様々な遺伝子改変動物を自由に入手し実験することを極めて円滑に行なっているのが現状である．

3） 動物のクリーン化と胚の凍結

この動物施設の大きな特徴は生殖工学技術が日常的なサービスの中に組み込まれていることである．流通エリアに搬入された物の中で3世代以上に渡って使用する予定の動物や病原体を持った動物の場合はクリーン化用の動物を提出してもらい，実費でクリーン化を行ないSPFエリアに移入する．その際，in vitroでの受精を行なうので，胚の凍結も行ない，凍結胚ストックを作成する．凍結胚のストックはしばらく使用しない動物の維持を切ることを可能にするため，飼育スペースの無駄を少なくする事ができる．

4） 動線の工夫

SPFエリアと清浄度の低いエリアが同じ建物の中に同居するこの施設の設計にあたっては動線（物・人の動き）には特に注意を払い工夫した．

(1) 物の流れ

動物や飼料等で清潔な物は地下1階のサービスヤードを通ってこの施設に入って来る．この施設から出る汚れた物の搬出や中大動物の搬入には1階の裏にある出入り口を使う．この2つの出入り口は清潔なものと汚れたものが交叉しないように階も位置も考慮した（図7.2参照）全体の物の流れをたどると地下1階のサービスヤードで受け入れたきれいな物（動物も含む）は図7.2の左側の清浄エレベーター（CE）で各階に運び入れられ，洗浄室から出される汚物は右の汚物用エレベーターで1階の出口に運ばれるようになっており，両者は全く交叉しない．

(2) 洗浄室

3階2階それぞれに独立した洗浄室が設けられそれぞれの階ごとに作業が完了できるようになっており，清浄度の低い流通エリアの廃棄物が3階のSPFエリアに混入することを防いでいる．

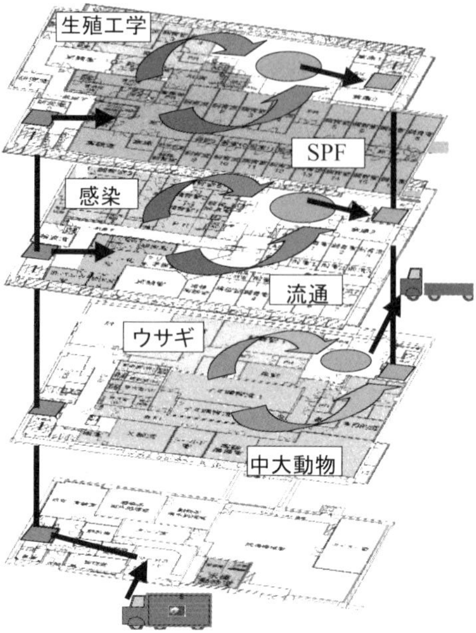

図 7.4　センター内での物の流れ
清浄な物と汚れた物の動線が全く交叉しないように工夫してある．きれいな物，汚染を嫌うものは地階のサービスヤードで受け入れ清浄エレベーター（図中左手）で各階に運びパスルームを通して核エリアに搬入．飼育などで生じた汚れ物，動物の遺体などは洗浄室の方に出し独立したエレベーター（右手で1階裏手の出口から搬出する．

5）人の動きの管理

施設利用者は1階の渡り廊下を通ってこの施設に入り清浄エレベーターで各階に行く．各エリアの入り口は更衣室となっておりそのドアはカードキーによって解錠される．研究計画書で申請登録し講習を受けた利用者に個人カードキーが支給されるが，それは研究計画書で申請したエリアのみの解錠が可能である．複数のエリアの利用者の数は多いが，このカードシステムでは清浄度の低いエリアに入るとその日は高い清浄度のエリアの解錠ができなくなるようにプログラムされている．カードキーの登録は毎年更新される．各エリア内には実験室を備え，ほとんどのことがエリア内で済ませることができるように環境を整えてある．無論，他人のカードを借りるなど，意図すれば不正行為は可能であるが，そこまで管理はしない．清浄度の低い施設に入った者は短くて1週間，長い場合は数カ月SPF施設に入れないことが標準的なやり方であるが，ここではわずか一晩で解禁される．

5．施設運営のこれまでの経過と現状

このような方針で6年間施設を運営してきたが非常にうまく行っていると

いうのが現在までの結論である．多くの遺伝子改変マウスがSPF化され同時に凍結胚のストックも作られた．表7.1に開設以来この施設で起きた病原微生物の混入ケースである．SPFエリアでは初期に基本の徹底が不十分であったため，指定業者以外のものが搬入されたことがあり，それに伴って起きた事故であった．現場に基本ポリシーを徹底させてから全く混入事件は起こらなくなった．流通エリアの混入事件はわれわれのやり方で運営していても予想したほど多くはないことが判る．

表7.1　開設以来の病原体侵入

	流通エリア	SPFエリア
平成15年		トリコモナス
16年		ティザー
17年	トリコモナス 肺パスツレラ	(−)
18年	肺パスツレラ	(−)
19年	(−)	(−)
20年	(−)	(−)

SPFエリアのトリコモナス（17年）は手違いで搬入された外国の超有名な研究所からのマウスで，送られて来たモニタリングデータでは陰性であった．16年のティザーは国内の信用できる所から入れたラットで，入れ直しても同じ事がおきたのでこのラットはSPF施設には容れないことにした．

流通エリアの病原体もすべて外部から搬入したマウスが原因であることが判った．これらの場合も送られてきたデータは陰性であった．これらはみなSPF化された．

注目していただきたい点は，指定施設以外ではどんなにモニタリングのデータが良くても病原微生物が出て来る可能性が高いことである．もう一点重要なことは，混入はすべて動物の搬入とともに起きたものばかりで，道具や衣服について入ることが予想以上に少ないことである．これは現実的な運営をして行く上で重要なことである．われわれのカードシステムでは，清浄度の低いエリアに入った場合の上位エリアへの入室制限はその日だけである．他人のカードを借りる等，意図すれば不正行為は可能であるが，そこまで管理はしていないが，不便な事が少ないため，あえてそのようなことをする利用者は極めて少ないものと考えられる．

6．おわりに

同じ施設内にSPFエリアと流通エリアのようなものを備えることは危険なことであると考えられてきた．しかしこの施設の実績を観察すると，流通エリアの利便性がSPFエリアの防波堤として強力に機能していることは明白である．多数の利用者を厳しく複雑な規則で規制しようとしてある限界点を越えると，不便さに思い余った利用者は見えない所で色々なことを行なうようになる．あるいは力のある研究者の中には権力で横車を押す者も出てくる．このような信頼関係の崩壊は施設運営にとって最も危険であり，そのような愚かなことを防ぐ事を最重要課題として作られた施設が北里大学医学部付属遺伝子高次機能解析センターである．それぞれの研究施設で何に重点を置くかは当然異なるものであるが，われわれのやり方が非常にうまく行っているので，これから実験動物施設を建てる時の参考になればと願う次第である．

医学系の研究施設においては，生殖工学をルチーンの業務に取り入れなければこれからの実験動物施設の運営は立ち行かなくなるだろう．その意味で生殖工学技術を持った人が多数必要になることが予想される．人材育成システムも考えてゆかなければならないだろう．

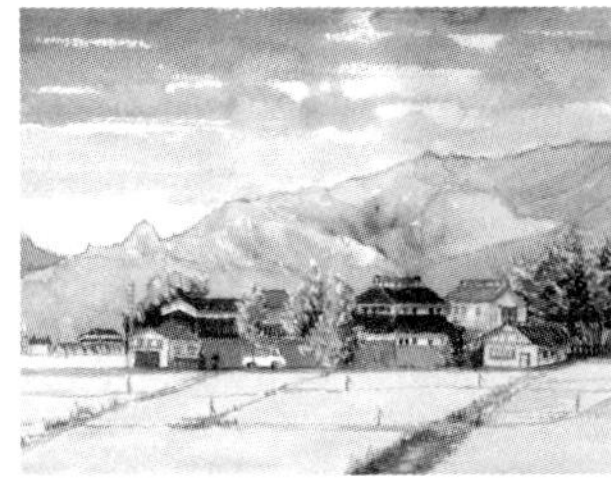

第8章
農医連携の架け橋としての プロバイオティクスの可能性を探る

向井孝夫
北里大学獣医学部教授

1. はじめに

北里大学では，新たな大学の施策のひとつとして「農医連携」構想を掲げ，シンポジウムや国内外の大学との交流，社会貢献等の総合的な取り組みに着手している．筆者は，動物や人の腸内微生物の研究を推進してきたが，「農医連携」において「微生物」は重要なキーワードになり得るであろう．図8.1に示したように，人類は，微生物の物質循環能力に預かりながら健全な自然環境を維持することで食糧を生産し，微生物の力を借りて医療や様々な産業に利用できる有用物質を生産してきた．農学はバイオテクノロジーの発展とともに新たな発酵技術を進展させることで，人間社会に貢献してきた．

一方，ここ数十年，人類は農業を通して，農地の確保や天然資材を得るために，地球規模で自然環境を破壊してきたという一面がある．山林を切り開

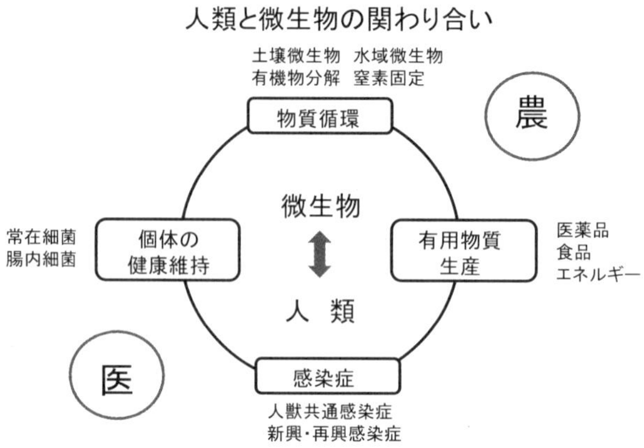

図 8.1　農医連携における微生物の位置づけ
人類は微生物と密接な関わり合いを持ってきた.「農」と「医」の連携において微生物」は重要なキーワードとなろう. 今日的な重要な課題である人獣共通感染症は,「農」と「医」の連携によって克服されるべき課題のひとつである.

くなどの環境破壊は, 野生動物と微生物の共生関係を崩し, それまで知られていなかった微生物が突然人間に感染し急速に広がるといった, いわゆる新興感染症を招いた一因とされる. また, 動物性食糧資源を確保するため, 家畜の密集飼育や大規模飼育を展開してきたが, 人獣共通感染症の脅威にさらされている状況と無関係にあるとは言えない.

このように, 人類は「農」を通して微生物の恩恵を受けてきたが, 一方で今日的な感染症を引き起こす一因となっている可能性がある. このような感染症に対して, 予防や治療という観点から今後も医学が大きな役割を果たすことに違いはないが, 感染症の拡大を阻止するあるいはその要因を減らすためには, 農学が果たす役割が極めて大きい. もう少し身近な話題である食中毒といった食の安全に係る問題は, 食の生産現場から医療現場まで一貫した協力なくして解決の道を図ることはできない. このような観点から, 農と医の連携において微生物と環境・食・健康の関係を十分理解することは極めて重要となろう.

ヒトや動物の個体においても, 微生物は切っても切れない縁にあることは明白である. われわれは生後間もなく微生物に暴露され, やがて皮膚や消化管内には莫大な数の微生物が常に生息するようになる．それらの中には宿主に対して有益な作用を示す微生物もいれば，有害な作用を示す微生物もいる．特に，腸内細菌に着目すれば，腸内に定着している細菌種の構成や機能が明らかにされるにつれ，腸内細菌叢の構成は宿主の健康状態に大きく寄与していることが示されてきた．

また，腸内細菌叢の構成は外部環境，とりわけ食の影響を極めて大きく受けることから，腸内菌叢と食の関連を予防医学に役立てようという試みがなされている．そのひとつに，プロバイオティクスやプレバイオティクスの考え方がある．ここでは，腸内細菌と健康の関わり，プロバイオティクスやプレバイオティクスおよびバイオジェニクスについての基本概念を紹介するとともに，食品だけでなく動物への飼料添加物として用いられるプロバイオティクス等の有効性を概説し，農医連携における研究や教育の素材としての腸内細菌やプロバイオティクスの可能性を探ることとする．

2．腸内細菌叢の構成菌種

ヒトの消化器には，口腔から結腸に至るまで，様々な細菌が定着している(図8.2)．口腔内には，常在菌のほか，う蝕の原因となるミュータンス菌や歯周病の原因となるポルフィロモナス菌のような病原菌が定着する．胃には健常人からほとんど細菌は検出されないが，胃炎や胃潰瘍の原因菌であり，胃がんのリスクファクターであるピロリ菌（*Helicobacter pylori*）が定着可能である．

十二指腸より結腸までには，多くの細菌群が定着している．ヒトの場合，腸内内容物1 gあたり10^{10}～10^{11}個もの細菌が生息しており，腸内全体では，100兆個の細菌が存在していると考えられている．生物は分類学上3つのドメインに分けられるが，分類学上のドメインBacteria，いわゆる細菌は，さらに門（Phylum），綱（Class），目（order），科（Family），属（Genus），種（Species）に分類される．これまでの報告から，ヒトの口腔内から結腸に至る消化管内に生息する菌は，細菌が26の門に分類される中で表8.1に示したように8つの門が分布している[1,2]．これらのうち，従来から有用細菌とされてきた

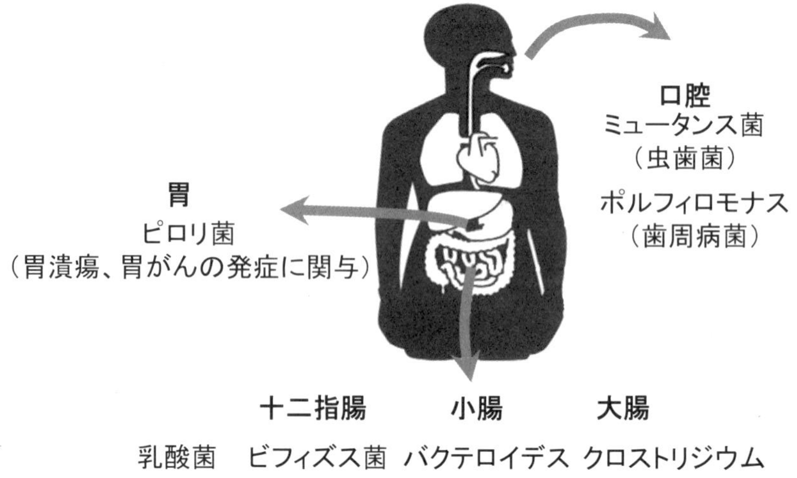

図 8.2　ヒトの消化管内に生息する細菌

表 8.1　ヒト消化管内から検出される細菌

Actinobacteria
Bacteroidetes
Fibrobacteres
Firmicutes
Fusobacteria
Proteobacteria
Spirochaetes
Tenericutes

Bifidobacterium 属は *Actinobacteria* 門に属し，種レベルで 30 菌種に分類されている．また，同様に，*Lactobacillus* 属は *Firmicutes* 門に属し，115 菌種，16 亜種が報告されているが，ヒト消化管から分離されてくる菌種は，*L. acidophilus*，*L. casei*，*L. plantarum* などである．*Firmicutes* 門に分類される菌としては，*Clostridium* 属，*Sarcina* 属，*Faecalibacterium* 属などがヒト腸管から検出される．*Clostridium* 属には 160 種以上の菌種が認められているが，腸管から分離されてくる菌種は 10 種程度である．*Bacteroidetes* 門に属する *Bacteroides* 属にも多くの腸内細菌が含まれている．

これら腸内に生息する多様な細菌群は，生存競争を繰り広げながら共生関係を築き上げ，一定のバランスが保たれた生態系が作り上げられ，いわゆる腸内細菌叢（腸内フローラ）を構成する．腸内細菌叢を構成する菌種は，腸管の部位によって異なることが知られており，栄養分や酸素濃度の違いがその大きな要因となる．小腸上部では酸素濃度が相対的に高く，好気性菌，通性嫌気性菌が多く，一方，大腸ではほとんどが偏性嫌気性菌である.

このように腸内細菌叢は多種多様な細菌の集団であり，その構成を解析することは困難であったが，1960年代から偏性嫌気性菌の分離培養法の開発に伴って，ヒト腸内細菌の構成について概観が明らかになってきた．最も良く認識されている事実は，乳児と成人の腸内菌叢の違いであり，母乳を与えられている乳児は*Bifidobacterium*属が優勢であり，他の菌種は極めて少ないことを特徴とするが，離乳と同時に菌叢の構成は変化し，成人になると*Bacteroides*属や*Eubacterium*属などの偏性嫌気性菌が増加し，さらに加齢を重ねると*Bifidobacterium*属の減少とウエルシュ菌（*Clostridium perfringens*）などが増加する．培養法における腸内細菌叢の解析は，腸内細菌学に大きく寄与してきたが，極めて多大な労力と時間を費やすこと，すべての腸内菌の分離が困難であることなどが問題として指摘されてきた．また，近年になって，通常の培養法では生育できない難培養菌の存在が示され，新たな方法の開発が切望され，1990年代に入りPCR法の発達などにより，塩基配列のデータベース解析を利用した分子生物学的手法の開発によって，腸内細菌叢の系統解析は大きく進展した.

系統学的な分類に有力な影響を与える遺伝子として，ひとつはリボソームRNA遺伝子（rDNA）がある．rDNAの塩基配列は，進化の速度が遅いため祖先の情報がよく保持されており，系統分類の相関性を調べるのに用いられる．またrDNAの塩基配列についてのデータベースが広く構築されており，目的の配列に対する相同配列の検索や菌種の推定が容易になっている．中でもとくに原核生物の16S rDNA配列のデータベースは豊富で，菌種による配列の可変性も高いという理由から広く一般に利用され，腸内細菌叢の解析にも応用されてきた[3)]．16S rDNA配列を標的とした菌叢解析法には，以下に述べるような方法がある（図8.3）．ひとつは，遺伝子配列の多様性を基にしたパターン解析である．この方法は，16S rDNAなどの目的とする遺伝子を断片化し，その配列の違いを分離する方法で，T-RFLP（Terminal-Restriction Fragment Length Polymorphism，末端断片長多型解析），DGGE（Denaturing Gradient Gel Electrophoresis，変性剤濃度勾配ゲル電気泳動法）などがある．2つ目の方法として，菌種の検出・同定（推定）法が挙げられる．細菌叢全体から抽出してきた全DNAを基に16S rDNAなどの目的遺伝子をPCR増幅後，分離し，それぞれの塩基配列を決定する方法で，クローンライブラリー法や，前述のDGGEなどがある．その他，FISH法，定量的リアルタイムPCR法を組み合わせることにより，より簡便で正確な解析が期待されるとともに，従来の培養法の問題点である「難培養微生物」の検出も可能とするものである[4,5]．

図8.3に示したそれぞれの方法には一長一短があり，目的に応じて選択することが必要である．腸内細菌叢の構成を調べるのであれば，16S rDNAライブラリー法が適しており，さらに特定の菌種を定量するのであれば，定量的リアルタイムPCR法を組み合わせるといったことが考えられる．このような新しい方法で腸内細菌叢を解析することで，いくつかの新しい事実が明らかにされてきた．16S rDNAライブラリー法によって解析されたヒト大腸内菌叢の結果では，従来検出されてこなかった細菌由来16S rDNAを検出し，新規の細菌種や難培養性細菌の存在が示唆されてきた[6,7]．16S rDNAライブラリー法とT-RFLP法を組み合わせた方法で3人の健常なヒトの大腸内菌叢の解析を行った結果では，約75％ものクローンが未同定な菌種の配列に分類され，未同定な細菌が多数存在することを確認している．また，その報告では同時に年齢，食事内

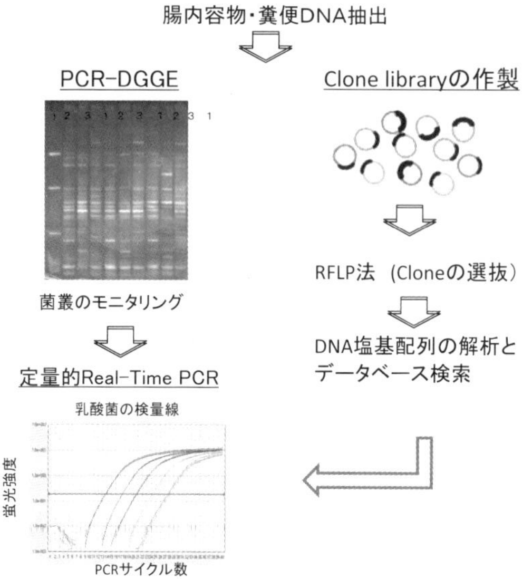

図8.3　腸内細菌叢の分子生物学的手法による解析法の一例

現在利用されている方法には，16SrDNAクローンライブラリー法，RFLP法，PCR-DGGE法，定量的リアルタイムPCR法などが挙げられるが，それぞれの長所・短所を理解した上で選択あるいは組み合わせて解析することが望ましいとされている．

容ごとに解析し，最優勢菌種がそれぞれ異なることが示されている[8]．Science誌に報告された健常な3名の腸内細菌叢を16S rDNAライブラリー法で解析した報告も興味深い．1万個以上のクローンの塩基配列を解析した結果，395種類の系統に分類され，そのうち244系統は新種の可能性のある菌であることが示された．得られたデータを門（Phylum）レベルで分類すると（表8.2），*Firmicutes*と*Bacteroidetes*が90％以上を占めていることが示された．この分類で腸内細菌叢を比較しても，個体差があることは示され，また，腸粘膜と便の菌叢を比較しても，それぞれの菌の構成比は異なっていることが明らかにされた[9]．このように，分子生物学的手法の導入によって，多様な条件下での腸内細菌叢の解析が培養法より，比較的簡便に行えるようになり，次々に新たな知見が得られる状況になった．

表8.2　健常なヒトの腸内細菌叢の解析結果[9]

Phylum（門）	（%）
Firmicutes	76.2
Bacteroidetes	16.4
Actinobacteria	2.5
Proteobacteria	＜1.0
Fusobacteria	＜1.0

*Firmicutes*においては，91.0％がCostridiaに8.9％がBacilliに分類された

3．腸内細菌の機能　-健康との関わり-

腸内細菌叢が，何らかの要因で菌叢が乱れると内在性の病原性が発揮される可能性があることが以前から指摘されている．図8.4に示したように，ある種の腸内細菌はアンモニアや硫化水素などの腐敗産物，細菌毒素，発がん物質を産生するので，そのような菌が腸内細菌叢の中で優勢であり続けると，腸管に障害を与えて，大腸がんや様々な大腸疾患を引き起こす可能性があることが指摘されている．また，腸内で産生された有害物質が血液を介して臓器に到達し，障害を与えることも危惧されている[10]．腸内細菌叢が分子生物学的手法で以前より迅速に解明できる状況になったことで，より具体的な健康状態や疾病と腸内細菌叢の構成菌種の関係も比較的簡便に解析できるようになり，その結果，腸内細菌叢が，腸管免疫システムの発達や維持においても重要な役割を演じていること，感染，アレルギー，炎症性腸疾患などの発症あるいは抑制に関与していることなどが明らかにされている[11]．

Gordonらのグループは，Nature誌に肥満と腸内細菌叢の関係についてイン

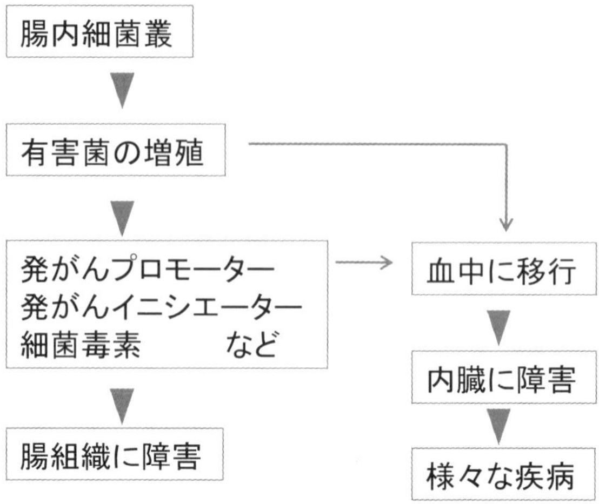

図 8.4　予想される腸内細菌叢と疾病の関係[10)]

パクトのある結果を報告している．健康なヒトやマウスの腸内細菌は前述したように *Firmicutes* と *Bacteroidetes* で 90％以上を占めているが，肥満タイプのマウスは，やせたタイプのマウスに比べ，*Firmicutes* が有意に高く，*Bacteroidetes* が 50％以上少ないことが示された．また，肥満タイプのマウスにカロリーを制限した餌を与えたところ，*Bacteroidetes* が増加することや，無菌マウスに肥満タイプとやせたタイプのマウスの腸内細菌をそれぞれ摂取したところ，前者の体脂肪率は 47％であったのに対して，後者では 27％にとどまったことを明らかにした．彼らのグループは，*Firmicutes* が増加すると食餌成分からのカロリー回収率が高まることで肥満になりやすいことを推測している．また，ヒトでも同様の傾向が示されたことを報告している[12−14)]．これらの結果は，肥満治療に腸内細菌の構成を変えることの有効性を示唆するものであり，非常に興味深い．この他にも，I 型糖尿病と腸内細菌叢の関連が報告されるなど，宿主の健康状態と腸内細菌が密接に関連している知見が見出されている．

上の例でも明らかなように，腸内細菌は，宿主が摂取する食餌成分を主な栄養分にする．また，その過程において，食餌成分が特定の腸内細菌の作用で，宿主に対してより有益な物質に変換される場合がある．一例として，大豆イソフラボン類のエクオールへの変換作用が挙げられる．大豆イソフラボン類は，エストロゲン受容体βのアゴニストとしての作用を示すため，乳がんなどのホルモン依存性のがんに対して抗エストロゲン効果を呈することや，閉経後の骨粗鬆症等に対してエストロゲン様の作用を示すことが明らかにされている．また，これらの効果は，大豆イソフラボン類より，その代謝物であるエクオールの方が強いことが示されている．大豆イソフラボン類をヒトが摂取すると，下部消化管に生息する腸内細菌によってダイゼイン（daidzein）を介してエクオール（equol）へと変換されるが（図8.5），その変換には個体差があることが示されている[15]．すなわち，エクオールへ変換されない人にとっては，上述した効果は期待されないことになる．この例のように，構成されている腸内細菌の差によっては，食餌成分を有益な物質へ変換できない可能性があり，腸内細菌の重要性が認識できる．

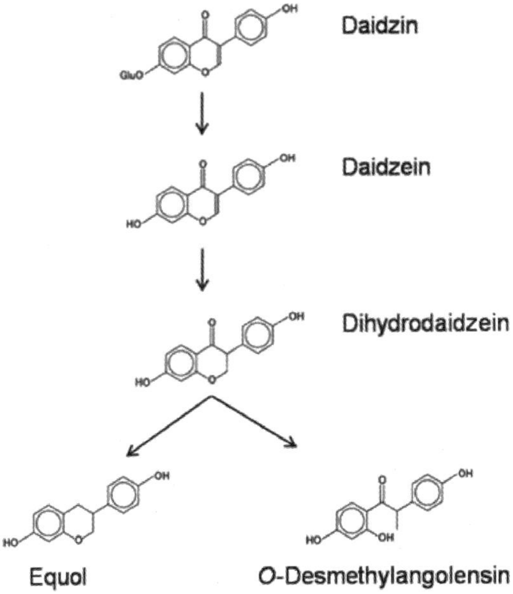

図 8.5　腸内細菌による大豆イソフラボン類の代謝
ここでは大豆イソフラボン類である Daidzein の配糖体 Daidzin の代謝過程を記している．腸内細菌の持つグリコシダーゼによってアグリコン体となり，さらに Eqol へと代謝される．

大腸内に生息する発酵の過程で生じる短鎖脂肪酸の役割にもスポットが当てられている．大腸まで到達した難消化性糖類は，発酵を受け短鎖脂肪酸に変換される．短鎖脂肪酸は一部，上皮細胞で吸収されるとともに，残りは肝臓へと輸送される．短鎖脂肪酸の中で大腸において消費されるものは主に酪酸であるが，その機能として正常な腸上皮細胞の増殖促進，腸管運動の促進，炎症反応の調節，電解質の吸収促進など様々な生理効果が示されている[16,17]．

腸内細菌は宿主免疫機構の発達にも深くかかわっている．無菌マウスでは腸管に存在する上皮細胞の形態が異なり，免疫器官であるパイエル板も非常に小さい．また上皮細胞を覆う粘膜を構成する分子の種類が異なる．さらに腸管免疫系の特徴である経口免疫寛容が成立しておらず，IgA 産生量が極めて低いことも特徴である．実際に，無菌マウスに腸内常在細菌を定着させる実験や，セグメント細菌と呼ばれる細菌を小腸に定着させることで，腸上皮側のリンパ球の増加，細胞障害性の獲得および IgA 産生量の増加が見られる[18]．腸内細菌のその他の機能として，ストレス反応を制御する神経系の発達や機能にも深く関与することが示唆されている[19]．このようなことから，

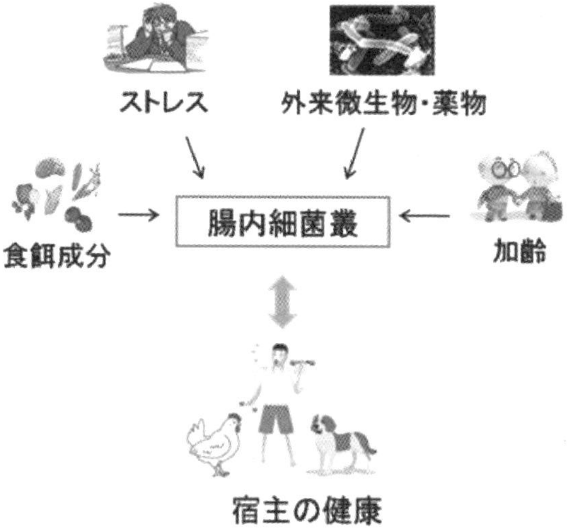

図 8.6　腸内細菌の変動要因

腸内細菌叢は，食，ストレス，加齢，外来微生物，薬物など外的要因によって変動する．腸内菌叢が変動することで，宿主の健康に何らかの影響が出る可能性がある．

腸内細菌は生命の維持に必須であるといっても過言ではなく，腸内細菌叢を維持した腸管が第三の臓器と言われる所以である．

腸内細菌叢は一度確立すると比較的安定しているが，食餌成分の変化，加齢，外来微生物，薬物や種々のストレスによって変化することが明らかにされている．家畜などは気候の変動が激しい環境下で飼育されていることから，暑熱，寒冷といった環境が腸内細菌叢にどのような影響を及ぼすかなど良く調べられている．正常な腸内細菌叢を維持することが宿主の健康を維持することに繋がると考えられる（図8.6）．この考えを発展させたのが，次項以降記載するプロバイオティクスの考え方である．

4．プロバイオティクス，プレバイオティクス，シンバイオティクスおよびバイオジェニクス

わが国においては近年，発酵乳製品をはじめとする多くのプロバイオティクスやプレバイオティクス製品が市販されており，それらの中には特定保健用食品表示の許可を受けているものも多い．また，動物生産現場においても，飼料添加物としてプロバイオティクスの利用が増加している．一方で，プロバイオティクスの生体機能や病原微生物に対する種々の効果が科学的に明らかにされており，医学領域においても補助的療法としてプロバイオティクスやプレバイオティクスに注目が集まりつつある．最近の研究では，単に整腸作用だけでなくプロバイオティクスそのものが，直接，宿主の健康増進機能を持つことが明らかにされつつある．

プロバイオティクスとは抗生物質（antibiotics）に対比される概念で，生物間の共生（probiosis）を意味する生態学的用語を起源としており，Fullerによって提唱された「宿主の腸内菌叢のバランスを改善することによって宿主に有益な働きをする生きた微生物製材」という定義が広く受け入れられている．また，その後の研究成果から，死菌でも種々の有益な効果を示す菌株が見出され，現在では，「宿主の健康とその維持および増進に有益な効果を示す微生物調製物あるいは微生物細胞の構成物」として理解されている．「腸内菌叢の

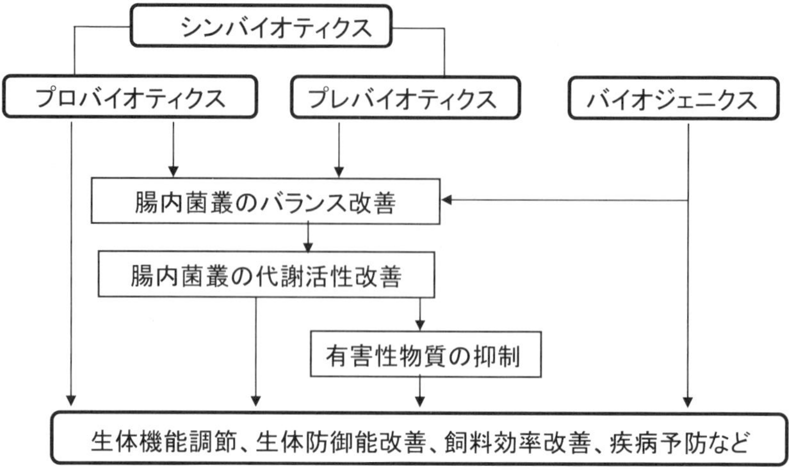

図 8.7　プロバイオティクス，プレバイオティクス，バイオジェニクスに期待される効果とその作用機序

バランス改善」という観点から，プレバイオティクスという概念も重要である．プレバイオティクスは「腸内に棲息する特定の有用な細菌の増殖を促進させる，あるいは活性化させる食餌性成分」と定義され，オリゴ糖や酵母エキスなどが利用されている．プレバイオティクスとプロバイオティクスを同時に与え，腸内菌叢の改善を図るというシンバイオティクスという概念も広がっている．また，光岡により提唱された新しい概念としてバイオジェニクスがあり，「直接あるいは腸内菌叢を介して，生体調節，生体防御および疾病予防に働く食品成分」と定義され，植物成分，ペプチドなどがその例として挙げられる．プロバイオティクス，プレバイオティクス，シンバイオティクスおよびバイオジェニクスに期待される効果やその作用機序については，図 8.7 に要約した[20]．

5．ヒトに対するプロバイオティクスおよびプレバイオティクスの利用と問題点

現在，プロバイオティクスとして利用あるいは研究されている菌種は，属レベルで *Lactobacillus*，*Enterococcus*，*Bifidobacterium*（ビフィズス菌），

Lactococcus, *Clostridium* および *Bacillus* 等が挙げられる．これらの中で，注目され最も研究が進んでいるのが *Lactobacillus* 乳酸菌とビフィズス菌である．これらの菌種は健康なヒトの腸内菌叢を構成するとともに，人類の長い食生活の中で摂取してきたという経緯があり，その安全性が高いと考えられるからである．アメリカ FDA の GRAS（Generally Recognized As Safe）リストにも多くの乳酸菌種が収載されている．

プロバイオティクスに関しては，その健康増進効果について科学的根拠が得られているものも多く，すでに食品として市販されている製品が見られる．医薬品とは異なり，食品に健康効果を謳うことはできないが，医学や栄養学の面からある種の保健効果が期待できる場合に限り，特定保健用食品としての表示許可が認められる．プロバイオティクスの有効性は特定保健用食品として許可された場合に限り，「おなかの調子を整える食品」（整腸作用）として表示することができるが，この意義は大きい．すなわち，プロバイオティクスが腸内で増殖し，腸内腐敗菌の増殖を抑制，免疫機能の調節，がん産生関連酵素の不活化などの効果により，種々の保健機能を発揮することが期待されるためである．また，最近では，*in vitro* や実験動物を用いての実験や，医薬の評価法に準じた無作為化されたプラセボ・コントロールによるヒト摂取試験によって，表8.3に示したように，感染症予防，アレルギー予防，炎症性腸疾患の軽減，抗コレステロール作用など，様々な保健効果が報告されている．一方，解決しなければならない問題として，腸内細菌叢の個体差によってプロバイオティクスの効果が異なることの指摘である．一種類のプロバイオティクスが万人に対して同様な効果を発揮することを期待することは難しい．そこで，今後は各個人が保有している腸内有用乳酸菌（あるいはビフィズス菌）を利用した「テーラーメイド（オーダーメイド）・プロバイオティクス」の開発等が期待される．さらに，一部の疾患については，補助的療法としてプロバイオティクスの臨床面での有効性も期待されている．特に，アメリカでは，プロバイオティクスの臨床面での応用として，感染性下痢症の治療，抗生物質関連下痢症の予防，乳幼児に対するアトピー性湿疹に有効であるとして，プロバイオティクスによる補助的療法を推奨する動きがある．

表 8.3　これまでに報告されているプロバイオティクスの機能と推定される作用機序

機能	推定作用機序
整腸作用・便秘予防	腸内腐敗菌の生育抑制
乳糖不耐症の改善	β-ガラクトシダーゼによる乳糖分解
感染症の予防	
腸管感染症	抗菌物質の産生
膣感染症	免疫誘導
尿路感染症	抗体産生能誘導
口腔内感染症	抗菌物質の産生
抗アレルギー作用	Th1/Th2バランスの改善
炎症性腸疾患の軽減作用	抗炎症・腸管バリア保護
抗コレステロール作用	菌体への吸着・取り込み
発がんリスク低減作用	発がん物質の産生抑制，分解

個人的な見解としては，その特性から考えても，プロバイオティクスに対して補助的療法を超えるほどの効果を期待することは難しいと考えている．予防医学的な観点からのプロバイオティクスの利用が好ましいのではないだろうか．

一方，個人が持っている腸内細菌叢の中の有用細菌を増殖させようという考えがプレバイオティクスであり，ヒトの消化管酵素では分解されにくく，そのまま大腸まで到達し微生物に利用される「難消化性オリゴ糖」が主な素材として利用されている．その機能は，表8.3に記したプロバイオティクスと同様な効果が報告されている．プレバイオティクス効果の発想は，もともと人工乳栄養児と比べて母乳栄養児の腸内菌叢がビフィズス菌優位であったという事実から生まれたものであった．しかし，ごく最近，真のビフィズス菌増殖因子は，母乳中に含まれるラクト-N-ビオース構造をもつ二糖類であることが発見された[21]．今後，人工乳を必要とする乳児への臨床的な利用を含め，食品への適用が期待されている．

食のプロフェッショナルである農学領域の専門家と，医学的な観点からヒトでの効果を立証できる立場にある医学領域の専門家が協力し合うことによって，プロバイオティクスやプレバイオティクスの機能をさらに生かすことができるであろう．

6．プロバイオティクスの注目すべき効果

プロバイオティクスが宿主に摂取されたのち到達する腸管は，栄養吸収の場である一方で，生体防御の最前線であるという極めて重要な役割を担って

いる免疫器官でもある．これまでプロバイオティクスの免疫調節機能に関して多くの報告がなされており，アレルギー抑制効果の可能性について示されてきている．*Lactobacillus* GG株で初めてアトピー性皮膚炎抑制効果について予防・治療効果が示されて以来，種々の乳酸菌でその効果が調べられている．*Lactobacillus* GG株を用いた試験では，病歴から牛乳アレルギーと診断されるアトピー性皮膚炎患者に対して，1カ月投与したところ，有意に症状が軽減したことが示されている．また，別な実験では，家族にアトピー発病歴のある出産前の母親と出生後の申請時に*Lactobacillus* GG株を投与し続けた結果，2歳までのアトピー発症率は対照群に対して半数以下に減少したことが示されている[22, 23]．

現在では，乳酸菌の中には，確実にアレルギーに対して予防，軽減効果を示す菌株が存在するものと考えられている．このような菌株のアレルギー抑制機構について，動物モデルを用いて解析されており，図8.8に示したように細胞壁成分や特定のDNA配列をマクロファージや樹状細胞が認識することで，特定のサイトカインが誘導され，ヘルパーT細胞のTh1とTh2のバランスがTh1優位の状態に改善され，アレルギーを抑制する機構が示唆されている．この他の作用機序としては，制御性T細胞による抑制性サイトカインの産生，腸管バリア機能の増強などが報告されている[24]．

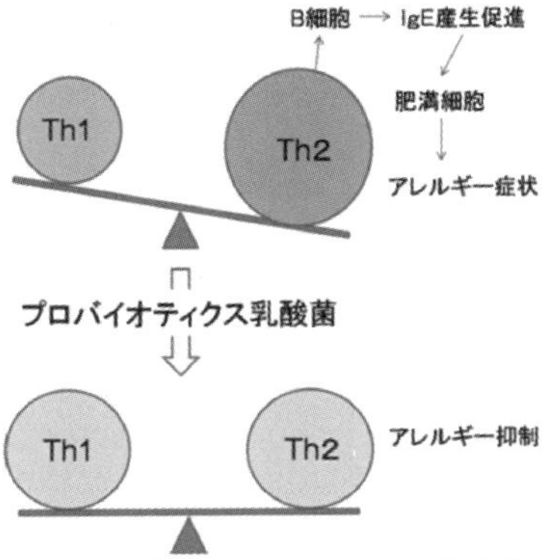

図8.8　プロバイオティクス乳酸菌によるアレルギー抑制機序
プロバイオティクスがマクロファージや樹状細胞に作用し，IL-12が誘導されることで，ヘルパーT細胞のTh1とTh2のバランスがTh1優位の状態に改善され，アレルギーを抑制する機構を示している．

プロバイオティクス乳酸菌に関する興味深い健康増進効果として，動物モデルを用いた抗肥満効果がごく最近報告された．ヒト腸管に長期間定着する乳酸菌として報告されていた*Lactobacillus gasseri* SP株を使用した発酵乳に高コレステロール血漿モデルラットの脂肪組織蓄積抑制効果があり，腸間膜白色脂肪の重量が，脱脂粉乳を摂取した場合に比べて約20％低下することが示された．この作用機序は脂肪の体内への吸収阻害が関与していることが明らかにされている[25]．

7．家畜・家禽に対するプロバイオティクスの利用

現在，成長促進と飼料効率の改善の目的で，プロバイオティクスとしての生菌剤が飼料添加物として認められており，家畜・家禽生産現場において，プロバイオティクスは抗菌性物質（抗生物質および合成抗菌剤）の代替品として注目されるとともに，使用量も増加している．その背景のひとつには，家畜への抗菌性飼料添加物の給与による薬剤耐性菌の出現が危惧されていることがある．国内における抗菌性物質の利用の概略を述べるが，図8.9に示したように，家畜等の疾病の治療目的のための動物用医薬品としてだけでなく，飼料安全法のもとで成長促進剤として使用されてきた．法の詳細に関して多少の違いはあるものの，抗菌性物質は諸外国においてもほぼ同様に使用されてきた．

抗菌性物質の利用にあたって，危惧されている問題として薬剤耐性菌の出現が挙げられる．成長促進の目的で使用する場合，長期間投与することから，

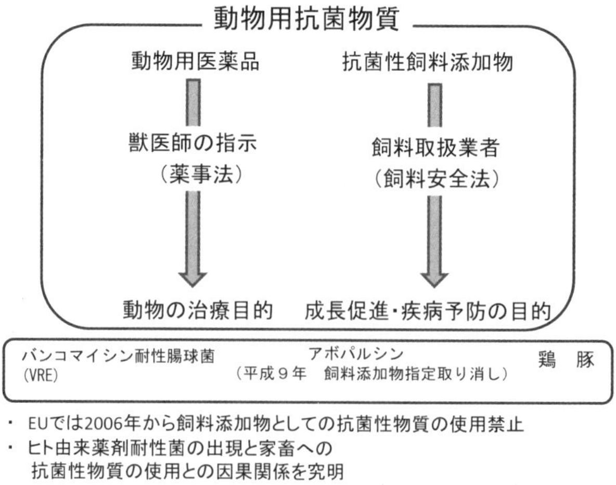

図 8.9　獣医・畜産領域における動物用抗菌物質の利用の現状と課題

動物体内で薬剤耐性菌が選択されるということが指摘されてきており，EUでは，成長促進を目的とした動物への抗菌性物質使用を2006年1月から全面使用禁止とした．国内においても，医療において問題となる薬剤耐性菌を選択する可能性のある抗菌性飼料添加物について指定を取り消すという方針が示されている．家畜生産現場から薬剤耐性菌の汚染が拡大するという考えに異論も出されているが，一部を除いた先進諸国では，抗菌性物質の治療目的以外への使用を禁止あるいは低減する方向へと向かっており，抗菌性物質を含む飼料添加物の代替品の開発が急務となっている．

抗菌性物質が家畜の成長促進に有効であるとされる理由として（1）幼若動物に対する潜在的な感染に対する予防（2）腸内代謝の改善（3）有害菌の抑制など，主に腸内細菌叢を介した機序であると考えられているが，プロバイオティクスやプレバイオティクスには同様の作用機序での成長促進や飼料効率改善効果が見出されている．また，プロバイオティクスの家畜・家禽への利用は，抗菌性飼料添加物の使用量の低減としての観点だけではなく，動物個体の疾病予防や公衆衛生上問題となる病原性微生物の排除および腸内の腐敗産物の産生抑制による悪臭の防止等に関しても効果を示すことが示唆されており，注目されている．

プロバイオティクスの家畜・家禽生産への国内における利用の現状は，1995年に生菌剤が飼料添加物として認可されて以来，*Lactobacillus acidophilus*，*Lactobacillus salivarius*，*Enterococcus faecalis*，*Enterococcus faecium*，*Bifidobacterium thermophilum*，*Bifidobacterium psudolongum*，*Clostridium butyricum*，*Bacilllus subtillus*，*Bacilllus coaulans*，*Bacilllus badius*，*Bacilllus cereus* などの菌種が承認されている．認可の対象は成長促進に限られている．また，これ以外の菌種においてもプロバイオティクス候補として家畜や家禽への投与試験が幅広く試みられてきており，成長促進効果や飼料効率改善効果を示す菌株が存在することが見出されている[27, 28]．また，腸内フローラは，断続的なストレスにより変化することが多い．鶏を断続的な高温ストレス下で飼育することで，盲腸内での乳酸菌が有意に減少するとともに，*Streptococcus* や *Clostridium* などが顕著に増加する．

一方で，このようなストレスを受けている鶏に対してプロバイオティクスを投与することで，飼料効率の改善が見られることが報告されている[29]．プロバイオティクスの発育促進効果，飼料効率やスレス下の腸内菌叢の改善効果に関する作用機序として，腸内代謝の改善，腸内腐敗菌の抑制，有機酸濃度の増加，腸内酵素活性の亢進などが推察されている．また，免疫賦活作用，筋肉中のタンパク質含量の増加，脂肪含量の低下，卵殻厚や卵殻強度を高めるプロバイオティクス菌株が見出されており[30-32]，抗菌性飼料添加物では見られなかった新しい効果も期待できる．なお，ここで示したプロバイオティクスの有用効果は，菌株依存的であるということを常に頭に入れておく必要がある，今後新たに鶏用のプロバイオティクスを開発する場合，その選抜法や有用効果が示された場合の作用機序を十分に検討する必要があろう．

現在，北里大学獣医学部では，物質循環型畜産を推進している．図8.10に示した循環サイクルの中に，生菌剤として，あるいは堆肥やサイレージの発酵促進剤として，プロバイオティクスを導入することで，さらに個体の健康

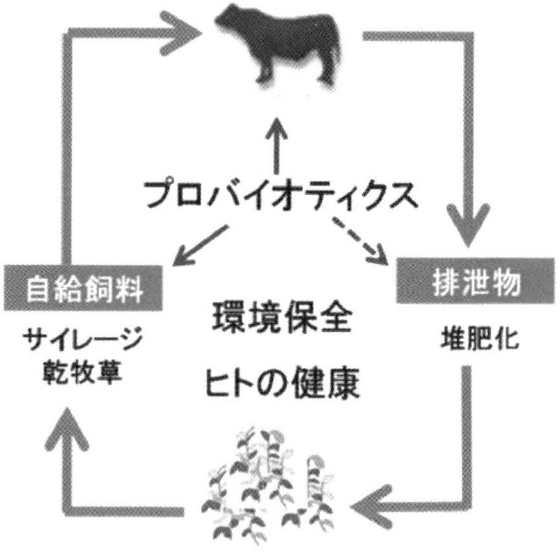

図8.10　物質循環型畜産へのプロバイオティクスの適用とその効果に期待
プロバイオティクスを物質循環型畜産サイクルへ導入することは，動物の健康を守るだけではなく，結果としてわれわれの健康にも寄与する可能性がある．

維持・増進，環境問題の改善や食の安全などに寄与するのではないかと考えている．動物の“おなか”を健全に維持することは，おいしい畜産物を消費者に提供することにつながり，間接的にわれわれの健康の維持に役立つであろう．

8. プロバイオティクスに必須な条件　-腸粘膜への付着-

プロバイオティクスにとして兼ね備える条件がいくつかある．すなわち，大腸まで生きた状態で到達させることを期待するのなら，胃酸や胆汁酸に対して耐性を示すことが必須である．また，細胞への刺激を与えることやある程度の期間，腸内にとどまることを期待するなら，腸粘膜への付着性を示すことが必須となる．筆者が所属する研究室では，腸内乳酸菌の役割を解明することや，プロバイオティクス乳酸菌の感染予防効果に注目し，プロバイオティクス乳酸菌の腸粘膜への付着性を持つ菌株の有用性や，付着機構について解析している[33)]．

そのひとつは，乳酸菌と病原性微生物との間で起こる付着の場の競合に着目したAnti-adhesion therapyを期待するものである．これまで，サルモネラ菌の細胞付着を抑制する*Lactobacillus kitasatonis*，胃がん原因菌との関連が示唆されている*Helicobacter pylori*受容体への付着を阻害する*Lactobacillus reuteri*，食中毒原因菌*Campylobacter jejuni*の細胞への付着を抑制する*Lactobacillus gasseri*菌を見出すとともに，付着阻害機構も解明してきた．これらの乳酸菌は消化管上皮に直接付着する作用し，上皮細胞に対する自然免疫誘導能を持つことも示唆されている（図8.11）．

乳酸菌といっても数多くの菌種が存在する上，その付着性は菌株ごとに異なり，病原性細菌で明らかにされているような付着因子のグルーピングは未だなされていない．乳酸菌の腸粘膜への付着には，菌体と組織間の静電的，疎水的な相互作用など様々な要因が関与していると考えられる．しかし，粘液や上皮細胞への特異的な付着はこのような相互作用のみでは説明できず，そ

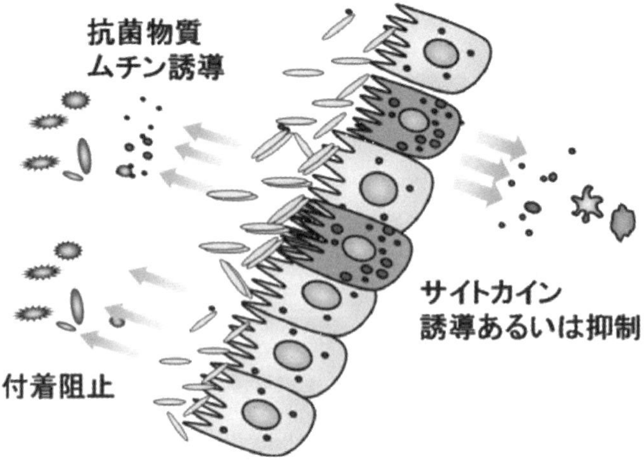

図 8.11　細胞付着性乳酸菌に期待される効果
細胞付着性乳酸菌は，病原性細菌の付着を競合阻害することばかりでなく，宿主の自然免疫系を活性化する可能性がある．

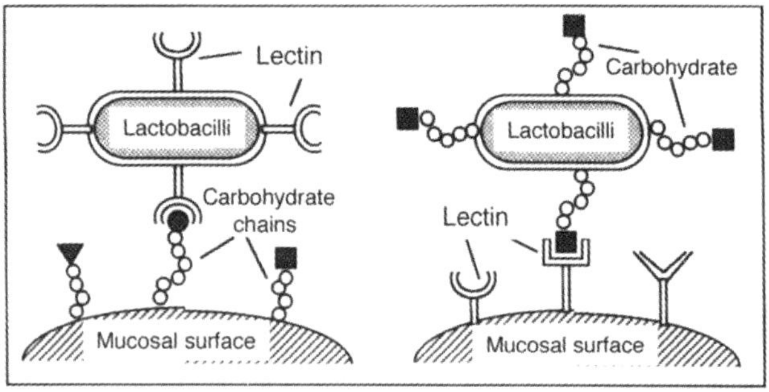

図 8.12　レクチン介在性の乳酸菌の腸粘膜の付着機構[34)]
病原菌では明らかにされていたレクチン性付着因子が乳酸菌で初めて発見された．

れらの作用に加え，何らかの特異的な付着機構が存在すると考えられる．

筆者らは乳酸菌株の腸上皮への特異的結合機構として，図8.12に示したようなレクチン（糖結合性タンパク質）介在性の機構を1992年にはじめて提案した[34)]．この機構は乳酸菌が腸上皮上の特定の糖鎖に結合すること，あるいは腸上皮側のレクチンが菌体側の糖質に結合することを想定したものである．病原微生物のレクチン活性は，感染の第一ステップとしての受容体への結合に大変重要である．したがって特に前者の機構，すなわち乳酸菌が病原微生物と同様の糖鎖を認識するようなレクチンを産生していることを見出すことができれば，病原微生物の受容体への結合を競合的に阻止できるものと期待される．われわれがレクチン介在性の付着機構を提示して以来，特に乳酸菌のレクチン様活性についての研究が盛んになり，*Bifidobacteirum* の複数の菌種，*L. casei*，*L. acidophilus* グループ乳酸菌，*L. reuteri*，*L. plantarum*，*L. fermentum* などで細胞上の複合糖質へ結合が見られる菌株の存在やレクチン様活性を示す菌株の存在が報告されている．

われわれは乳酸菌の腸上皮への付着に菌体と複合糖質との結合が関与していること，また結合のエピトープに糖鎖が関与していることを明らかにするため，あらかじめ赤血球凝集性を示すことが確認されていた *L. reuteri* JCM1081 株および *B. bifidum* EB102 株のスフィンゴ糖脂質への結合性を TLC overlay 法および BIAcore による表面共鳴プラズモン法で調べた[35, 36]．スフィンゴ糖脂質は実際，腸上皮細胞に発現しており乳酸菌の受容体になる可能性があること，糖タンパク質とは異なり1分子に1本の糖鎖のみが結合しており解析が容易であること，また，糖鎖構造が系統立っている糖脂質の入手が容易であること，などの理由で利用された．結合試験の結果，両株ともシアル酸を持つガングリオシド GM1 に対しては結合性を示さなかったが，脱シアル体であるアシアロ GM1 糖脂質に強い結合性を示した．また，糖鎖を解裂させるための過ヨウ素酸処理後のアシアロ GM1 糖脂質には結合性を示さなかったこと，アシアロ GM1 の lyso 体へは結合性を示したことなどから，確実に両株はアシアロ GM1 の糖鎖に結合性を示すレクチンを産生しているものと考えられた．結合のエピトープとして β-ガラクトシドが推察された．さらに，両株はモデル腸上皮細胞として利用される Caco-2 細胞によく付着することが判明していたため，Caco-2 細胞膜から糖脂質を抽出し結合性を調べた．その結果，Caco-2 ではアシアロ GM1 は発現していないようであったが，β-ガラクトシドを持つ糖脂質に結合することが示された．乳酸菌株のスフィンゴ糖脂質への結合性は，*L. casei* IFO3425 株，*L. johnsonni* La1 株および *B. longum* SBT2928 株においても検討されているが，いずれの菌株もわれわれの結果同様にアシアロ GM1 に強く結合することが示されており，乳酸桿菌，ビフィズス菌を通して高度に保存されている表現形質であることが強く示唆された．種々の検討を加えた結果，翻訳に関わるタンパク質に相同性を示すタンパク質であることが示された[37]．

病原性細菌は，上皮系の細胞とともに上皮下基底膜を構成する細胞外マトリックスタンパク質を受容体とする場合も多い．上皮細胞が物理的に剥離された場合など感染の機会も多く，そのような部位での乳酸菌による感染阻止効果も期待される．*L. acidophilus* グループ乳酸菌やビフィズス菌におけるラミニン，コラーゲン，フィブロネクチンへの付着性を調べてきたわれわれの成績では，ビフィズス菌よりも *L. acidophilus* グループ乳酸菌において ECM 付着性を示す菌株が多いことが見出された．また，3 種の ECM のなかでラミニンに付着性を示す菌株が多いことを認め，*L. acidophilus* グループ乳酸菌においてラミニンへの付着性に関与する因子が保存されている可能性が考えられた．

われわれはニワトリ腸内由来乳酸菌から特に高い付着性を示した菌株を選びそのメカニズムを解析した．解析の過程で，新種の乳酸菌を分離することができ，*Lactobacillus kitasatonis* と命名した．本菌種は，産卵鶏から効率よく分離することができるが，その後，他の研究グループによってブタの腸内からも分離されており，宿主は限定されていないようである[38]．

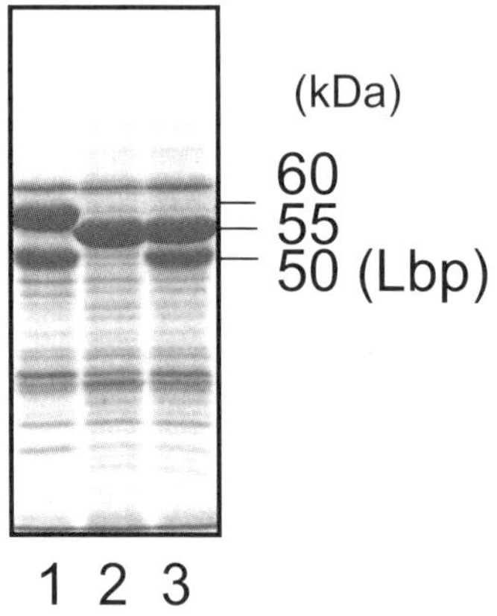

図 8.13　*L. kitasatonis* で見出された細胞表層タンパク質発現変異株の SDS-PAGE 像
1；野生株，2，3：変異株

L. kitasatonis はラミニンによく付着する性質を示したが，そのメカニズムを解析している際，たまたま自発的に表層タンパク質の発現変異を起こす 2 株を取得することができた (図8.13)．そこでラミニンに対する付着性を親株および取得された変異株 2 株を用いて検討した結果，50 kDa の表層タンパク質欠損株はラミ

ニン付着性を消失した．この結果から，50 kDaタンパク質がラミニン結合タンパク質であると推定し，遺伝子解析を行ったのち，ヒスチジンタグで標識した組み換えタンパク質を作製した．50 kDaタンパク質はアミノ酸458個からなる推定分子量49,500のタンパク質であり，また，組み換えタンパク質はラミニンに付着性を示したので，50 kDaタンパク質をLbp（laminin-binding protein）と命名した．Lbpのホモロジー検索を行ったところ乳酸菌S-layerと弱いホモロジーを示し，S-layerタンパク質であることが予想された．S-layerタンパク質は菌体表層に大量に発現するタンパク質であり，電子顕微鏡で観察すると特徴的な結晶構造が観察される．*Lactobacillus*では*L. brevis*や*L. acidophilus*グループ乳酸菌で発現していることが確認されている．結晶構造確認のため，Lbpの組み換えタンパク質を電子顕微鏡で観察したところ，予想に反しS-layer特有の結晶構造は見られなかった．最近，乳酸菌S-layerのモチーフ配列が見出されたが，Lbpのアミノ酸配列の中にはこのモチーフも存在しなかった．これらのことからLbpはS-layerではなく新規の菌体表層タンパク質であることが判明した．さらに，Lbpはラミニンへの付着性を示すことから，上皮下組織に付着することが予想されたが，実際，腸管切片への付着性を検討したところ，上皮細胞表面に付着することが示された（図8.14）．この理由を明らかにするため，種々の検討を加えたところ，Lbpはラミニン糖鎖のマンノース部位に結合することが示された．したがって，Lbpのラミニンへの付着様式はレクチンタイプのものであり，腸管切片への付着性の結果は，上皮細胞表面に発現しているN-グリコシドタイプの糖タンパク質糖鎖にLbpが結合したものによると解釈された．

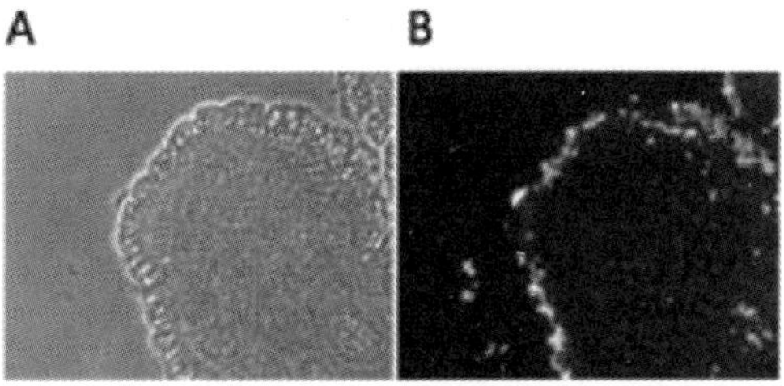

図8.14　*L. kitasatonis*の細胞表層に発現するLbpの小腸粘膜への付着
A；明視野，B；暗視野

われわれの研究成果を中心に，プロバイオティクス乳酸菌の腸上皮への付着機構を詳細に述べてきたが，プロバイオティクスのヒトの健康増進効果に関する有効性を示すには，そのメカニズムに関しても十分に証明されなければならないとの立場で研究を進めている．プロバイオティクスの健康増進効果は，直接宿主の細胞に作用する機構と腸内菌叢を改善することによる作用の2つのルートに分けられるであろう．前者の場合，腸上皮への付着はひとつの重要な要因となり，そのメカニズムを知ることが重要となる．

9．腸内細菌は農と医を結ぶ新たなバイオ資源

腸内細菌の中でも乳酸菌やビフィズス菌が宿主に有益な作用を示すものとして，プロバイオティクスの主役を演じてきた．また，近年の分子生物学的な手法の発展によって，宿主の健康状態と腸内細菌叢の関連性についての全体像が今後明らかになるであろう．そのためのプロバイオティクスの有効な利用法もさらに改善されていくものと考えられる．

一方，もうひとつの腸内細菌に係る研究の方向性として，メタゲノム解析がある．分子生物学的手法による腸内細菌叢の菌種の同定や分類に関する方法論は確立してきたが，これらの方法では，腸内細菌叢に存在する多種多様な膨大な未知遺伝子の情報を得ることはできない．また，これまで細菌のゲノム解析では，細菌集団から個別の細菌を分離培養して，それぞれのゲノム配列の決定と配列情報の解析が行われてきた．しかし，腸内に存在する細菌を一種ずつ分離し，ゲノム解析を行うことは不可能な作業に近い．そこでこれらを分離培養せず，細菌集団のままゲノム解析するメタゲノム解析が開発されてきた（図8.15）．メタゲノム解析によって，分離培養が困難な未知細菌も含めたその集団を構成する細菌種のゲノム／遺伝子情報を入手することが可能となる．ヒトの腸内細菌のメタゲノム解析は，Science誌の2008年の注目すべき研究として取り上げられている．

ヒト腸内細菌のメタゲノム解析は，日米のほか6カ国が参加して国際コンソーシアムが設立され，推進されている．国内では服部らのグループがコンソーシアムに参加し，その成果のひとつとして，2007年に健康な日本人13人のメタゲノム解析によって得られた塩基配列情報がデータベース上に公開された．その結果によれば，一人当たり2万～6万個の腸内細菌遺伝子を同定

し，合計の遺伝子数は66万個にも及んでいる．ではこれらの情報から何が得られるのであろうか．まず，ヒト腸内細菌叢の生態系や多様性をより深く理解することが可能になるであろう．さらにもっと興味深いことは，ヒトだけではなく，種々の動物腸内細菌のメタゲノム解析によって新たに見出されるであろう新規な細菌，遺伝子，代謝系（代謝物質など）は，莫大な数に及ぶと推測される．

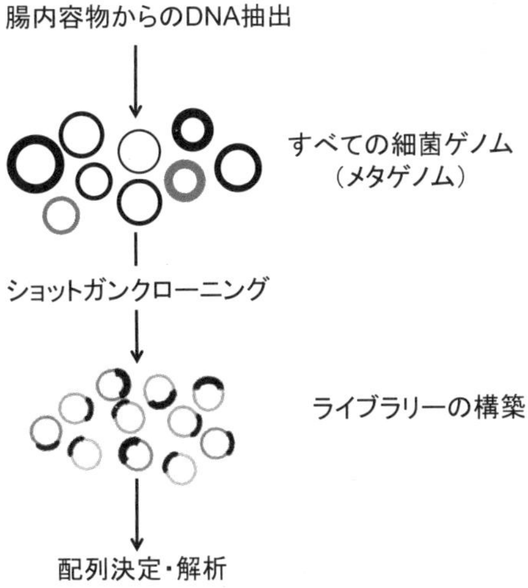

図 8.15　腸内細菌叢のメタゲノム解析の流れ

これらは，単にヒトの健康との関連のみではなく，人間社会を豊かにするために，食糧，環境・エネルギーなど幅広い産業に役立つ多種多様なバイオ資源になることが期待されるのである．例えば，植物性資材を効率よく糖化できる遺伝子が牛の胃（ルーメン）から見出せれば，バイオエタノールやバイオプラスチックを効率よく生産できる可能性がある．医療との観点からいえば，各個人の腸内細菌叢のメタゲノム解析の研究の進展によって，個人の健康に適応した食やプロバイオティクスの開発することも可能になるであろう．このような観点からも，腸内細菌やプロバイオティクスは農と医を結ぶひとつのキーワードになると考えられる．

10. おわりに

筆者が所属する北里大学動物資源科学科では，農医連携教育・研究の推進という大学の施策に則り，平成21年度から「農医連携教育プログラム」を実施する．本プログラムは，これまで全く教育交流のなかった北里大学医学部の先生方の協力を得て，本格的な教育課程を構築するという意味で非常に画期的であると感じている．教育内容に関しては，低学年次では，農と医に関わる基礎教育，倫理教育を徹底的に教育し，さらに続く高学年次には，医学部で実施される実習を含め，専門性を高めた教育を実施する予定である．本プログラムでは，専門知識や技術を教育することは当然のことであるが，筆者個人としては，常に複眼的視野を持って物事を考え，解決するという能力を身につけるための教育を行いたいと考えている．学生諸君には，ある現象を一方から見るだけでなく，別な観点からも観察するという思考性を身につけてもらいたい．このような意味で分野横断的な教育を展開することは大きな意義があると思う．本文でも取り上げたが，「微生物」や「腸内細菌」は，農学と医学を結ぶキーワードになり得ると考えている．農医連携教育で取り上げるヒトの健康と環境・食の関連に関して，複眼的に問題を観察し，考察させるための教育において，微生物や腸内細菌はひとつの教育材料となるのではないだろうか．

農医連携は，教育に限らず研究面においても推進していくべきものである．「プロバイオティクス」は，ヒトや動物の健康増進において，化学物質の使用を減らすという観点からは，今後注目すべき材料のひとつであるが，科学的根拠において不足している一面があることは否めない．この問題を解決するためには，医学領域との研究の連携は必須である．今後，微力ではあるが，教育・研究両面で農医連携を推進していきたい．

引用文献

1）江崎孝行・光岡知足編：腸内に生息する細菌の系統，腸内細菌の分子生物学的実験法，日本ビフィズス菌センター p. 7-14（2006）

2）平山和弘：消化管内に生息する細菌の現在の分類体系における位置，腸内細菌学雑誌22，151-162（2008）

3）Olsen, GJ, Woese, CR and Overbeek, R.: The winds of evolutionary change: breathing new life into microbiology, J. Bacteriol. 176，1-6（1994）

4）Suau, A.: Molecular tools to investigate intestinal bacterial commynities, J. Pediatr. Gastroenterol. Nutr. 37，222-224（2003）

5) 辺　幸一：腸内フローラの分子生物学的解析法の応用と課題，腸内細菌学雑誌 1, 199-208 (2007)

6) Wilson, K. H. and Blitchington, R. B.: Human colonic biota studied by ribosomal DNA sequence analysis, Appl. Environ. Microbiol. 62, 2273-2278 (1996)

7) Suau, A., Bonnet, R., Sutren, M., Godon, J. J., Gibson, G. R., Collins, M. D. and Dore, J.: Direct analysis of genes encoding 16S rRNA from complex communities reveals many novel molecular species within the human gut, Appl. Environ. Microbiol. 65, 4799-4807 (1999)

8) 林　秀兼：分子生物学的手法によるヒトの大腸内細菌叢の解析，腸内細菌学雑誌 20, 1-12 (2006)

9) Eckburg, P. B., Bik, E. M., Bernstein, C. N., Purdom, E., Dethlefsen, L., Sargent, M., Gill, S. R., Nelson, K. E. and Relman, D. A.: Diversity of the human intestinal microbial flora, Science 308, 1635-1638 (2005)

10) 辨野義巳・林　秀兼・松本光晴：プロバイオティクスによる腸内環境コントロール，臨床と微生物 33, 133-139 (2006)

11) Neish, A. S.: Microbes in gastrointestinal health and disease, Gastroenterology 136, 65-80 (2009)

12) Turnbaugh, P. J., Ley. R. E., Mahowald, M. A., Magrini, V., Mardis, E. R. and Gordon, J. I.: An obesity-associated gut microbiome with increased capacity for energy harvest, Nature 444, 1027-1031 (2006)

13) Ley, R. E., Turnbaugh, P. J., Klein, S. and Gordon, J. I.: Microbial ecology: human gut microbes associated with obesity, Nature 444, 1022-1023 (2006)

14) Ley, R. E., Backhed, F., Turnbaugh, P., Lozupone, C. A., Knight, R. D. and Gordon, J. I.: Obesity alters gut microbial ecology, Proc. Natl. Acad. Sci. USA 102, 11070-11075 (2005).

15) 内山成人・上野友美・鈴木淑水：新規エクオール産生乳酸菌のヒト糞便からの単離・同定，腸内細菌学雑誌 21, 217-220 (2007)

16) 牛田一成：プロバイオティクスに対する腸管組織の生理応答，日本乳酸菌学会誌

18，13-15（2007）

17）佐々木雅也・荒木克夫・辻川知之・安藤　朗・藤山佳秀：腸管細胞増殖と腸管フローラ，腸内細菌学会誌 19，1-8（2005）

18）今岡明美：腸管免疫応答に関与する腸内フローラの解析とセグメント細菌導入によるヒトフローラ化マウス改良に関する研究，腸内細菌学会誌 22，109-114（2008）

19）須藤信行：ストレスと腸内フローラ，腸内細菌学会誌19，25-29（2005）

20）藤原　茂・高野俊明：プロバイオティクスとバイオジェニクスとしての微生物，プロバイオティクスとバイオジェニクス（伊藤喜久治編），エヌ・ティー・エス，p17-35（2005）

21）Kitaoka, M., Tian, J. and Nishimoto, M.: Novel putative galactose operon involving lacto-N-biose phosphorylase in Bifidobacterium longum, Appl. Environ. Microbiol. 71，3158-3162（2005）

22）Kalliomaki, M., Salminen, S., Arvilommi, H., Kero, P., Koskinen, P. and Isolauri, E.: Probiotics in primary prevention of atopic disease: a randomised placebo-controlled trial, Lancet 357，1076-1079（2001）

23）Majamaa, H. and Isolauri, E.: Probiotics: a novel approach in the management of food allergy, J. Allergy Clin. Immunol. 99，179-185（1997）

24）八村敏志：アレルギー低減，プロバイオティクスとバイオジェニクス（伊藤喜久治編），エヌ・ティー・エス，64-71（2005）

25）Sato, M., Uzu, K., Yoshida, T., Hamad, E. M., Kawakami, H., Matsuyama, H., Abd, El-Gawad, I. A. and Imaizumi, K.: Effects of milk fermented by *Lactobacillus gasseri* SBT2055 on adipocyte size in rats, Br. J. Nutr. 99，1013-1017（2008）

26）Hamad, E. M., Sato, M., Uzu, K., Yoshida, T., Higashi, S., Kawakami, H., Kadooka, Y., Matsuyama, H., Abd, El-Gawad, I. A. and Imaizumi, K.: Milk fermented by *Lactobacillus gasseri* SBT2055 influences adipocyte size via inhibition of dietary fat absorption in Zucker rats, Br. J. Nutr. 101，716-724（2009）

27) Mountzouris, K. C., Tsirtsikos, P., Kalamara, E., Nitsch, S., Schatzmayr, G. and Fegeros, K.: Evaluation of the efficacy of a probiotic containing *Lactobacillus, Bifidobacterium, Enterococcus*, and *Pediococcus* strains in promoting broiler performance and modulating cecal microflora composition and metabolic activities, Poult Sci. 86, 309-317 (2007)

28) Timmerman, H. M., Veldman, A., van den Elsen, E., Rombouts, F. M. and Beynen, A. C.: Mortality and growth performance of broilers given drinking water supplemented with chicken-specific probiotics. Poult. Sci. 85, 1383-1388 (2006).

29) 鈴木邦夫：腸内細菌学（光岡知足編），朝倉書店　p195-203 (1990)

30) Ogawa, T., Asai, Y., Sakamoto, H. and Yasuda, K.: Oral immunoadjuvant activity of *Lactobacillus casei* subsp. casei in dextran-fed layer chickens. Br. J. Nutr. 95, 430-434 (2006)

31) Gabriel, I., Lessire, M., Mallet, S. and Guillot, J. F.: Microflora of the digestive tract: Critical factors and consequences for poultry, World's Poultry Science Journal. 62, 499-509 (2006)

32) Haghighi, H. R., Gong, J., Gyles, C. L., Hayes, M. A., Sanei, B., Parvizi, P., Gisavi, H., Chambers, J. R. and Sharif, S.: Modulation of antibody-mediated immune response by probiotics in chickens, Clin. Diagn. Lab. Immunol. 12, 1387-1392 (2005)

33) 向井孝夫：*Lactobacillus*乳酸菌におけるS-layer様タンパク質が介在する腸上皮への付着　日本乳酸菌学会誌19, 21-29 (2008).

34) Mukai, T. and Arihara, K.: Presence of intestinal lectin-binding glycoproteins on the cell surface of *Lactobacillus acidophilus*, Biosci. Biotechnol. Biochem. 58, 1851-1854 (1994)

35) Mukai, T., Asasaka, T., Sato, E., Mori, K., Matsumoto, M. and Ohori, H.: Inhibition of binding of *Helicobacter pylori* to the glycolipid receptors by probiotic *Lactobacillus reuteri*, FEMS Immunol. Med. Microbiol. 32, 105-110 (2002)

36) Mukai, T., Kaneko, S., Matsumoto, M. and Ohori, H.: Binding of *Bifidobacterium bifidum* and *Lactobacillus reuteri* to the carbohydrate moieties of intestinal glycolipids recognized by peanut agglutinin. Int. J. Food Microbiol. 90, 357-362 (2004)

37) Mukai, T.: unpublished data

38) Mukai, T., Arihara, K., Ikeda, A., Nomura, K., Suzuki, F. and Ohori, H.: *Lactobacillus kitasatonis* sp. nov, from chicken intestine, Int. J. Syst. Evol. Microbiol. 53, 2055-2059 (2003)

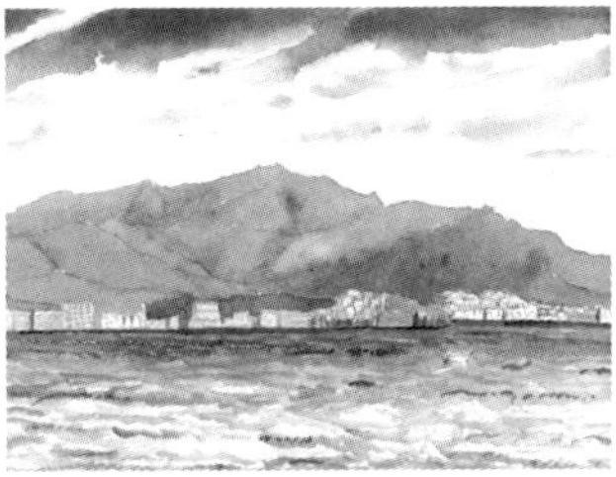

第９章
機能性食品の可能性と限界

有原圭三
北里大学 獣医学部 教授

1．はじめに

体に良い食品と言われると，「健康食品」という言葉が頭に浮かぶ人が多いかと思う．しかし，この健康食品，本当に体に良いかというと，結構怪しいところがある．実際に，「健康食品の摂取で健康被害」という話も，これまでに少なからずあった．一例をあげると，2005年の中国製ダイエット食品「天天素」による事故は，死亡者も出ており，かなり深刻な状況をもたらした．インターネットなどの利用により，海外から容易に健康食品を購入できるようになったことも，この種の事故を招きやすくなった一因と言えよう．

2008年8月に発表された厚生労働省の調査では，強壮効果をうたった健康食品の約15％から薬事法で無許可の販売を禁じている医薬品成分が検出された．また，2005年の東京都の調査結果は，市販されている健康食品の85％は，その表示・広告が関係法令（薬事法，景品表示法，JAS法，健康増進法など）に違反または違反の疑いがあると指摘している．この数字を見る限り，いわゆる健康食品が法令を守っていないことがごく当たり前になっているという嘆かわしい現状があると言わざるを得ない．単に表示や広告だけの問題であればまだしも，このような状況では製品自体の品質に対しても信頼することは難しいだろう．

しかしその一方で，多くの人たちがサプリメントなどの健康食品の効果に期待している．最近の民間調査（50～79歳の男女500名を対象）では，48.8％が「普段サプリメントを摂取している」と答え，そのうちの87.3％が「毎日摂取」となっている．多少の疑問を抱きながら，健康食品を摂取している人も多いことであろう．

食と健康にかかわるブームに飛びつく人たちも非常に多い．最近の例では，「朝バナナダイエット」の爆発的ブームが記憶に新しい．このブームのために，2008年の秋には各地でバナナ不足が深刻なものとなった．バナナは日本で最も消費量の多い果物であるにもかかわらず，需給関係が大きく崩れてしまったのであるから，食と健康に対する関心の大きさはかなりのものと言えよう．なお，この朝バナナダイエットであるが，ブームが冷めるのも急激であり，バナナの需給状況も速やかに正常に戻ったそうである．

近年，「健康食品」に加えて，「機能性食品」や「特定保健用食品」という言葉を目にする機会が増えている．しかし，これらの違いをきちんと説明できる消費者は案外少ないようである．本章では，健康食品や機能性食品について，基本的な部分から解説するとともに，これらの食品に対して何をどこまで期待できるのか，言い換えれば「可能性と限界」についてを論じる材料を提供したい．

2．健康食品は必要か？

「健康食品」とは，「広く健康の保持増進に資する食品として販売・利用されるもの全般」という行政的見解があるが，法的な定義は存在しない．日本の市場状況を見る限り，単に「健康をイメージさせるだけの食品」ととらえるのが実情に近いだろう．現在，健康食品市場の規模は，1兆6,000億円程度とみられているが，その対象範囲は明確ではない．いわゆるサプリメント類だけで，約7,000億円とも言われている．大衆薬（風邪薬，胃腸薬，目薬，滋養強壮保健薬，ビタミン剤など）の市場規模が約6,100億円なので，健康食品市場がかなりの大きさであることは確かである．

当然，健康食品の製造・販売に関わる企業にとって，健康食品は重要なものであり，間違いなく必要なものである．また，地場産業の創出のために，地域特産物を利用した健康食品を開発するといった涙ぐましい努力も各地で見られるが，本質的な「健康」とはちょっと異なる必要性により健康食品が開発されている事例も多いように感じられる．健康食品の利用者（消費者）にとって，率直なところ，その必要性に疑問が感じられる製品は少なくない．冒頭で触れた健康被害をもたらすような食品は論外だが，摂取による意味があるのかないのかよくわからない健康食品が氾濫している状況に対しては，何らかの対応策が講じられるべきであろう．

「健康食品は本当に必要ですか？」という問いかけに対して，国立健康・栄養研究所の梅垣敬三先生は，「大部分の人はいらないと思う．否定はしないが，ちゃんとした食生活が前提」と，あるフォーラムで答えられている[11]．また，京都大学の村上明先生も，「多くの人は怠惰だから健康食品を利用する，健食に依存している多くの人は安直だ」と言われている[21]．筆者もお手軽過ぎる健康食品の利用には疑問を感じるし，そもそも「食と健康」の問題は，「食生活全体」で考えることが何より大切であると思っている．そのうえで私の考えを簡単に示せば，「健康食品は必要ないが，機能性食品は必要である」ということになる．この「機能性食品」については，よく耳にする言葉だが，重要なので次項で説明する．

3. 健康食品・機能性食品・特定保健用食品

機能性食品に関係する研究をしている筆者としては，機能性食品と健康食品をひとくくりにされてしまうのは心外だが，残念ながら両者を同じようなものと思っている方は多いようである．筆者の頭の中では，一般の食品，健康食品，機能性食品，特定保健用食品，医薬品のおおよその関係は，図9.1の

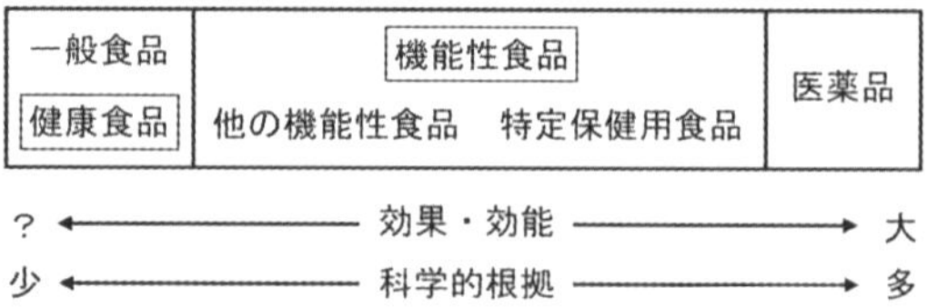

図 9.1　機能性食品の位置付け

ような感じになっている．

ただ，これに法律的な事情を加えると，図9.2に示したような位置関係になり，健康食品と機能性食品を明確に区別することができない．健康食品と機能性食品の違いは，科学的根拠の有無と理解していただきたいと，筆者は考えている．前述したように，健康食品は「広く，健康の保持増進に資する食品として販売・利用されるもの全般」との見解もあるが，その実像はちょっと異なっている．何ら科学的根拠をもたない「健康をイメージさせるだけの食品」と見なされても仕方のない状況がある．このことが健康食品と機能性食品を区別しておきたい背景となっている．

日本では20年ほど前から機能性食品という言葉がよく使われるようになってきているが，この日本の学会発の用語は“Functional Food”と英訳されて，今日では世界中で使用されている[5]．なお，健康食品や機能性食品についての信頼できる情報源として，独立行政法人国立健康・栄養研究所[10]，厚生労働省[16]，東京都福祉保健局[25]，財団法人日本健康・栄養食品協会[28]のホームペー

<table>
<tr><th colspan="3">食品</th><th colspan="2">広義の医薬品</th></tr>
<tr><td rowspan="2">一般食品
健康食品
機能性食品</td><td colspan="2">保健機能食品</td><td rowspan="2">医薬品</td><td rowspan="2">医薬部外品</td></tr>
<tr><td>栄養機能食品</td><td>特定保健用食品</td></tr>
<tr><td>効果効能
表示不可</td><td>栄養機能
表示可能</td><td colspan="3">効果効能表示可能</td></tr>
<tr><td></td><td colspan="2">健康増進法・食品衛生法</td><td colspan="2">薬事法</td></tr>
</table>

図 9.2　食品および医薬品の法的位置付け

ジがあるので，そちらも参照していただきたい．

機能性食品の概念の発展により，誕生したのが「特定保健用食品」（通称：トクホ）である．特定保健用食品は，いくつかの条件をクリアした法的なお墨付きを得た機能性食品であると言ってよいだろう．1991年の「特定保健用食品制度」の発足以降，これまでに厚生労働省が表示許可をした食品は，857品目（2009年5月19日現在）に達している．特定保健用食品の最新情報は，日本健康・栄養食品協会のホームページ[28]に詳しい．なお，日本の特定保健用食品制度は，機能性食品を法的に位置付けた制度として世界で最初のものである．当時，このニュースがNature誌で紹介され[2]，日本の食品科学関係者は大いに盛り上がり，その後，機能性食品の研究が大きなうねりとなっていった．特定保健用食品は，大きく11のカテゴリーに分けられており，「おなかの調子を整える」，「血圧の高めの方」，「コレステロールが高めの方」といった表示のある製品が多く登場している（図9.3は表示許可マーク）．図9.4に特定保健用食品の例を示した．2001年に創設された「保健機能食品制度」により，新たに「栄養機能食品」が登場しているが，制度が複雑化し消費者にとって理解しやすい制度とは言えないの

図9.3　特定保健用食品の表示許可マーク

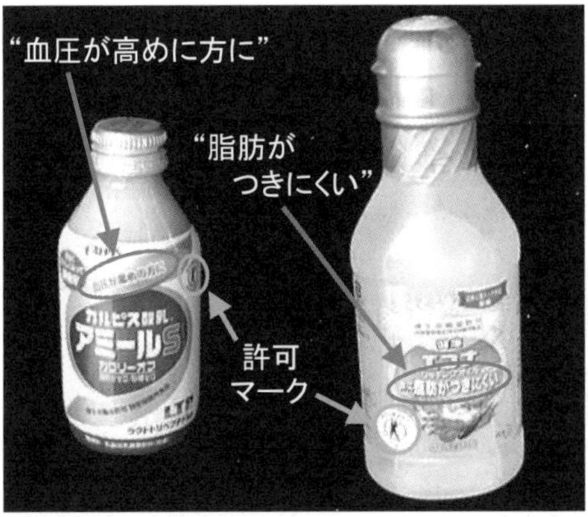

図9.4　特定保健用食品の例（左：カルピスアミールS，右：花王エコナ）

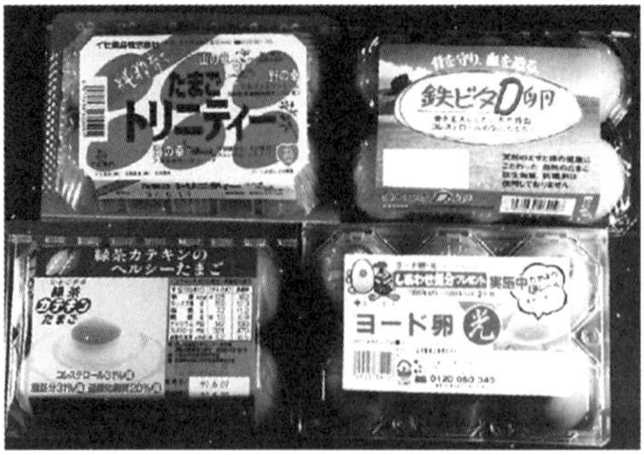

図9.5　機能性成分を強化した特殊卵の例

が残念である．栄養機能食品は，ビタミンやミネラルなど限定された成分の添加を行った食品であり，栄養機能表示が可能であるが，特定保健用食品のような審査を経る必要はない．

現在の特定保健用食品制度に問題がないとは言えないが，この制度の登場により，あやしげな健康食品とは異なる科学的根拠が明確な機能性食品が登場したことは，大きな前進であったと評価したい．特定保健用食品以外にも，十分な研究データの蓄積がある優れた機能性食品は多い．しかし，様々な理由により，特定保健用食品として認められない食品がある．保健的な機能を強化した鶏卵として多くの「特殊卵」がある（図9.5）．特殊卵の中にはヨード卵（日本農産工業株式会社）のように膨大な研究が行われてきたものがある一方で，そうではないものも多い．しかし，特殊卵は，特定保健用食品としては認められていないため，消費者にとってどの特殊卵がきちんとした科学的根拠のある機能性食品であるかを判断するのは非常に難しい．

また，別の事例として，花粉症の予防に有効な発酵乳があげられる．近年，花粉症の予防や症状軽減に乳酸菌や発酵乳の摂取が有効であるという報告が相次いだ．このような成果を生かした製品が登場する一方で，単なる便乗組みの製品も現れている．この場合も，特定保健用食品として花粉症予防といったカテゴリーが認められていないため，消費者はどの製品を選んでよいのかよくわからないであろう．第2回北里大学農医連携シンポジウムで，北里大学北里生命科学研究所の山田陽城所長は，「代替医療と東洋医学」と題した講演をされた[26)]．この講演の中で，山田所長は食と健康について代替医療の観点から言及されているが，現在の健康食品が玉石混淆の状況であることを大きな問題点として指摘している．

4. 機能性食品先進国フィンランド

世界に先駆けて機能性食品に関する法的制度を立ち上げた日本は,「機能性食品先進国」という自負があった. しかし, いつのまにか陰りが感じられるようになってきている. 少なくとも機能性食品の研究・開発において日本が独走という状況にはない. では, どこが現時点での機能性食品先進国かというと, フィンランドがあげられる場合が多い. 北欧の国フィンランドは, 人口約530万人で, 日本と比べれば小国である. 福岡県の人口約510万人と比べると人口規模がイメージできよう. 昔は, サンタクロースとムーミンの国として知られていたフィンランドも, 今日では, IT先進国, 福祉先進国, 男女平等先進国, 虫歯予防先進国, 環境先進国, デザイン先進国といった様々な「先進国」としてしばしば登場している. ノキア (携帯電話端末メーカー) のような世界的優良企業の出現もあり, 日本でも「フィンランドに学べ!」といったことがしばしば言われてきた.

フィンランド発の機能性食品として最もよく知られているのは, 虫歯予防効果のあるキシリトールガムであろう (図9.6). キシリトールはフィンランドで開発された食品素材として世界中に普及している[12]. 日本では食品用途への使用が1997年に認められ, 現在, 日本のガムの80%以上がキシリトール配合製品となっている. ガム以外の製品も含めると, 日本のキシリトール市場は2,000億円規模である. 他にも, ヒト腸管由来の乳酸菌 (プロバイオティクス)[20] として非常に優れた性質を有する *Lactobacillus rhamnosus* GG (GG菌) を利用した乳製品 (図9.7) は, フィンランドの乳製品メーカーであるヴァリオ社とのライセンス契約により, 世界30カ国以上で製造・販売されている. 血清コレステロール値を調節する作用をもつマーガリンである「ベネコール (Benecol)」

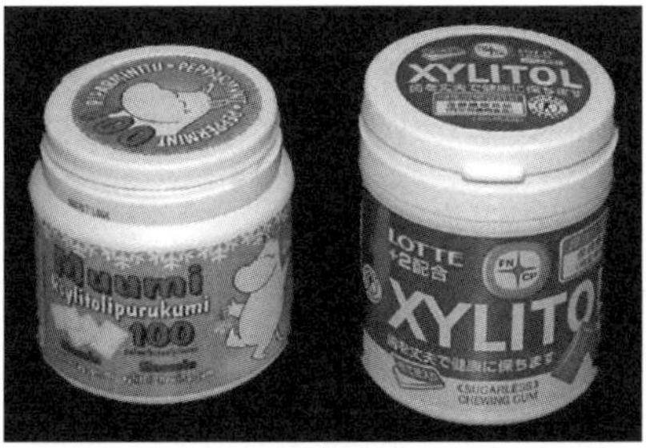

図9.6　キシリトール配合ガム (左 : フィンランド製品, 右 : 日本製品)

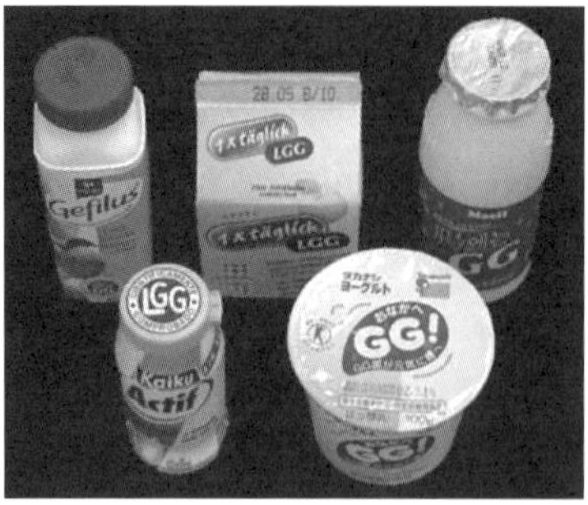

図9.7　GG菌を利用した各国の発酵乳製品（手前右：日本製品）

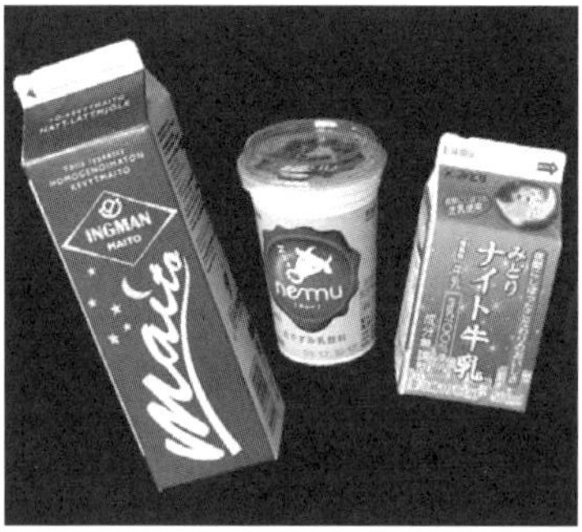

図9.8　ナイトミルク（左：フィンランド製品，中央・右：日本製品）

も，フィンランド発の機能性食品であり，アメリカではかなり注目される食品となった．また，日本で2003年に登場し，マスコミでもずいぶん取り上げられたものに「ナイトミルク」がある（図9.8）．ナイトミルクは，夜中に搾乳した牛乳を利用した製品で，睡眠にかかわる物質として知られるメラトニンを多く含むことが特徴で，安眠が得られるミルクというコンセプトである．

フィンランドにおける機能性食品の研究開発は，国策とも言えるものである．フィンランド技術庁は，「食品の革新」と名付けた国家プロジェクトを展開し，民間企業や大学に巨額の研究資金を投入してきた．また，国として海外における戦略も重視しており，フィンランド技術庁による企業向けの機能性食品セミナーなどが日本でも開催されている．日本のような国内市場の大きな国では，国内でヒットするだけで新製品は十分に成立する．しかし，フィンランドのような小さな国では，最初から海外市場を視野に入れなければ，研究開発投資をすることはできない．前述したように，フィンランドの人口は約530万人である．筆者の所属する北里大学獣医学部は青森県にあるが，岩手県と秋田県をあわせた北東北3県の人口は，約410万人である．フィンランドよりも少し小さいくらいのサイズだが，製造業の活性はかなり低いと言わざるを得ない．北東北は，食料生産地域としての重要性が高いが，フィンランドも穀物自給率114％という農業重視の国である．現在，日本では道州制の議論が始まっており，東北6県をひとつの州にするという案が有力なようである．しかし，筆者は北東北3県というサイズも悪くないと思っている．北東北3県の産学官が本気で叡智を結集すれば，フィンランドのように国際競争力のある産業を作り出す可能性は十分にあるだろう．

5. 何のための「食と健康」か？

現在の健康食品市場の規模については前述したとおりである．大衆薬市場は，10年ほど前には1兆円に迫る規模であったが，2005年に特定保健用食品に逆転された（図9.9）．これは関係者にとっては大きなニュースとなった．この市場的な魅力（規模や発展性）が，多くの怪しい健康食品の登場の一因となってきたことは否定できないであろう．ただ，最近の家計調査結果は，健康食品に対する支出が頭打ちになっていることを示しており，市場拡大の限界も囁かれるようになってきている．これが良い方向に働き，悪質な（あるいは無意味な）健康食品の淘汰や優れた機能性食品の誕生につながることを期待している．「なぜ，食品に乳酸菌やコラーゲンを添加するのか？」という問いに対する答えが，「よく売れるから！」であっては情けないのである．

一方，マスコミも，「食と健康」をこぞって扱ってきた．もちろん視聴者や読者のニーズがあってのことだが，特にテレビは視聴率が稼げるネタとして，ずいぶん勝手な番組を作ってきた感がある．受け手が「情報番組」として有難く活用しても，送り手が「バラエティー番組」として安易に制作していれば，悲劇的である．テレビ番組の影響力は大きく，市民講座などの質疑の際にも，テレビの存在を強く感じることがある．「白インゲン豆事件」以降，番組作りもだいぶ慎重にはなったようだが，「喉元過ぎれば…」ということも危惧される．ちょっと話がずれた感もあるが，業界もマスコミも

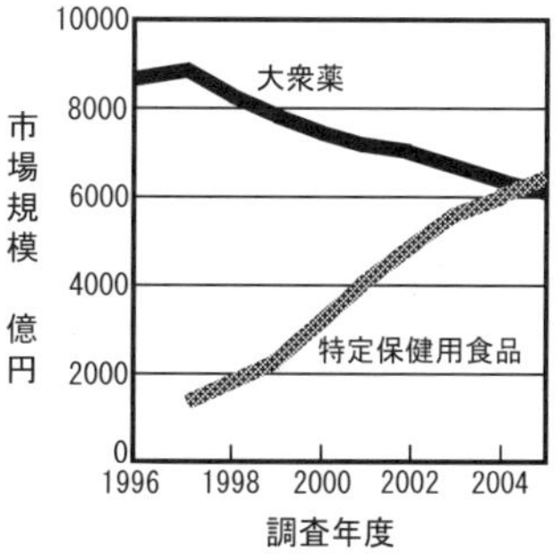

図9.9　大衆薬および特定保健用食品の市場規模推移

「食と健康」を真摯に取り扱ってこなかった面があり，これが今日の健康食品が抱える問題にもつながっていそうである．消費者が業界やマスコミの思惑に翻弄されないように，「食と健康」についての客観的な情報を発信をすることが，大学人の役割のひとつであろう．筆者も，真に健康に役立つ食品や食情報を求める消費者の気持ちに応えていきたいと考えている．

6．特別用途食品も機能性食品

「アレルギー低減化米」（低アレルゲン米）の誕生は，米アレルギーに悩む方々には大きな福音になったことと思う．1993年に，「特定保健用食品第1号」として資生堂が「ファインライス」（図9.10）という製品名で発売したもので，歴史的にも意義のある機能性食品である．なお，その後，ファインライスは製品の特殊性から，特定保健用食品ではなく「特別用途食品」（図9.11）の中の「病者用食品」として位置付けられている．特別用途食品として法律で定められているのは，病者用食品，妊産婦・授乳婦用粉乳，乳児用調製粉乳，高齢者用食品などがあり，509件の食品が許可されている（2008年11月現在）．特別用途食品の最新情報は，日本健康・栄養食品協会のホームページ[28]を参照されたい．

病者用食品などの特別用途食品は，機能性食品としてやや特殊な存在では

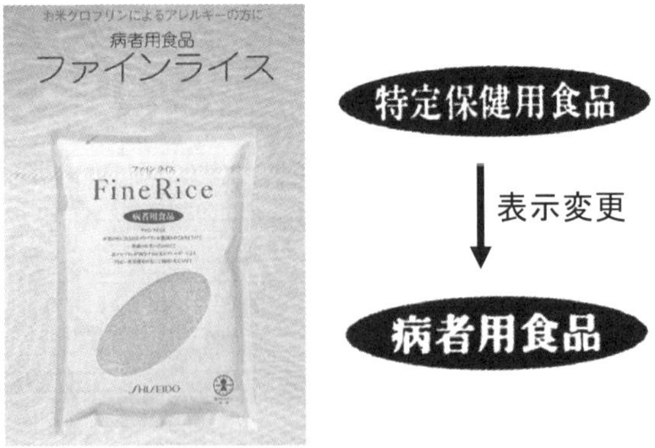

図9.10　特定保健用食品から病者用食品となった資生堂・ファインライス

病者用食品

病者用単一食品
- 低ナトリウム食品
- 低タンパク質食品
- アレルゲン除去食品
- など

病者用組合わせ食品
個別評価型

妊産婦･授乳婦用粉乳

乳児用調製粉乳

高齢者用食品
- そしゃく困難者用食品
- そしゃく・えん下困難者用食品

図 9.11　特別用途食品の構成（特定保健用食品は除外）

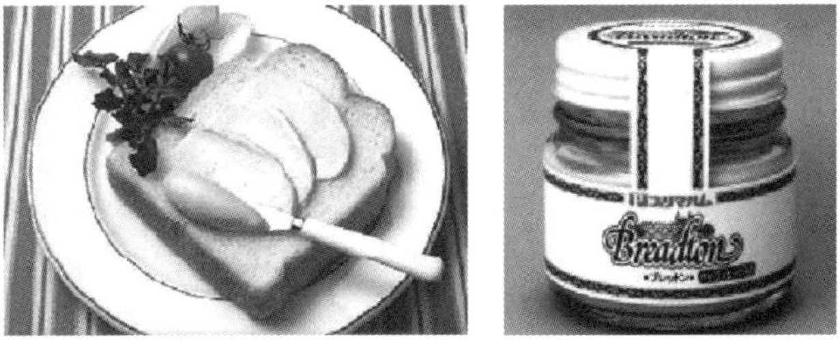

図 9.12　スプレッド状の乳酸発酵食肉製品（プリマハム・ブレットン）

あるが，その必要性は非常に高い．筆者も，そしゃく・えん下困難者用食品（高齢者用食品）の開発にかかわったことがある．この製品（ブレットン，プリマハム株式会社，図9.12）は，食肉を原料として乳酸菌による発酵を経て作られるスプレッド状の食肉製品である[27]．1999年に第1号のそしゃく・えん下困難者用食品の認可を受けることができ，肉を味わうのが困難な高齢者に評判のよい食品となっている．この種の食品の開発は，製品としての市場性とは別に，社会的意義も大きいものがある．アレルギー疾患に苦しむ方たちや高齢者が増加している状況では，優れた病者用食品の開発が行われることをメーカーに望みたい．

7. 食生活と食育

「朝ご飯にガムを食べてきた」と平気な顔で言う小学生の話を紹介した書籍

『亡食の時代』[22]が，評判になった．ちょっと信じがたいようなこの類の話は，最近の学校現場では珍しくないとのことだ．大人が食生活を考えずに，安易に健康食品へ依存する風潮も，無関係ではないのかもしれない．2005年に施行された「食育基本法」[23]には，賛否両論あったが，食生活も国が考えなければならない状況になっているのだろう．

大阪市立大学大学院の中井孝章教授は，「ニワトリ症候群」という造語を提唱している．最近の若い人たちの食生活の様子を指しており，別名「コケコッコ症候群」である．このネーミングの由来を図9.13に示したが，こうした食生活は，栄養バランスが偏るだけでなく，糖尿病や肝硬変などの生活習慣病に早い時期から罹患するおそれがあるという．

第1回北里大学農医連携シンポジウム（2006年3月10日開催）で，北里大学医学部長の相澤好治教授が，「医学から農医連携を考える」と題した講演をされた[1]．その中で，食育の重要性について強調し，「『食品』に限定せず，『食』全体を包括し，従来の食品科学を食科学として体系化することが必要と思われる」と述べられている．機能性食品の意義は重要であるが，あくまでも「食生活全体」を考えることが優先され，これは「農医連携」の大きな目標のひとつであろう．さらに，第2回農医連携シンポジウム（2006年10月13日開催）では，北里大学獣医学部の萬田富治教授が，「環境保全型畜産物の生産から病棟まで」と題した講演で，北里大学八雲牧場において自給飼料100％で生産される安全・安心な牛肉が北里大学病院で患者さんの食事として利用されている話を紹介された[17]．萬田教授は，「『農と環境と医療』の連携をここに見ることができる」とも語っておられる．八雲牧場における試みは，公開講座等により市民へも伝えられており，北里大学の食育活動とも言えよう．

・孤食（コ）・・・一人で食べる
・欠食（ケ）・・・朝食を抜く
・個食（コ）・・・家族ばらばら
・固体（コ）・・・好きなものだけ

↓

・栄養バランスの偏り
・若年期の生活習慣病
・精神的な不安定

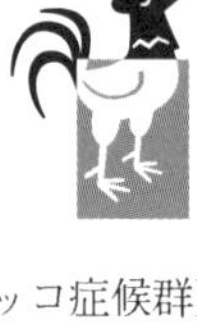

図9.13　ニワトリ症候群（コケコッコ症候群）

8．科学的根拠と消費者への伝達

機能性食品が，イメージだけの健康食品と明確に異なるためには，その保健的作用に科学的根拠が存在しなければならない．第1回北里大学農医連携シンポジウムで，北里大学の陽捷行副学長は，「農・環境・医療の連携の必要性」と題した農医連携の重要性を論じた基調的な講演の中で，農医連携にかかわる国際的な動向について紹介されたが，そのひとつとして「ニュートリゲノミクス」が取り上げられた[19]．また，同じときのシンポジウムで，日本大学生物資源科学部の春見隆文教授も，「人間の健康と機能性食品」と題した講演の中で，「ニュートリゲノミクスとテーラーメード食品」について強調された[15]．DNAマイクロアレイ法を用いるニュートリゲノミクスの導入により，遺伝子発現に対する食品成分の影響の網羅的解析が盛んに行われるようになり，食品の働きと科学的根拠の関係解明が一歩前進した感がある．ニュートリゲノミクスやニュートリプロテオミクスの発展は，テーラーメード食品の誕生に確実に近づいていることを感じさせる（図9.14）．筆者は，動物性食品に含まれるタンパク質の分解により生成するペプチドの保健的機能の解明と食品への応用を検討してきた[3-9]．この研究においても，現在DNAマイクロアレイを用いた解析を導入しており，得られる結果には大きな期待をしている．

・ニュートリゲノミクス
Nutrition（栄養）＋ Genomics（遺伝子）

・ニュートリプロテオミクス
Nutrition（栄養）＋ Proteomics（タンパク質）

↓

テーラーメード食品への発展

遺伝子型に応じた食品・その人だけに効果のある食品

図9.14　食品機能解析技術の高度化による新たな展開

科学的根拠を得る技術は進歩したが，一方でそれを消費者に伝えることの難しさに，機能性食品の限界も感じる．現在，機能性食品の一部は特定保健用食品として厚生労働省からの許可を受けたうえで，ある程度の効果・効能を表示できる．しかし，特定保健用食品以外の機能性食品では，せっかくのデータを活用するすべがない．特定保健用食品として認められにくい食品もあるので，現在の特定保健用食品制度だけでは不十分に思われる．

メーカーは，薬事法等の関係法規や厚生労働省の通達などを考慮し，製品名やパッケージの表示に苦労しているが，必ずしも消費者に製品コンセプトをうまく伝えておらず，誤解を招いたり，場合によっては怪しげな印象を与えている．制度を複雑にすることには賛同しないが，現在の制度が完成度の高いものとも思えない．1993年に特定保健用食品制度が施行された後，2001年には保健機能食品制度が発足した．これにより，新たに「栄養機能食品」が登場したが，これらの用語をきちんと理解している消費者は非常に少ない．

ところで，よく「特許出願中」とか「特許取得」との表示をしている食品を見かける．この表示に何か有難みを感じ，商品選択の根拠とする消費者が少なからず存在するのかもしれない．しかし，いったい何が特許の対象となっているのかよくわからない場合も多い．また，近年，特許庁から出された「新規性・進歩性の改訂審査基準」[24]により，機能性食品の「用途発明」が認められにくくなり，機能性食品開発には逆風となっている．具体的な例として，「成分Aを添加した骨強化用ヨーグルト」は認められないとしている．「公知の食品の新たな属性を発見したとしても，公知の食品と区別できるような用途を提供することはない」と説明されているが，要は「食品はどこまで行っても食品」ということのようである．特許は，食品の有する機能の科学的根拠を生かす効果的な手段のひとつと考えられるが，特許庁の見解はちょっと機能性食品に対して厳しいように感じられ，優れた機能性食品の研究開発を阻む要因とならなければ良いと思っている．なお，食品と特許についてわかりやすい情報として，松井特許事務所のホームページに掲載されているコラム[18]がある．また，機能性食品における特許保護の特殊性を理解するには，石川　浩氏（持田製薬株式会社知的財産部長・弁理士）による解説[13]が有用である．

9．ペットフード開発で感じたこと

筆者は，ペットフードメーカーに勤務する卒業生からの相談をきっかけに，数年前にペットフードの研究にも着手した．幸いにして，多くの方の協力が得られ，農林水産省の大型競争的研究資金も導入することができ，ペプチド性ペットフード素材とこれを利用したストレスケアペットフードの開発に成功した（図9.15，16）．詳細については，これに伴って設立した大学発ベンチャー企業（株式会社フード・ペプタイド）のホームページ[14]（図9.17）をご覧になっていただきたい．また，このホームページ内のトピックスページ（図9.18）では，「食」を中心とした情報発信にも努めている．

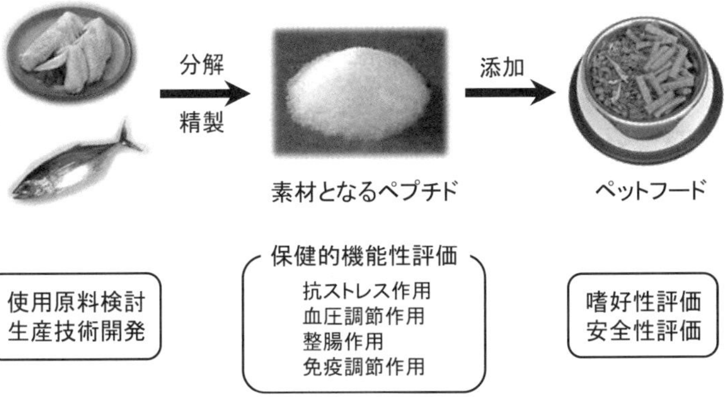

図 9.15　機能性の高いペットフード素材の開発

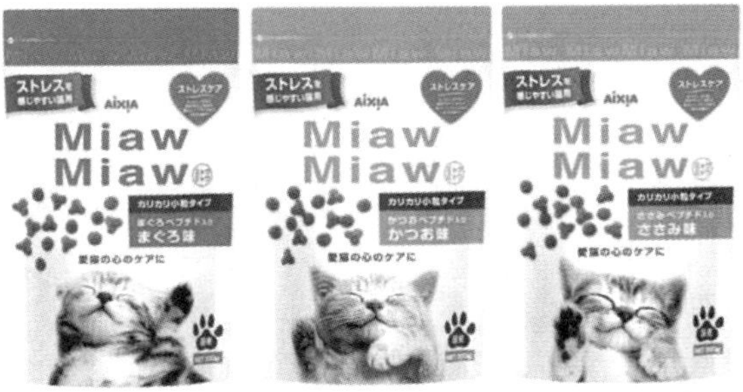

図 9.16　開発されたペプチド配合の機能性ペットフード

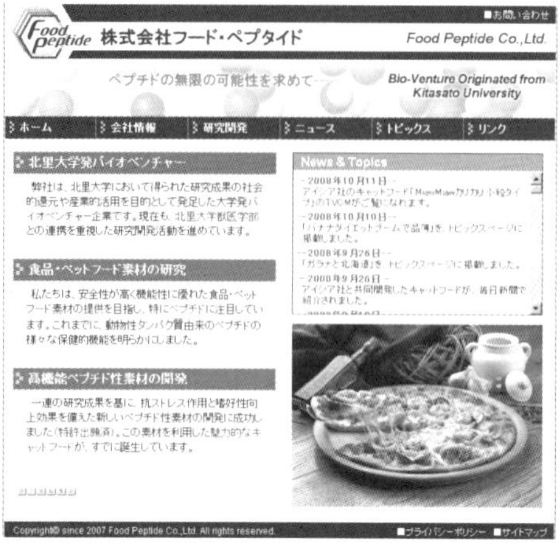

図9.17　北里大学発ベンチャー企業・株式会社　フード・ペプタイドのホームページ

ペット飼育頭数の増加やペットへの意識の変化に伴い，ペットをとりまく産業状況も大きく変化しつつある（図9.20）．人間の摂取する機能性食品に相当する「機能性ペットフード」ともよぶべき製品も多数登場している．しかし，ペットフードメーカーの研究開発力の問題もあり，良質な製品は少ないようである．特許庁の特許電子図書館（IPDL）はインターネットから手軽に利用できるデータベースであるが，これを用いて，医薬品，食品，化粧品，飼料，ペットフードといった分野における1993年以降の特許出願・登録状況を調べた結果が，表9.1である．産業規模の割に特許出願数が少ないと言われる食品に比べてもペットフード領域の特許出願は極端に少ない．近年，成長を続けているペットフードの市場規模は，すでに約3,000億円に達している言われており，前述の特定保健食品や大衆薬市場の半分程

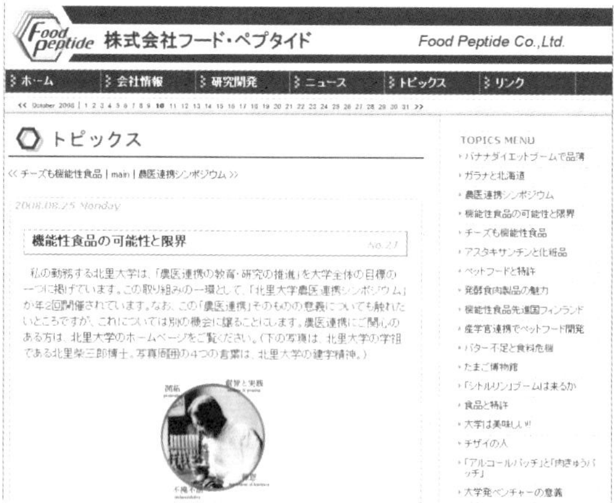

図9.18　フード・ペプタイド社のホームページ（トピックスページからの情報発信）

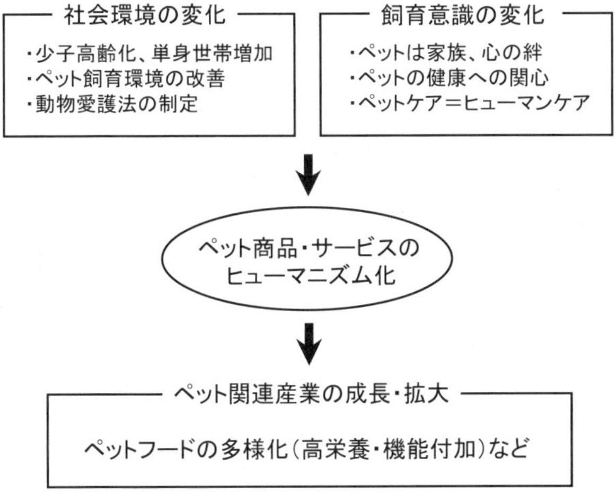

図 9.19　ペット産業をとりまく環境の変化

度の規模である．特許だけで，ペットフード全体の研究開発状況や製品品質を計り知ることはできないが，判断の一助にはなりそうである．

表 9.1　各分野における特許の出願・登録状況

キーワード	出願数（A）	登録数（B）	B／A（%）
薬	172,529	40,998	23.8
食品	43,943	11,048	25.1
化粧品	10,013	1,868	18.7
飼料	4,989	1,486	29.8
ペットフード	444	72	16.2

各キーワードで，平成5年以降の公開特許公報（特許出願）と特許公報（特許登録）の「要約」と「請求項」を検索した．

一方で，ペットフードに学ぶべきこともあるように思われる．人間の場合，「不味くても体に良さそう」な食品を摂取することがあるが，ペットフードの場合，不味いものは食べてくれないので，商品として成り立たない．また，新しい機能性ペットフードに代えても，何ら変化が表れないなどと，飼い主は続けて購入してくれない．ペットフードの方が，人間の食品よりも，当たり前の基準で選択されている部分があるような気がする．機能性食品も機能性ペットフードも，「美味しくて体に良い」が基本だと思っている．今後，ペットフード開発での経験を，食品に活用できるかもしれない．

10．おわりに ～「連携」の大切さ～

話題が多方面にわたり，いささかまとまりのない話になってしまったが，「機能性食品の可能性と限界」を考えるきっかけになればと思っている．また，筆者の力量不足もあり，それぞれの部分で十分に踏み込んだ記述ができていないが，議論の材料程度は提供できたのではないだろうか．

この原稿は，「農医連携シンポジウム」の講演をもとにしたものでもあるので，最後に「連携」の大切さについても強調しておきたい．食と健康の問題は，農医連携なくして本質的なアプローチができない．機能性食品の研究開発では，産学官連携も重要であろう．また，大学に勤務する筆者は，これまで卒業生との連携に大いに助けられたし，これからも大切にしていきたい．もちろん，公開講座などを通しての市民（消費者）との交流も，われわれにとっては貴重な連携機会である．

最近，「マーケティングの4P」というものを教えていただく機会があった．Products（製品），Price（価格），Place（流通），Promotion（宣伝）といったことだそうである．筆者のような大学にいる人間にとっては，ほとんど考えることがなかったものである．しかし，研究成果が実際の製品（例えば機能性食品）につながり，消費者に摂取してもらうことは言うまでもなく重要なことである．もちろん，われわれは企業の開発担当者ではないので，売れる製品の誕生だけを念頭に置いて研究をする必要はないが，一方で色々なな意味で的外れな研究を行うことをさけるために，常日頃学外の方々との交流をもって，様々な角度から食品を考える必要があると，近頃考えている．

参考文献

1）相澤好治：医学から農医連携を考える，北里大学農医連携学術叢書第1号「農・環境・医療の連携を求めて」（陽捷行編），51-83，養賢堂，東京（2006）

2）Anonymous: Japan explores the boundary between food and medicine（news），Nature, 64, 180（1993）

3）有原圭三：機能性畜産食品の現状と展望，関東畜産学会報，54，51-57（2004）

4）有原圭三：食肉の保健的機能と機能性食肉製品の開発，食肉の科学，48，4-19（2007）
5）Arihara, K.: Functional foods, in Encyclopedia of Meat Sciences（Jensen, W. K., Devine, C., Dikeman, M., eds), Elsevier, 492-499, Oxford（2004）
6）Arihara, K.: Functional properties of bioactive peptides derived from meat proteins, in Advanced Technologies for Meat Processing（Nollet, L. M. L., Toldra, F., eds), 231-249, CRC Press, Boca Raton（2006）
7）Arihara, K.: Strategies for designing novel functional meat products （review), Meat Science, 74, 219-229（2006）
8）Arihara, K. and Ohata, M.: Bioactive compounds in meat, in Meat Biotechnology（Toldra, F. ed), 231-249, Springer, New York（2008）
9）Arihara, K. and Ohata, M.: Functional meat products, in Handbook of Meat Processing （Toldra, F. ed), Wiley-Blackwell, Ames（in press）
10）独立行政法人国立健康・栄養研究所：健康食品の安全性・有効性情報，http://hfnet.nih.go.jp/
11）Food Style 21編集部：フォーラムディスカッション「健康食品を考える」，Food Style 21，11（8），22-28（2007）
12）藤田康人：99.9％成功するしかけ ～キシリトールブームを生み出したすごいビジネスモデル～，かんき出版，東京（2006）
13）石川　浩：機能性食品の特許保護の現状と課題，知財権フォーラム，70，20-29（2007）
14）株式会社フード・ペプタイド：http://foodpeptide.com/
15）春見隆文：人間の健康と機能性食品，北里大学農医連携学術叢書第1号「農・環境・医療の連携を求めて」（陽捷行編），127-144，養賢堂，東京（2006）
16）厚生労働省：健康食品のホームページ，http://www.mhlw.go.jp/topics/bukyoku/iyaku/syoku-anzen/hokenkinou/index.html
17）萬田富治：環境保全型畜産物の生産から病棟まで，北里大学農医連携学術叢書第2号「代替医療と代替農業の連携を求めて」（陽捷行編），105-132，養賢堂，東京

(2007)
18) 松井　茂：健康食品と特許，松井特許事務所ホームページコラム，http://www.matsuipat.jp/topics.htm
19) 陽　捷行：農・環境・医療の連携の必要性，北里大学農医連携学術叢書第1号「農・環境・医療の連携を求めて」(陽捷行編)，1-16，養賢堂，東京 (2006)
20) 光岡知足：プロバイオティクス・プレバイオティクス・バイオジェニックス，日本ビフィズス菌センター，東京 (2006)
21) 村上　明：健康食品についての雑感，Food Style 21，11 (11)，92-94 (2007)
22) 産経新聞「食」取材班：亡食の時代 (扶桑社新書)，扶桑社，東京 (2007)
23) 食育基本法研究会：早わかり食育基本法，大成出版社，東京 (2005)
24) 特許庁：新規性・進歩性の改訂審査基準，http://www.jpo.go.jp/tetuzuki/t_tokkyo/shinsa/sinkisei_sinposei.htm
25) 東京都福祉保健局：健康食品ナビ，http://www.fukushihoken.metro.tokyo.jp/anzen/supply/
26) 山田陽城：代替医療と東洋医学，北里大学農医連携学術叢書第2号「代替医療と代替農業の連携を求めて」(陽　捷行編)，25-40，養賢堂，東京 (2007)
27) 山中洋之：食肉・食肉製品における機能性食品開発　～プロバイオティック乳酸菌を活用した発酵食肉製品を中心として～，畜産コンサルタント，37，17-21 (2001)
28) 財団法人日本健康・栄養食品協会，http://www.jhnfa.org/

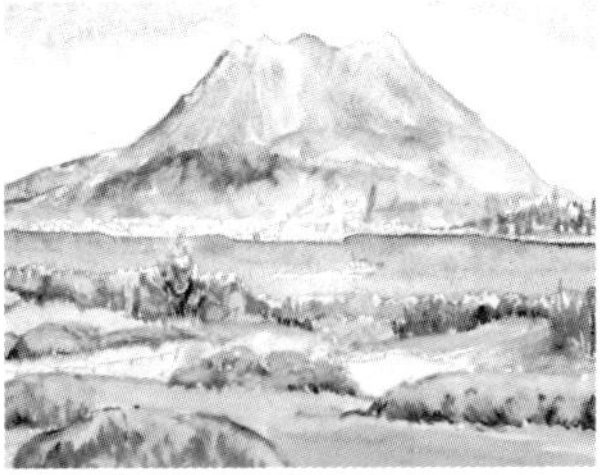

第10章
北里大学の農医連携構想の現状

陽　捷行
北里大学 教授

1. はじめに

今，世のなかで大きな問題のひとつに「分離の病」がある．人と人のつながり，親と子のつながり，先生や生徒のつながり，土や自然と人のつながり，事実と事実のつながり，文化や歴史と現在のつながりなど，枚挙に暇がない．

これらを整理すると分離の病は4つある．「知と知の分離」，すなわち専門主義への没頭，専門用語の迷宮，生きていない言葉の使用などがあげられる．「知と行の分離」，すなわち理論を構築する人と実践を担う人との分離，バーチャルと現実の分離などがある．「知と情の分離」，すなわち客観主義への徹底，知と現実との極端な分離がある．「過去知と現在知の分離」，すなわち文化の継承や歴史から学ぶ時間軸の分離，不易流行とか温故知新などの言葉でも表現できる．

北里柴三郎の「医道論」を繙くと，最初に医道についての信念が述べられている．そのなかで,「夫レ人民ヲ導テ摂生保護ノ道ヲ解セシメ以テ身ノ貴重ナルヲ知ラシメ而後病ヲ未発ニ防クフウヲ得セシムルハ是所詮医道ノ本ナリ」とある．すなわち,「人民に健康法を説いて身体の大切さを知らせ，病を未然に防ぐのが医道の基本である」と説く．このことは，健全な環境のもとで生産され，安全な製造過程を経た食品を食し，健康を保ち病に陥らないことが必要であると解釈することもできる．まさに，今回のシンポジウムの課題の「食の安全と予防医学」である．

続いて当時の医者を厳しく批判している．いわく「人身ヲ摂生保護シ病ヲ未発ニ防クハ固ヨリ其病ヲ来スノ原因及此レヲ治スルノ方法即チ医術ヲ飽マテモ了解スルニ非サレハ決メ此道ヲ実際ニ施スヲ得ス此ヲ以テ眞ノ医道ヲ施サント欲スルモノハ必ス先ツ医術ヲ充分ニ研究セスンハアル可ラス其術精巧其蘊奥ヲ極メテ始メテ其道行ハル……」とある．

すなわち,「病気を未然に防ぐ為には，病気の原因と治療，つまり，医術を徹底的に理解しないと達成できない．真の医を施すには医術の充分な研究が必要である．医学を志すものは理論技術とも甲乙なく徹底的に研究する必要がある」と．このことは，医者にかかる前に，人は病気を未然に防ぐための安全な農産物を生産し，その基となる環境を保全しなければならないと解釈することもできる．

この北里柴三郎の「医道論」には，手短かに言わせてもらうと，医の基本は予防にあるという信念を掲げ，広く国民のために学問の成果を用いるべきであるということが述べられている．ここには，学問と実践を結びつけた実学の思想がある．知と知，知と行の分離はない．

コレラ調査に出かけた長崎では，仕事の合間に町の道路，井戸，排水の状況など病気が発生した路地裏の環境を的確に観察している．また，寄生虫による肝臓ジストマ症については，肝蛭（かんてつ：キュウチュウ目（二生類）の扁形動物．体長は20～30ミリメートル）の肝臓への伝染経路を紹介している．これは，環境を観察する鋭い視線から得られた成果である．その結果，この肝蛭を有する蝸牛を食する羊に注意を促すことを指摘している．ここには，まさに学問を現実と結びつけた北里柴三郎の実学がある．

ちなみに,「医道論」の最後は七言絶句で締めくくられている.「保育蒼生吾所期　成功一世鎧無時　人間窮達君休説　克耐苦辛是男児」と.男児たるもの苦難に耐え立ち向かえば,公衆衛生の困窮を成し遂げられないはずはない,といった意味であろう.

北里柴三郎の実学には,当然のことながら分離の病はなかった.むしろ,われわれはこの達見を学ばなければならない.本来,農業と環境と医療は分離されるべき事象ではないのである.農と環境と医療,すなわち環境を通した「農医連携」に関して,国内における地際,世界における国際,専門分野間の学際,そして現在と未来のあいだの世代関係のあるべき姿を,誰が代表して考察するのか.となれば,その第一人者は知識人であろう.

しかし,近現代において,知識人は衰退する一方である.そのかわりに,特定分野に長けた専門家が増えてきている.その傾向は,いわゆる高度情報化の動きのなかでさらに加速している.知識を総合的に解釈する者が少なくなって,知識を部分的に分析したり,現実的に利用する者がわがもの顔をしはじめている.そのうえ,多くの専門家はその分野の責任を避けるため,専門に没頭しているかのようにも見える.環境を通した「農医連携」問題は,知識人たることが極めて難しい分野である.どう対応したらいいのか.

「道：Tao」の哲学者老子のものとされている古代中国の聖典「道徳経」の第十一章に次の文章がある.

　三十本の輻(や)が車輪の中心に集まる.
　その何もない空間から車輪のはたらきが生まれる.
　粘土をこねて容器ができる.
　その何もない空間から容器のはたらきが生まれる.
　ドアや窓は部屋をつくるために作られる.
　その何もない空間から部屋のはたらきが生まれる.
　これ故に,一つ一つのものとして,これらは有益な材料となる.
　何もないものとして作られることによって,それらは有用になるもののもとになる.

これは,多様性を統一させるための根本的な原理を示している思想であろう．農医連携の立場からこの文章を解釈すれば，「農と環境と医療」あるいは「食と土壌と健康」の連携のはたらきを生むには，情報，教育，研究，普及などをひとつひとつの有益な材料となし，新たな部屋を構築する必要がある．

このような考えから，今後の「農医連携」のあるべき姿の探求材料に資するため，これまで北里大学で実施してきた農医連携にかかわる情報，教育，研究，普及などの進捗状況を以下に報告する．

2．「情報：農と環境と医療」の発行

農医連携にかかわる情報を関係者に広く認識してもらうために，まず北里大学学長室通信として「情報：農と環境と医療」を発信した．2005年5月に第1号が発刊された．毎月1日に発刊され，2009年5月現在で第50号に達している．その情報の内容には，「挨拶」「学内動向」「国内情報」「国際情報」「総説・資料・トピックス」「研究室訪問」「文献紹介」「本・資料の紹介」「講演会」「農医連携を心したひとびと」「言葉の散策」「Agromedicine」「Geomedicine」「その他」などがある．関心のある方は，北里大学ホームページを参照されたい（http://www.kitasato-u.ac.jp/）．

老子の語る粘土や窓やドアは特殊性あるいは個別性を示している．車輪，容器，部屋は多様性の統一を示している．例えば，「情報：農と環境と医療」のそれぞれの内容項目のうち「国際情報」「国内情報」「本の紹介」「農医連携を心したひとびと」「研究室訪問」などは，粘土や窓に相当するであろう．まだ，車輪や容器や部屋はできてない．突然，「農医連携」という部屋が姿を現すわけではないし，できるわけでもない．

多くのひとびとの関心，協力，援助，努力などによって，それも長い時間を経て初めて「農医連携」の部屋ができていくであろう．慎ましやかでも部屋ができれば，そこにカーテンが装われ，絵画が飾られ，机や椅子が並べられることであろう．そのうち，来客用の大きなソファーだって持ち込まれる．

3. 北里大学農医連携シンポジウムの開催と書籍の出版

「農医連携」の多様性の統一は，「情報：農と環境と医療」の他にも試みられている．それは「北里大学農医連携シンポジウム」で，2006年3月に第1回が開催された．半年に1回の割合で，2008年10月の開催で第6回目を迎えた．これらのシンポジウムの内容は，将来完成するであろう「農医連携」の家の台所や居間にでも相当するであろうか．このシンポジウムは，北里大学のホームページでオン・デマンドで見ることができる（http://www.kitasato-u.ac.jp/）．

第1回から第6回までの内容を以下に紹介する．なお，これらの内容は，シンポジウムが終了する度に「養賢堂」から冊子として発刊している．また，第1回から第6回までの講演内容の概略を「Agriculture-Environment-Medicine」と題した英文冊子として出版した．

第1回：農・環境・医療の連携を求めて（平成18年3月10日）：養賢堂（2006）

1. 開催にあたって：北里大学学長　柴　忠義
2. 農・環境・医療の連携の必要性：北里大学　陽　捷行
3. 千葉大学環境健康フィールド科学センターの理念と実践：
   千葉大学　古在豊樹
4. 医学から農医連携を考える：北里大学　相澤好治
5. 食農と環境を考える：東京農業大学　進士五十八
6. 東洋医学と園芸療法の融合：
   千葉大学環境健康フィールド科学センター
   千葉大学柏の葉診療所所長　喜多敏明
7. 人間の健康と機能性食品：
   日本大学・前食品総合研究所理事長　春見隆文

総合討論　座長：進士五十八・陽　捷行

第2回：代替医療と代替農業の連携を求めて—現代社会における食・環境・健康—（平成18年10月13日）：養賢堂（2007）

1. 開催にあたって：北里大学学長　柴　忠義
2. 代替医療と代替農業の連携を考える：北里大学　陽　捷行
3. 代替医療—その目標と標榜名の落差について—：
   金沢医科大学大学院　山口宣夫
4. 代替農業—その由来とねらい—：京都大学名誉教授　久馬一剛
5. 代替医療のevidenceについての科学的解明：
   北里大学附属北里生命科学研究所長　山田陽城
6. 環境保全型農業について：東京大学名誉教授　熊澤喜久雄
7. 環境保全型畜産物の生産から病棟まで：
   北里大学獣医畜産学部　萬田富治

総合討論　座長：山田陽城・陽　捷行

第3回：鳥インフルエンザ—農と環境と医療の視点から—（平成19年3月9日）：養賢堂（2008）

1. 開催にあたって：北里大学学長　柴　忠義
2. 農と環境と医療の視点から鳥インフルエンザを追う：
   北里大学　陽　捷行・高井伸二
3. 動物由来ウイルス感染症の現状と問題点：東京大学　吉川泰弘
4. 高病原性鳥インフルエンザの感染と対策：動物衛生研究所　山口成夫
5. 野鳥の渡りや生態と感染の発生　日本野鳥の会：金井　裕
6. 野鳥の感染とその現状　自然環境研究センター：米田久美子
7. 新型インフルエンザの脅威：国立感染症研究所　岡部信彦
8. 高病原性鳥インフルエンザとワクチン対策：北里大学　中山哲夫

総合討論　座長：吉川泰弘・陽　捷行

第4回：農と環境と健康に及ぼすカドミウムとヒ素の影響（平成19年10月12日）：養賢堂（2008）

1. 開催にあたって：北里大学学長　柴　忠義
2. 重金属の生物地球化学的循環：北里大学　陽　捷行

3. 農耕地土壌の重金属リスクとその対策：
   農業環境技術研究所　小野　信一
4. 植物による重金属集積と人への摂取：東京大学　米山忠克
5. コーデックスの現状：
   農林水産省消費・安全局農産安全管理課　瀬川雅裕
6. カドミウム摂取の生体影響評価—耐用摂取量推定の試み—：
   北里大学　太田久吉
7. 重金属と腎機能障害など：自治医科大学　香山不二雄
8. 臨床環境医学から見た重金属問題：北里大学　坂部　貢

総合討論　座長：香山不二雄・陽　捷行

第5回：地球温暖化—農と環境と健康に及ぼす影響評価とその対策・適応技術—（平成20年3月25日）：養賢堂（2009）

1. 開催にあたって：北里大学学長　柴　忠義
2. IPCC報告書の流れとわが国の温暖化現象：北里大学　陽　捷行
3. 温暖化による陸域生態系の影響評価と適応技術：
   筑波大学大学院生命環境科学研究科　林　陽生
4. 農業生態系における温室効果ガス発生量の評価と制御技術の開発：
   (独）農業環境技術研究所物質循環研究領域　八木一行
5. 気候変動による感染症を中心とした健康影響：
   東北大学大学院医学系研究科　押谷　仁
6. IPCCの今：宮城大学国際センター　あん・まくどなるど
7. 気候変動の影響・適応と緩和策—統合報告の知見—：
   (独）国立環境研究所社会環境システム研究領域　原沢英夫

総合討論　座長：林　陽生・陽　捷行

第6回：食の安全と予防医学（平成20年10月24日）：養賢堂（2009）

1. 開催にあたって：北里大学学長　柴　忠義
2. 食品安全委員会の5年間の取組と今後の課題：
   内閣府食品安全委員会委員長　見上　彪
3. 北里大学の農医連携構想の現状：北里大学　陽　捷行

4. 食生活の現状と課題—健康維持・おいしさ・安全性の連携—：
北里大学保健衛生専門学院　多賀昌樹・旭　久美子・大村正史
5. 水産物の機能と安全性：北里大学名誉教授　神谷久男
6. 脂質過酸化脂質と疾病：北里大学薬学部　中川靖一
7. サルモネラおよびカンピロバクター食中毒—農の領域から—：
北里大学獣医学部　中村政幸
8. 海藻類多食者におけるヒ素による健康影響の問題点：
北里大学医療衛生学部　山内　博
9. 農医連携における遺伝子高次機能解析センターの役割：
北里大学医学部　篠原信賢
10. 農医連携の架け橋としてのプロバイオティクスの可能性を探る：
北里大学獣医学部　向井孝夫
11. 機能性食品の可能性と限界：北里大学獣医学部　有原圭三

総合討論　座長：相澤好治・陽　捷行

Agriculture - Environment - Medicine: Yokendo (2009)

Foreword

Part 1. Agriculture, Environment and Healthcare

Part 2. Alternative Medicine and Alternative Agriculture

Part 3. A Look at Avian Influenza from the Perspective of Agriculture, Enviro nment, and Medicine

Part 4. Effect of Cadmium and Arsenic on Agriculture, the Environment, and Health

Part 5. Global Warming: Assesing the Impacts on Agriculture, the Environment, and Human Health, and Techniques for Responding and Adapting

Part 6. Food Safety and Preventive Medicine

4. 薬用植物セミナーの開催

北里大学と相模原市は，新たな都市農業の創出を目指して「新都市農業推進協定」を締結し，薬用植物を通じた連携事業を展開している．その取組みの一環として，薬用植物に関する普及啓蒙を図るとともに，新たな農に対する関心を高め，健康・環境・新都市農業を視点とした新しい農業の振興を目指し，農医連携の一環として「薬用植物セミナー」を開始した．

第1回：薬用植物と新たな農への取組（平成17年11月5日）

1．オープニング挨拶：北里大学薬学部附属薬用植物園園長　吉川孝文
2．土と農・環境・医療：北里大学　陽　捷行
3．相模野が柴胡が原と呼ばれていた頃：
　相模原市博物館・学芸員　秋山幸也
4．有機農法と北里サテライトガーデンについて：
　日本オーガニック推進協議会・理事長　山崎　泉
5．北里大学薬学部附属薬用植物園　渡邊高志
6．北里サテライトガーデンの見学　渡邊高志

総合司会：北里大学薬学部附属薬用植物園　川口基一郎
世話人：渡邊高志・桑田俊夫（グリーンピア相模原「モナの丘」代表取締役）

第2回：薬用植物による新たな都市農業の創出を目指して（平成18年12月9日）

1．代替農業と土の話：北里大学　陽　捷行
2．身近な薬用植物―北海道における大規模栽培生産への取組み―：
　(独)医薬基盤研究所薬用植物資源研究センター北海道研究部　柴田敏郎
3．薬用植物栽培・加工体験講座（1年目）の報告：
　北里大学薬学部附属薬用植物園　渡邊高志

第3回：薬用植物による新たな都市農業の創出を目指して（平成19年12月8日）

1．北里サテライトガーデンの報告：
　北里大学薬学部附属薬用植物園　福田達男
2．農業と医療の連携と土の話：北里大学　陽　捷行
3．身近な薬用植物―熱帯～暖温帯の植物たち―：元（独）医薬基盤研究所
　薬用植物資源研究センター種子島研究部　香月茂樹

5. 教育：農医連携論の開講

「農医連携」にかかわる講義は，平成19年4月に迎えた学生から，医学部の1年生を対象に行われる「医学原論」の一部，獣医学部の1年生を対象に行われる「獣医学入門 I」，「動物資源科学概論1」および「生物環境科学概論 I」の一部で行われている．

平成20年の4月から，一般教育部の教養演習Bで新たに「農医連携論」（1単位）が開講された．医学部，獣医学部，薬学部，生命科学研究所などの教授がこの講義を分担している．また，獣医学部動物科学科では，新たに平成21年度後期から「農医連携論」が開催される．

「質の高い大学教育推進プログラム」で「複合的な知識・技術の習得による高度職業人へのキャリアパス形成をめざして」と題するプロジェクトの申請も試みた．

一般教育部における平成20年度の「教養演習B：農医連携論」の事例を以下に示す．平成21年度は一部変更している．

1）**教育目標**：病気の予防，健康の増進，安全な食品，環境を保全する農業，癒しの農などのために，すなわち21世紀に生きる人びとが心身ともに幸せになるために，農医連携の科学や教育の必要性は強調されてもされすぎることはないであろう．生命科学の探求を目指す北里大学の学生が，農医連携の重要性を認識することは極めて重要な事項である．本演習は，農と医の歴史的な類似性，現代社会がもつ農と医の問題点，医学からみた農学，農学からみた医学などの基礎的な考え方を学び，環境を通した農と医にかかわる現実の事象を理解し，農医連携の科学の必要性を修得することを目標とする．

2）**教育内容**：農医連携入門，医学／農学からみた農医連携，代替医療論，代替農業論など基礎的知識の習得．鳥インフルエンザ，重金属元素，温暖化と農・環境・健康など地球的規模での具体的知識の習得．世界の農医連携の取り組み状況の解説．農医連携の将来についての討論と考察．

3）**教育方法**：各学部および現場からの教員による講義と演習．パワーポイントなどでの講義．一連の講義に対するレポートと討論．最終回は将来の農医連携のあり方を討論し，考察する.

4）到達目標：21世紀には農医連携の科学が不可欠であることが理解できる.農と医の歴史的背景を理解できる．世界の農医連携の動向把握や，現場の農医連携の実態を把握できる.

5）成績評価の方法と基準：レポート，試験，出席，討論への積極的参加などを勘案し，総合的に判断する.

6）学生へのメッセージ：21世紀の医学分野における目標と，農学分野の課題がどのように連携できるかという問題の解決に取り組むことは，社会の要請に応えるだけでなく，生命科学の探求を目指す北里大学にとって，また北里大学で学ぶ者にとって極めて重要である.

7）講義の内容

1. 農医連携入門：陽　捷行
   農と医の歴史的な類似性と，現代社会がもつ農と医の問題点を指摘しながら農医連携の科学の必要性を解説し，それについて意見交換する.
2. 医学からみた農医連携：相澤好治
   持続的な社会を目指す中で，健康的な生活を送るために，農医連携による食育，食科学の展開は極めて重要である．講師の体験談とともに農医連携の重要性を解説する.
3. 農学からみた農医連携：陽　捷行
   健全に調和された土壌から，はじめて人間にとって健康を維持できる食料が生産される．医食同源の考え方を紹介し，農医連携の科学や教育の必要性を理解させ，食の重要性を討論させる.
4. 東洋医学および代替医療からみた農医連携：山田陽城
   わが国の正式な医療である東洋医学について，西洋医学および最近の代替医療と比較して解説し，その農医連携の現状と必要性を説く.
5. 代替農業論：陽　捷行
   従来の農業は，農薬や化学肥料を多用してきた．このことが，農作物や環境に悪影響を与えた．これに変わる様々な農業を紹介し，代替農業の必要性を説き，現場の見学をする.

6. 環境保全型畜産論—生産から病棟まで—：萬田富治
環境を保全する畜産を紹介し，この環境から生産された安全な動物性食品を，病棟で利活用するシステムを紹介する．また，八雲牧場での取り組みも紹介する．
7. 鳥インフルエンザ—感染と対策—：高井伸二
鳥インフルエンザの動物や人間への感染が，自然環境や農業生産の現場と密接に関係していることを解説し，現場の紹介をし，その対策について考える．
8. 鳥インフルエンザ—ワクチン対策—：中山哲夫
鳥インフルエンザの人間への感染を防止する方法，さらには，ワクチン対策について，その製造方法と利用法などを解説する．
9. 重金属—生物地球化学的視点と土壌と農産物の汚染リスク対策—：陽　捷行
地殻から掘り起こされた各種重金属の量や，それら重金属の地球上での挙動などを生物地球化学的な視点から解説する．また，重金属が土壌や作物に吸収される過程の解説，その対策について紹介する．
10. 重金属—臨床環境医学の視点—：坂部　貢
重金属による健康障害は，臨床医学の領域において極めて重要な問題である．重金属と人との歴史，発症機序などについて解説する．
11. 地球温暖化と農・環境・健康：陽　捷行
地球の温暖化現象が，専門家の予想を遙かにこえて早まっているといわれる．温暖化により，農業は，環境は，人の健康はどうなるのであろうか．最近のデータを紹介し，その重要性を理解させ，対策を議論する．
12. 農医連携の取り組みと将来：陽　捷行
北米，北欧，日本など世界における農医連携の取り組みを紹介する．agromedicine，medical geologyなどの概念を解説する．また，農医連携の科学と教育をどのように築いていったらよいのかなどについて，意見の交換をする．

6. 北里大学の共生研究：研究室と研究課題

「農と環境と医療」を連携できる研究の素材や人材を求めて，様々な研究の職場を探索してきた．2005年4月の医学部衛生学・公衆衛生学から始まり，最後は，2007年7月の獣医学部獣医伝染病学で終わった．訪問した26の講座や研究室などと研究の内容については，「情報：農と環境と医療」の1号から28号にそれぞれ掲載してきた．

訪問した講座・研究室など（訪問の順番）は次の通りである．A. 医学部；衛生学・公衆衛生学／B. 医療衛生学部；衛生管理学／C. 薬学部附属薬用植物園／D. 一般教育部生物学／E. 一般教育部化学／F. 財団法人　北里環境科学センター／G. 獣医畜産学部　獣医学科　獣医衛生学／H．獣医畜産学部　生物生産環境学科　植物生態環境学／I. 獣医畜産学部　動物資源科学科　食品機能・安全学／J. 獣医畜産学部　獣医学科　獣医公衆衛生学／K. 医学部　微生物・寄生虫学／L. 獣医畜産学部　附属フィールドサイエンスセンター（FSC）／M. 獣医畜産学部　生物生産環境学科　水利環境学／N. 水産学部　水圏生態学／O. 水産学部　海洋分子生物学／P. 水産学部　水産生物化学／Q. 水産学部　水産微生物学／R. 獣医畜産学部　獣医放射線学／S. 獣医畜産学部　人獣共通感染症学／T. 薬学部　公衆衛生学／U. 北里生命科学研究所　和漢薬物学研究室／V. 北里生命科学研究所　生物機能研究室／W. 医療衛生学部環境衛生学／X. 獣医学部　獣医寄生虫学／Y. 獣医学部　獣医微生物学／Z. 獣医学部　獣医伝染病学

訪問したそれぞれの講座・研究室などから，「農と環境と医療」を連携するために必要と思われるキーワードを抽出した．それには，「窒素」「有害物質」「重金属」「安全食品」「未然予防」「リスク」「教育・啓蒙」「インベントリー」「農業・健康実践フィールド」「病原微生物」「環境微生物」「環境保全」「環境評価」「食と健康」「感染」「ホルモン」「光の波長」「環境応答」「放射線（アイソトープ）」「免疫」「神経」「内分泌」「生体機能」などが含まれる．これらのキーワードは，今後の研究，教育，普及の推進に参考になると考える．

農医連携にかかわる講座・研究室とキーワードとのマトリックスを作成した

（参照：情報29号：訪問順，学部別）．これらの表は，特に農医連携にかかわる研究・教育・普及に関わるプロジェクトを作成するうえで役立つであろう．

7．北里大学農医連携構想について（答申）の内容

北里大学農医連携委員会が学長に答申した北里大学農医連携構想の目次，北里大学農医連携委員会の委員などを以下に紹介する．

北里大学農医連携構想目次

1．農医連携の必要性

1）「統合知」が求められる現在　2）「分離の病」の克服　3）農と医の今　4）21世紀に欠かせない農医連携　5）先人に学ぶ　6）北里大学の農医連携

2．農と医の歴史的背景

1）農と医の類似性　2）農と医の共生

3．農医連携の動向

1）世界の動向　2）国内の動向

4．農と医の共生研究

1）北里大学における共生研究　2）研究室と研究課題（付表：マトリックス）　3）研究課題の領域　4）研究会・シンポジウム・出版　5）講座の設置

5．農医連携の教育・啓蒙

1）平成19年度の「農医連携」に関わる講義　2）平成20年度の「農医連携」に関わる講義　3）食育教育　4）学長室通信「情報：農と環境と医療」と北里大学農医連携学術叢書

北里大学農医連携委員会

設置日：平成18年7月21日（平成18年度第4回定例理事会承認）

終了日：平成21年6月30日

委　員：

1）農医連携担当副学長 委員長　陽　捷行（副学長，土壌学，環境科学）

2）学事担当理事　井上松久（学事担当理事，微生物学）

3）薬学部から選出された者　坂部　貢（薬学部教授，公衆衛生学）

4）獣医畜産学部から選出された者

高井伸二（獣医畜産学部教授，獣医衛生学）

5）医学部から選出された者　勝又伴栄（医学部助教授，消化器内科学）

6）水産学部から選出された者　緒方武比古（水産学部教授，水産微生物学）

7）医療衛生学部から選出された者

山内　博（医療衛生学部教授，公衆衛生学）〔H19. 5. 30退任〕

太田久吉（医療衛生学部教授・衛生管理学）〔H 19. 6. 1就任〕

8）学長が推薦する者　相澤好治（医学部教授，衛生学・公衆衛生学）

山田陽城（北里感染制御科学府・北里生命科学 研究所教授，和漢薬物学）

鈴木達夫（保健衛生専門学院長，感染症学，生体防御学）〔H18. 11. 24就任〕

事務局：学長室：古矢鉄矢，荒井文夫，田中悦子，平川洋二

委員会開催経緯：平成18年9月15日／平成18年11月27日／平成19年4月27日／平成19年7月20日／平成19年10月5日／平成20年3月26日／平成21年2月24日

著者略歴

柴　忠義（しば　ただよし）

1966北里大学衛生学部卒業．66慶應義塾大学医学部助手．71三菱化学生命科学研究所主任研究員．75医学博士取得．86北里大学衛生学部教授．03北里学園（現・北里研究所）理事長・北里大学長．

見上　彪（みかみ　たけし）

1962北海道大学獣医学部卒業・修士課程修了．70カリフォルニア大学博士課程修了．74ハノーバー獣医科大学フンボルト研究員．75北海道大学獣医学部助教授．88東京大学農学部獣医学科教授．98帯広畜産大学原虫病研究センター長．01日本大学生物資源科学部教授．03内閣府食品安全委員会委員．06同委員長．専門は獣医微生物学・動物の感染症．「獣医領域における免疫学（近代出版）」「獣医微生物学（文永堂出版）」「獣医伝染病学（近代出版）」など．日本獣医学会賞（76）．日本農学賞（98）．紫綬褒章（03）．

多賀昌樹（たが　まさき）

1997徳島大学大学院栄養学研究科栄養学専攻博士前期課程修了．97北里大学保健衛生専門学院臨床栄養科助手．01米国テキサス大学ヘルスサイエンスセンターヒューストン校医学部外科（栄養免疫学）研究員．02北里大学保健衛生専門学院臨床栄養科専任講師．04同管理栄養科専任講師．07同学科長．「栄養学英和辞典（金原出版）」など．

旭　久美子（あさひ　くみこ）

1991日本女子大学大学院家政学研究科食物・栄養学専攻卒業．05聖徳大学人文学部人間栄養学科兼任講師．06北里大学保健衛生専門学院専任講師．

大村正史（おおむら　まさし）

1981帯広畜産大学農産化学科卒業．1981富士レビオ株式会社帯広研究所．82日本大学医学部第一病理学教室助手．85富士レビオ株式会社帯広研究所．03オルト株式会社研究開発センター長．06株式会社ピリオドック事業開発部マネージャー．07北里大学保健衛生専門学院管理栄養科講師．NEDO「月経困難症／不妊症に対する月経血健診システムの在宅実用化」プロジェクト企画立案．JICA「ケニア国中央医学研究所感染症および寄生虫対策施設整備計画」プロジェクトシステム設計担当．登録特許3463548．

神谷久男（かみや　ひさお）

1967東京大学大学院農学系研究科水産学専門課程修士課程修了．69同博士課程中退．東京大学農学部助手．73農学博士（東京大学）．77〜79米国ロードアイランド大学薬学部博士研究員．79北里大学水産学部助教授．81同教授．94〜02同水産学部長．07北里大学名誉教授．「Animal Lectins : A Functional View, CRC Press」「Marine Molecular Biotechnology, Springer-Verlag」「海洋生物由来の高分子抗腫瘍物質　第10巻　海洋資源と医薬品I, 廣川書店」など．日本水産学会賞功績賞（04）．

中川靖一（なかがわ　やすひと）

1978東京大学薬学系大学院博士課程修了．78帝京大学衛生化学教室助手．81同講師．82～83米国オハイオ州立大学医学部ポスドク．87東ドイツフンボルト大学医学部招待研究員．89帝京大学物理化学教室助教授．91北里大学薬学部教授（衛生化学教室）．薬剤師免許．1種放射線取り扱い主任者．

中村　政幸（なかむら　まさゆき）

1973東北大学大学院農学研究科博士課程修了．73東北大学助手．77農林水産省動物医薬品検査所．88農林水産省動物医薬品検査所鶏病製剤第2検査室長．1990同細菌製剤検査室長．95北里大学獣医畜産学部教授．「養鶏衛生ハンドブック（全国家畜畜産物衛生指導協会）」「人と動物の共通感染症（酪農総合研究所）・カラーマニュアル鳥の病気（鶏病研究会）」など．

山内　博（やまうち　ひろし）

74明星大学理工学部化学科卒業．74聖マリアンナ医科大学公衆衛生学教室助手．86同講師．86博士（医学：聖マリアンナ医科大学）．90米国メリーランド州立大学医学部毒物学科大学院客員教授．96聖マリアンナ医科大学予防医学教室助教授．06北里大学大学院医療系研究科医療衛生学部公衆衛生学教授．日本衛生学会奨励賞受賞（94）．ヒ素に関する社会活動：内閣府食品安全委員会ヒジキ中ヒ素評価基礎資料調査検討会委員．日本学術会議委員（遺棄化学兵器処理問題委員会）．日本赤十字国際事業部委託委員など．

篠原信賢（しのはら　のぶかた）

1974千葉大学大学院医学研究科修了．74～75米国NIH, Visiting Fellow．75～79同Visiting associate．79～83千葉大学医学部環境疫学研究施設免疫研究部門，研究生～助教授．83～88米国NIH, Visiting Scientist．88～97三菱化学生命科学研究所細胞免疫学研究室，室長～先端研究部門長．97北里大学医学部免疫学単位教授．

向井孝夫（むかい　たかお）

90東北大学大学院農学研究科博士課程後期修了（農学博士）．90北里大学獣医畜産学部助手．92同講師．99～20日本学術振興会特定国派遣研究員（ヘルシンキ大学）．04北里大学獣医畜産学部助教授．06同教授．08同獣医学部動物資源科学科学科長．「乳酸菌の科学と技術（学会出版センター：分担執筆）」「最新畜産物利用学（朝倉書店：分担執筆）」など．

有原圭三（ありはら　けいぞう）

1985東北大学大学院農学研究科畜産学専攻修士課程修了．85北里大学獣医畜産学部畜産学科助手．89博士（農学）（東北大学）．91北里大学獣医畜産学部畜産学科講師．91～93米国ウィスコンシン州立大学食品科学研究所客員研究員．00北里大学獣医畜産学部動物資源科学科助教授．07同獣医学部動物資源科学科教授．07株式会社フード・ペプタイド（北里大学発ベンチャー企業）代表取締役社長（兼務）．「Meat Biotechnology, Springer」「Advanced Technologies for Meat Processing, CRC Press（2006）」「Encyclopedia of Meat Sciences」．日本畜産学会奨励賞（1991）．マレーシア国民大学客員教授（2008）．

陽　捷行（みなみ　かつゆき）

1971東北大学大学院農学研究科博士課程修了（農学博士）．71年農林省入省．77～78年アイオワ州立大学客員教授．00年農林水産省農業環境技術研究所長．01年（独）農業環境技術研究所理事長．05年北里大学教授．06年同副学長．日本土壌肥料学会賞．環境庁長官賞・優秀賞．日本地球環境賞特別賞．日本農学賞・読売農学賞．Yuan Tee Lee国際賞．日本学術会議連携会員．「土壌圏と大気圏（朝倉書店）」，「CH_4 and N_2O（Yokendo）」「地球の悲鳴（清水弘文堂書房）」「農と環境と健康（清水弘文堂書房）」「北里大学農医連携叢書シリーズ：1～5」など．IPCCへの関与：第1次，2次，特別報告などのprincipal Lead Author, Lead Author, Contributorなど．

古矢鉄矢（ふるや　てつや）

1974早稲田大学商学部卒．74年学校法人北里学園入職．04年北里大学学長室長．06年同事務副本部長．挿絵．

田中悦子（たなか　えつこ）

1994早稲田大学人間科学部卒．94年学校法人北里学園入職．04年北里大学学長室主任．編集．

JCOPY <（社）出版者著作権管理機構 委託出版物>

2009

北里大学農医連携
学術叢書第6号

-食の安全と予防医学-

検印省略

2009年7月30日 第1版発行

著作代表者 陽(みなみ) 捷(かつ) 行(ゆき)

発行者 株式会社 養賢堂
代表者 及川 清

印刷者 株式会社 丸井工文社
責任者 今井晋太郎

定価4830円
（本体 4600円
税 5%）

発行所
〒113-0033 東京都文京区本郷5丁目30番15号
株式会社 養賢堂
TEL 東京(03)3814-0911 ［振替00120
FAX 東京(03)3812-2615 ［7-25700
URL http://www.yokendo.com/

ISBN978-4-8425-0456-8 C3061

PRINTED IN JAPAN 製本所 株式会社丸井工文社